Hippokrates

Die Autoren

Dr. med. Weizhong Sun, geb. 1958 in Beijing. Studium der Humanmedizin und Traditionellen Chinesischen Medizin in Beijing bis 1983. Promotion an der Universität Essen. Facharzt für Physikalische und Rehabilitative Medizin. Zusatzbezeichnungen in Naturheilverfahren und Chirotherapie. Seit 1997 Chefarzt des Deutschen Zentrums für Chinesische Medizin in Bad Füssing. Seit September 2000 Gastprofessur an der Universität für Traditionelle Chinesische Medizin, Shandong (China).

Seit 2006 medizinischer Leiter der Deutschen Tuina-Akademie in Leipzig und Bad Füssing.

Dr. med. Arne Kapner, geb. 1954 in Bergheim/Erft. Studium der Humanmedizin in Frankfurt/Main und Aachen bis 1980. Promotion an der RWTH Aachen. Facharzt für Orthopädie. Zusatzbezeichnungen in Chirotherapie, Sozialmedizin, Sportmedizin und Osteologie DVO. Seit 1997 an der Fachklinik Johannesbad Bad Füssing, Deutsches Zentrum für Osteoporose, Medizinisches Controlling, Leiter des Therapiezentrums.

Praxis der Tuina-Therapie

Atlas zur Behandlung von Erwachsenen und Kindern

Weizhong Sun
Arne Kapner

2., überarbeitete Auflage

265 Abbildungen

Hippokrates Verlag · Stuttgart

Bibliografische Information
der Deutschen Nationalbibliothek

Die Deutsche Nationalbibliothek verzeichnet diese Publikation in der Deutschen Nationalbibliografie; detaillierte bibliografische Daten sind im Internet über http://dnb.d-nb.de abrufbar.

Anschrift der Autoren:

Dr. med. Weizhong Sun
Dr. med. Arne Kapner
Fachklinik Johannesbad
Deutsches Zentrum für Traditionelle Chinesische Medizin
Johannesstr. 2
94072 Bad Füssing

Wichtiger Hinweis: Wie jede Wissenschaft ist die Medizin ständigen Entwicklungen unterworfen. Forschung und klinische Erfahrung erweitern unsere Erkenntnisse, insbesondere was Behandlung und medikamentöse Therapie anbelangt. Soweit in diesem Werk eine Dosierung oder eine Applikation erwähnt wird, darf der Leser zwar darauf vertrauen, dass Autoren, Herausgeber und Verlag große Sorgfalt darauf verwandt haben, dass diese Angabe **dem Wissensstand bei Fertigstellung des Werkes** entspricht.
Für Angaben über Dosierungsanweisungen und Applikationsformen kann vom Verlag jedoch keine Gewähr übernommen werden. **Jeder Benutzer ist angehalten,** durch sorgfältige Prüfung der Beipackzettel der verwendeten Präparate und gegebenenfalls nach Konsultation eines Spezialisten festzustellen, ob die dort gegebene Empfehlung für Dosierungen oder die Beachtung von Kontraindikationen gegenüber der Angabe in diesem Buch abweicht. Eine solche Prüfung ist besonders wichtig bei selten verwendeten Präparaten oder solchen, die neu auf den Markt gebracht worden sind. **Jede Dosierung oder Applikation erfolgt auf eigene Gefahr des Benutzers. Autoren und Verlag appellieren an jeden Benutzer,** ihm etwa auffallende Ungenauigkeiten dem Verlag mitzuteilen.

1. Auflage 2001
Erschienen unter folgendem Titel:
Tuina-Therapie. Atlas zur Behandlung von Erwachsenen und Kindern

Unsere Homepage: www.hippokrates.de

Printed in Germany

Fotos: Yvonne Kranz, München
Abb. 186–200: Kampik G: Propädeutik der Akupunktur. 4. Aufl. Stuttgart: Hippokrates; 1998.
Umschlaggestaltung: Thieme Verlagsgruppe
Satz: OADF, Holzgerlingen
Satzsystem: InDesign CS 2 auf Apple Macintosh
Druck: Firmengruppe APPL, m. appl GmbH, Wemding

ISBN 978-3-8304-5385-7 1 2 3 4 5 6

Inhalt

Danksagung

Unser Dank gilt allen, die halfen, das Buch zu vollenden, vor allem den geduldigen Fotografinnen Yvonne Kranz und Daniela Kühberger, sowie den nicht minder geduldigen Modellen Salomé, Saphir und Monika Mayer. Ebenso bedanken wir uns bei Barbara Wedell und Dr. med. Petra von Recklinghausen für die akkurate Textbearbeitung. Außerdem gilt Prof. Wang Xin Lu von der Shandong TCM Universität unser Dank für die fachliche Unterstützung.

Vorwort zur 2. Auflage

Unser Anliegen ist es, eine leicht verständliche Anleitung zur Tuina für den in der westlichen Medizin beheimateten Behandler zu geben. Sie soll dem manualtherapeutisch Kundigen, mit überwiegender Ausrichtung auf Störungen des Bewegungsapparates, begleitende und alternative Strategien eröffnen und Möglichkeiten der ergänzenden Behandlung der Erkrankungen aus dem allgemeinärztlichen, internistischen, gynäkologischen und pädiatrischen Fachgebiet zeigen. Darüber hinaus sollen Ärzte, Heilpraktiker, Physio- und Ergotherapeuten, Krankengymnasten, Masseure, Hebammen und Eltern angesprochen werden.

Unter diesem Aspekt nimmt dieses Buch Rücksicht auf die bekannte, westliche Diagnosenterminologie und führt allgemein verständliche Begriffe in der Anleitung zur Selbstbehandlung auf.

Das Verständnis der Theorie der chinesischen Medizin ist keine unabdingbare Voraussetzung zum Erlernen der Tuina-Behandlung.

Dieses Buch ist das Hauptlehrbuch der Deutschen Tuina-Akademie. Die Akademie ist ein medizinisches Weiter- und Fortbildungszentrum mit Schwerpunkt im Bereich der Traditionellen Chinesischen Medizin (TCM). Die Deutsche Tuina-Akademie arbeitet mit der Universität für TCM in Shangdong zusammen, was bis dato einzigartig in Europa ist. Die Ausbildung beinhaltet therapeutische und präventive Behandlungen. Sie bietet die gesamte Tuina an, nicht, wie oft in Ausbildungsstätten, nur einen kleinen Teil, z.B. Tuina-Massage.

Weitere Informationen unter www.tuina-akademie.de

Bad Füssing, Januar 2007

Dr. med. Weizhong Sun
Dr. med. Arne Kapner

Grundlagen

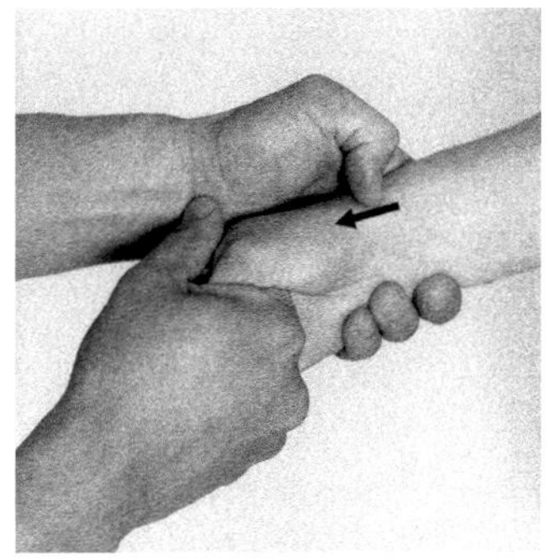

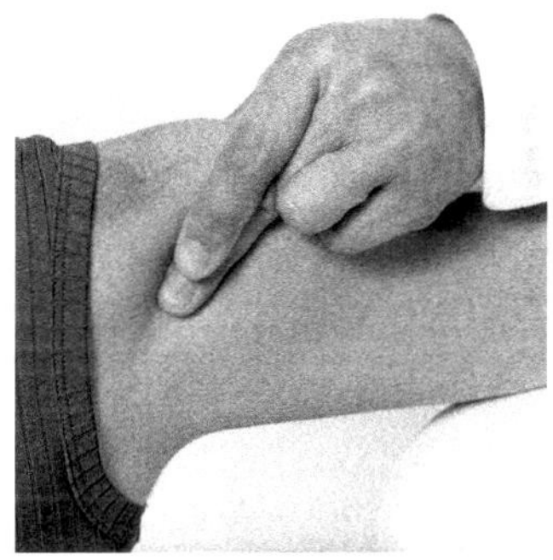

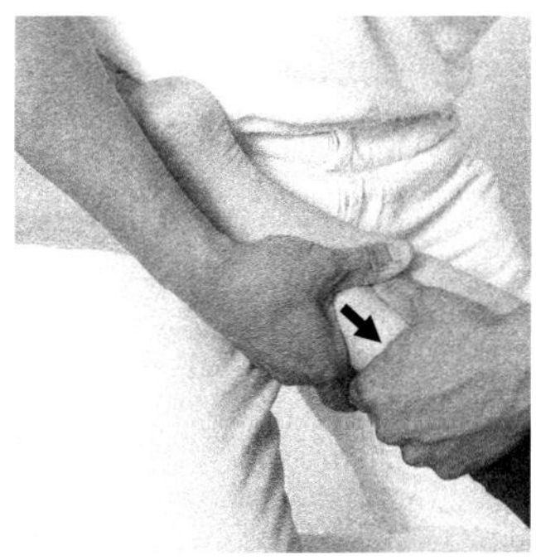

Entwicklung und Geschichte

Der chinesische Begriff für die traditionelle manuelle Behandlung – Tuina – bezieht sich auf zwei der Haupttechniken, TUI = Schieben und Drücken sowie NA = Greifen und Ziehen, stellt aber seit etwa 500 Jahren den Überbegriff verschiedener manueller Behandlungsformen dar. Die ältere, für manuelle Behandlungen verwendete Bezeichnung ANMO, bedeutet etwa Drücken und Reiben. Diese Behandlung hat eine 5000-jährige Tradition.

Unter dem heutigen Begriff TUINA werden Schub- und Reibetechniken als Energiebahnregulation, die Akupressur und Variationen der Druckbehandlungen der Leitbahnpunkte einschließlich der Sonderpunkte, außerdem Greif- und Dehntechniken sowie gelenk- und wirbelsäulenmobilisierende Techniken und Manipulationen zusammengefasst. Das System schließt Selbstbehandlungsverfahren, z. B. isometrische Anspannungsübungen, ein. Tuina wird sowohl therapeutisch als auch präventiv eingesetzt.

Erstmals erwähnt werden manuelle Therapieformen (Anmo) im *Hunag Di Nei Jing* (Der Innere Klassiker des Gelben Kaisers). Das Werk entstand in den zwei vorchristlichen Jahrhunderten und enthielt Anweisungen zur Behandlung von Rückenleiden, Gesichtslähmungen und Magendarmstörungen.

Das erste bekannte Buch, das ausschließlich manuellen Heilmethoden gewidmet ist, erscheint zwischen 220 und 265 n. Chr. In dieser Zeit entwickelt sich die Manuelle Heilkunst zu einer eigenständigen therapeutischen Disziplin, und die Anwendung bleibt den dafür ausgebildeten Heilkundigen vorbehalten. In der Zeit der Tang-Dynastie (618–907 n. Chr.) wird eine systematische Selbstbehandlung zur Therapie und Krankheitsprävention eingeführt und es erscheinen Anleitungen zur manuellen Behandlung für Säuglinge und Kinder. In dieser Hochblüte der chinesischen Kultur breiten sich neben anderen auch diese Behandlungsformen in die benachbarten Länder Korea, Japan und Indien aus. Unter der Song-Dynastie (Nördliche Song-Dynastie 960–1127) erscheinen manuelle Behandlungsformen auch in der Geburtshilfe. Zwischen dem 10. und 14. Jahrhundert entsteht aus der Synthese verschiedener Entwicklungslinien eine Disziplin, die während der Ming-Dynastie (1368–1644) zum Lehrfach an der Kaiserlichen Medizinschule avanciert und seit dem 16. Jahrhundert auch mit dem Begriff Tuina belegt wird.

In dem Maße, wie die westlich orientierte Medizin Eingang in China fand, änderte sich auch das Indikationsspektrum der Tuina-Behandlung. Seit 1979 gibt es in China eine staatlich geregelte fünfjährige Ausbildung zum Diplom. Heute existieren etwa 10 universitäre Lehrstätten.

Behandlungsvorbereitungen

Allgemein gilt, dass für den Patienten eine angenehme Körperlagerung angestrebt wird. So ist in Rückenlage zu empfehlen, dass der Kopf oder der Oberkörper leicht angehoben und die Knie, leicht angewinkelt, auf einer Polsterrolle oder auf einem gerollten Handtuch gelagert sind. In Bauchlage sollte das Kopfende gerade oder in leichter Tieflage positioniert sein. Eine Rolle kann in die Fußbeuge gelegt werden, sodass die Zehen nicht auf der Unterlage stehen. Bei starker Lendenlordose ist es auch zu empfehlen, ein flach gewölbtes Kissen unter dem Bauch zu platzieren.

Bei Behandlung der oberen Extremitäten wird überwiegend die sitzende Position eingenommen. Sofern für den Einsatz des Therapeuten nicht hinderlich, kann dabei auch ein Stuhl mit Rückenlehne verwendet werden. In jedem Falle sollte der zu behandelnde Arm bequem gelagert sein. Entsprechende Hinweise sind in der Anleitung enthalten.

Die Raumtemperatur sollte 20–22 °C betragen. In China ist es üblich, dass der Patient ein dünnes Trikot trägt, vergleichbar unserer Turn- oder Badebekleidung. Entsprechendes kann auch nach westlichen Gepflogenheiten ausreichen. Zur Erleichterung der Orientierung ist es von Vorteil, wenn die zu behandelnde Körperpartie nicht bekleidet ist. Dies kann im Einzelfall entschieden werden. In jedem Falle sollte die Bekleidung die Körperwärme soweit erhalten, dass während der üblichen 10- bis 40-minütigen Behandlungszeit unter normaler Raumtemperatur keine Kältemissempfindungen beim Patienten entstehen.

Für den Therapeuten ist es von vornherein wichtig, seinen Krafteinsatz zu optimieren und keine allzu strapaziösen Körperhaltungen einzunehmen. Dazu gehört eine positive Einstellung zum Patienten und das Mitgefühl, das für die Kommunikation zur Abstimmung der Therapieintensität notwendig ist. Von großer Wichtigkeit sind optimierte Höheneinstellungen an Sitzfläche und Behandlungsliege. An den Liegen sollten bewegliche Fuß- und Kopfteile angebracht sein, günstig ist auch ein Gesichtsfenster im Kopfteil. In jedem Falle sollte der Behandler genügend weite Bekleidung tragen, die seinen Aktionsradius nicht beengt.

Die Fingernägel des Behandlers sollen kurz geschnitten sein, um Kratzspuren und Druckschäden zu vermeiden. Der Behandler hat darauf zu achten, dass Gegenstände, die den Patienten und ihn verletzen könnten, wie Ringe, Uhren, scharfkantige Bekleidungsstücke (Gürtel, Schnallen), vorher abgelegt werden. Die Hände des Behandlers sollen warm sein und werden ggf. in warmem Wasser gewaschen.

Der Patient soll unter der Therapie auf Schmerzen hin befragt und beobachtet werden. Eine Toleranz gegenüber kurzzeitigen Unannehmlichkeiten ist unter der Aussicht auf Besserung zu erwarten. Eine mangelnde Kommunikation prädestiniert aber Misserfolge.

Von besonderer Wichtigkeit ist eine behutsame Vorgehensweise bei geburtshilflichen Maßnahmen. Die Intensität soll nach Möglichkeit nur langsam gesteigert werden, da die Behandlung gerade in dieser Situation zu vegetativen Symptomen und Kreislaufdysregulationen führen kann. Entsprechend ist auf Blässe, Gesichtsröte und eine schläfrige Mimik zu achten und die frühzeitige Befragung nach Missempfindungen, Übelkeit und Schwindel ist angebracht.

Wir raten, vor allem bei der Erstbehandlung, den Patienten darauf hinzuweisen, dass nach Tuina-Behandlungen Nachschmerzen bestehen können. Man sollte den Patienten dazu anhalten, vor der Behandlung Blasen- und Darmentleerung vorzunehmen. Eine unmittelbare Behandlung nach einer Mahlzeit ist zu vermeiden; der ausreichende Abstand beträgt etwa 1 Stunde.

Behandlungsprinzipien

Nach chinesischer Tradition ist das Ziel der Behandlung die Wiederherstellung der funktionellen Einheit des Menschen und die Wiederherstellung des Einklangs mit seiner Umgebung (Universum), Umwelteinflüsse und emotionelle Störfaktoren werden in die therapeutischen und diagnostischen Überlegungen mit einbezogen.

Es gelten 3 Prinzipien, in welcher Form die Therapie auf den Organismus einwirken soll:

1. Die Behandlung zielt auf die **umfassende, ganzheitliche Energieregulierung** der in ihren Funktionsbeziehungen gestörten Strukturen. Im übertragenen Sinne spielt dabei auch eine Rolle, dass z.B. eine in ihrem Gefüge gestörte Gelenk-, Wirbelsäulenverbindung oder Muskel- und Sehnenstruktur in ihren ursprünglichen, natürlichen Funktionszustand zurückversetzt wird.
2. Es wird ein **Therapieeffekt nahe am Krankheitsgeschehen** angestrebt und die Art der Maßnahmen bestimmt, welche Energieform nahe an die gestörten Strukturen gebracht wird. Mit verschiedenen manuellen Formen, z.B. Akupressur, Schiebetechniken, Reiben, werden lokal gestörte Energien reguliert.
3. Es wird angestrebt **Fernsignale** zu setzen. Dies hat etwas mit den Vorstellungen gemein, die in der westlichen Medizin im Zusammenhang mit der Gate-Control-Therapie diskutiert werden. Gemeint ist eine Fernbehandlung, die beispielsweise am Leitbahnpunkt regulierend auf Schmerzen und Funktionsstörungen an den inneren Organen und/oder die Leitbahnen einwirkt.

Nach chinesischer Tradition werden Gesundheitsstörungen aus negativen Umwelteinflüssen hergeleitet. In anderen Fällen wird eine, von innen kommende Ursache (z.B. emotionale Störung), angenommen. Dies wird anhand des Kopfschmerzes erläutert.

Beispiel: Kopfschmerzen, die mit den Symptomen der Fülle verbunden sind, werden aus dem schädlichen Einfluss, z.B. von kaltem oder warmem Wind, feuchter Hitze und emotionalen Störungen (z.B. Zorn) hergeleitet. Die Therapie zielt darauf, diese schädlichen Einflüsse aus dem Körper auszuleiten.

In einem anderen Kopfschmerzbeispiel werden Symptomkomplexe, die den Oberbegriff „Symptome der Leere" tragen, z.B. einer Blutschwäche und Mangel an Lebensenergie (Qi), zugeschrieben. Die Therapie soll in diesem Falle Blut und Qi aufbauen und wieder zum Fließen bringen.

Wir haben in diesem Buch die Symptomkonstellationen der Fülle und Leere den Behandlungsanleitungen in solchen Fällen vorangestellt, in denen erfahrungsgemäß auch nach westlich geprägtem Verständnis negative subjektive Empfindungen und vegetative Symptome wesentliche Begleiteffekte darstellen, wie z.B. bei den zervikozephalen Syndromen.

Kälteempfindungen werden bevorzugt mit Therapieformen angegangen, die Wärme ins Gewebe bringen – Pressen, Reiben und Akupressur.

Akute Beschwerden sollen im ersten Therapieschritt symptombetont nahe der Beschwerderegion behandelt werden.

Bei chronifizierten Beschwerden soll man betont auf die Schmerzursache eingehen. Dies sei an Folgendem verdeutlicht:

Lumbale Bandscheibenvorfälle gehen oft mit akuten Schmerzen in den unteren Extremitäten einher und der Lumbalbereich ist kaum oder gar nicht betroffen. In einem solchen Fall kann sich die Behandlung anfangs auf das Schmerzsymptom an Unterschenkel und Fuß konzentrieren.

Im Falle der chronifizierten lumbalen Beschwerden mit wiederkehrenden oder auch dauerhaften Schmerzausstrahlungen auf die unteren Extremitäten wird man primär auf die ursächlichen Beschwerden von Rücken bzw. Lumbalbereich therapeutisch einwirken und in weiteren Schritten die Fernsymptome behandeln.

Die Auswahl der Behandlungsart beruht letztendlich darauf, Yin und Yang, Fülle und Leere auszugleichen. Der schwer fassliche Begriff des Qi, eine Energieform, die sich in den Leitbahnen bewegen soll und die je nach Symptomlage entweder gestaut oder deren Fließgeschwindigkeit zu konzentriert ist, bestimmt das therapeutische Vorgehen.

Zu den Prinzipien der chinesischen Medizin gehört auch die Abstimmung der Therapieintensität nach den Jahreszeiten. Es wird empfohlen, im Frühjahr und Sommer, bei zunehmenden Temperaturen wärmeerzeugende Behandlungsmethoden, als Yang-fördernde Therapien, eher zurückhaltend einzusetzen. Im umgekehrten Falle, bei zunehmend kühlerer Witterung im Herbst und Winter, die Yang-förderlichen Behandlungsarten stärker zu berücksichtigen.

In der Therapieauswahl wird auch auf die Witterungsbedingungen Rücksicht genommen. Länger anhaltendes schwüles Wetter verlangt nach traditionellen Gesichtspunkten ein anderes Vorgehen als Kälte und Trockenheit.

Alter und Geschlecht sollen im Therapieansatz ebenfalls Berücksichtigung finden. Insbesondere bei älteren Personen wird eine eher stimulierende Vorgehensweise empfohlen.

Bei Kindern, die zu einem raschen Wechsel zwischen Symptomen der Fülle und Leere neigen, wird eine dichte Abfolge von tonisierenden und detonisierenden Maßnahmen in etwa gleichgewichtiger Verteilung empfohlen.

Intensität und Dauer der Tuina-Behandlung bei Fülle- und Leere-Symptomen

Je nach Symptomen der Fülle oder Leere (**Tab. 1**) sind Andruck und Stimulationsfrequenz innerhalb des Zeitintervalls einer einzelnen Behandlungsform (z.B. AN, TUI, NA) sowie die Behandlungsdauer verschieden zu dosieren. **Abb. 1** setzt das Zeit- und Intensitätsverhältnis in eine Beziehung, wobei der Intensitätsgipfel, also z.B. der Andruck bei Therapieform AN, bei einem gerade submaximalen erträglichen Maß für den Patienten liegen soll, während in der flachen und zeitlich gestreckteren Kurve die Intensität bei etwa der Hälfte der erträglichen Intensität liegen soll.

Bei Überwiegen von Symptomen der Fülle sind eine kürzere Zeit und eine höhere Intensität anzustreben.

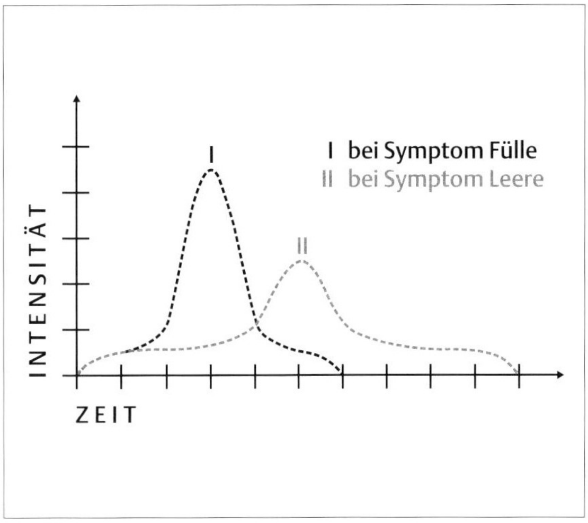

Abb. 1

Bei vorherrschenden Symptomen der Leere ist die Intensität (Gipfel deutlich niedriger) langsamer aufzubauen und auch langsamer ausklingen zu lassen. Wenn die klinischen Symptome nicht sicher zur Fülle oder Leere tendieren, muss eine Lösung zwischen diesen Varianten gefunden werden.

Was für einzelne Behandlungsformen je nach Symptomlage gilt, kann auch auf den Verlauf einer Behandlungssitzung Anwendung finden. Die intensiveren Stimulationen, z.B. Akupressur, tiefe Querfriktionen, tiefes Schieben, Kratzen, sind der Gipfelzone zuzuordnen.

Tab. 1 Zusammenfassung der Fülle- und Leere-Symptome.

	Fülle	Leere
Allgemeinbefinden	Völlegefühl in Brustkorb und Oberbauch, laute Stimme	Abgeschlagenheit, schweigsam, leise Stimme
Konstitution	normal kräftig	müde, mager, kraftlos
Gesichtsfarbe	normal	blass
Schmerz	lokalisierbar, schmerzhaft bei Druck	nicht genau lokalisierbar, diffus
Schwitzen	nein/wenig	ja
Stuhl	fest/Verstopfung	weich
Urin	wenig, dunkel oder konzentriert	viel, klar
Zunge	dicker Belag	blass, wenig Belag
Puls	voll, breit	dünn, leer

Allgemeine Behandlungsanleitung

Alle Tuina-Techniken verlangen eine feine Abstimmung von Behandlungsgeschwindigkeit und Intensität. Insbesondere trifft dies für großflächige Anwendungsformen, wie das Schieben, zu.

Den von vornherein besten Kontakt und eine Rückmeldung über das Empfinden in der Tiefe bekommt man mit einer trockenen Hand auf trockener Haut. Das Ziel ist, bei noch verträglicher Andruckintensität keine Hautreizung, auch bei wiederholtem Schieben, zu hinterlassen. Für den Fall, dass bekleidete Körperteile behandelt werden (Rücken, proximale Extremitätenabschnitte), sollte darauf geachtet werden, dass die Bekleidung das Schieben zulässt, ohne beim Schieben zu verrutschen.

Das Schieben ist gerade an dicht behaarten Extremitätenabschnitten wesentlich erleichtert, wenn der Behandler ein dünnes glattes Handtuch beim Schieben in der Hand hält. Das Handtuch kann die Traktionstechniken an den Fingern und Zehen erleichtern, wenn schwitzende Hände und Füße den Zugriff erschweren.

In der einschlägigen Literatur wird auf den Einsatz von Wasser, Ölen oder anderen Gleitmitteln hingewiesen. Sollten Sie sich im Einzelfall dafür entscheiden, empfehlen wir Sesamöl. In der Praxis zeigt sich Talkpuder bei feuchten Händen des Behandlers, aber auch auf sehr empfindlicher Haut von großem Nutzen. Besonders erleichtert dieses die feinen reibenden Bewegungen auf den Händen der Kinder und Säuglinge. Bei fiebrigen Zuständen kann das kurze Abreiben mit medizinischem Alkohol vor Tuina von Nutzen sein, wir geben aber diesbezüglich keine generelle Empfehlung.

Im Anhang finden Sie die Karten der Leitbahnen und die Zusammenstellung der empfohlenen Akupressurpunkte.

Die Anleitungen sind überwiegend so abgefasst, dass die Maßnahmen unter **Allgemeine Behandlungen** – der **Gestaltung der ersten Behandlungseinheit** – dienen.

Eine Auswahl weiterer Anwendungsformen aus dem allgemeinen Teil soll der Therapeut anhand einer Befragung am Ende der Behandlungseinheit und am Beginn der nächsten zusammenstellen.

Für **die speziellen Therapieempfehlungen**, auch dann, wenn kein allgemeiner Teil angeführt ist, gilt das Gleiche für die weitere Planung.

Die Auswahl der Behandlungsart nach Symptomen der Leere oder Fülle richtet sich nach den wesentlichen Beeinträchtigungen. Es müssen nicht sämtliche Merkmale vorliegen bzw. gegeneinander abgewogen werden.

Erkrankungssymptome der benachbarten oder ferneren Körperregionen sollten ab der 3. Behandlungseinheit einbezogen werden.

Die Intensität ist, wie oben schon angeführt, der individuellen Ausgangslage und den Rückmeldungen nach den Maßnahmen anzupassen. Eine wesentliche Beschwerdezunahme zu Beginn kommt selten vor, ist dann aber Anlass für ein behutsameres Vorgehen, langsameres Steigern der Intensität und Gesamtdauer einer Behandlungseinheit und sollte Anlass zur Überprüfung der Diagnose sein.

Gebietet die Symptomlage ein langsames Vorgehen, sind etwa 2–3 Behandlungseinheiten pro Woche angebracht. Dies gilt bei chronischen Erkrankungen.

Ist eher eine zügige Abfolge geboten, gelten 10 Behandlungseinheiten innerhalb von 4–5 Wochen als Richtmaß.

Kontraindikationen

Zu den allgemeinen Ausschlüssen für Tuina-Behandlung zählen frische Wunden, Gelenk- und ausgedehnte Weichteilinfektionen, die akute Gichtarthropathie, chronische Ulzerationen der Haut, die Lymphangitis, floride Tbc-Infektionen, septische Zustände und Malignome. Während der Schwangerschaft sind die Bauchregion und der dorsale und lumbale Bereich tabu. Ebenso sollte bei starker Ermüdung des Patienten und unter Einfluss von Alkohol keine Behandlung durchgeführt werden.

Tuina-Grundtechniken, Behandlung des Erwachsenen

TUI Schieben

Entlang der Leitbahnen über Muskeln und Bändern wird diese Technik mit der Daumenkuppe, mit der Greiffläche des Daumenendglieds oder häufiger mit dem Handballen ausgeführt. Kleinflächige und schmale Areale können auch mit der radialen Daumenendgliedkante bearbeitet werden.

Die Bewegungsrichtung des Daumens bei Einsatz der Greiffläche und Kuppe geht dabei nach vorn in Verlängerungsrichtung des Daumens. Mit der radialen Daumenkante (**Abb. 2**) wird in Längsrichtung oder quer zur Längsachse der Hand in Richtung zu den übrigen Fingern geschoben, die zur Abstützung aufgesetzt werden können.

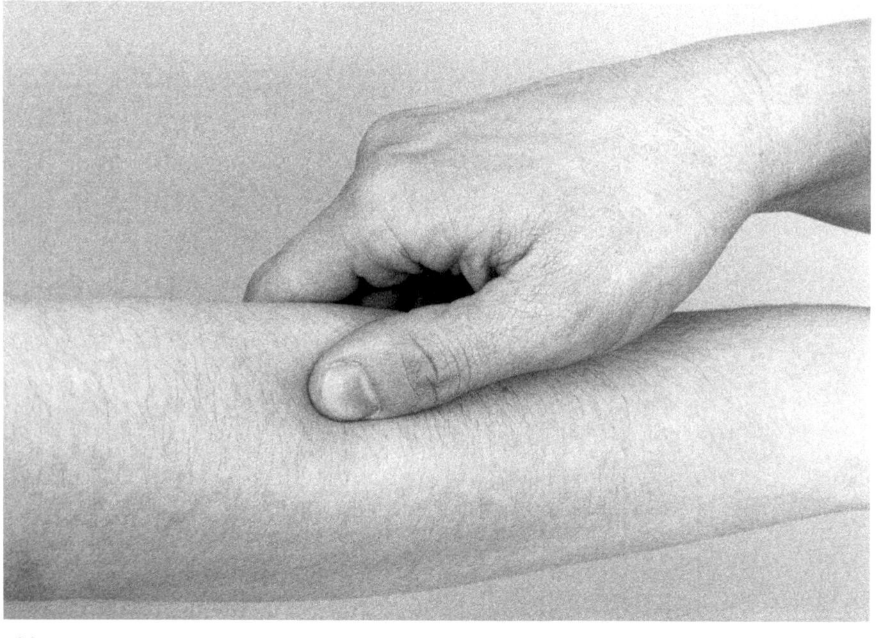

Abb. 2

Mit dem Handballen, gemeint ist die Handfläche aus Daumenballen, Kleinfingerballen sowie die schmale Fläche über der proximalen Handwurzelknochenreihe, wird in Längsrichtung der Hand und des Unterarms geschoben und auch quer dazu (**Abb. 3** u. **4**).

Letztere Schubrichtung eignet sich zur langstreckigen Behandlung über den Leitbahnen, dabei wird die zweite Hand zur Verstärkung des Andrucks auf den Handrücken gesetzt. TUI mit dem Handballen erlaubt eine breitflächige Druckverteilung. Eine punktuelle Schmerzauslösung lässt sich so vermeiden.

Das Schieben soll hauptsächlich auf Bänder, Sehnen und Muskulatur einwirken. Das Tempo beträgt etwa 5 cm pro Sekunde und kann im Bedarfsfalle reduziert werden.

Der resultierende ideelle Vektor aus Schub und Andruck geht mit einem Winkel von etwa 45° Neigung zur Oberfläche ins tiefe Gewebe.

Der Kraftaufwand sollte gleich bleibend sein und sich an Alter und Konstitution und an der Intensität der Beschwerdeäußerung orientieren. Im Zweifelsfall dosiert man den Krafteinsatz zu Beginn einer Behandlungssequenz eher zurückhaltend, das gilt besonders für die nachstehend noch angeführten Schiebetechniken mit der Faust und dem Ellenbogen.

Die meisten chinesischen Autoren beschreiben zur intensiveren Behandlung großflächiger Areale auch TUI mit der Faust, d.h. die Fingerknöchel 2 bis 5 und die zugehörigen Rückseiten der Fingergrundglieder werden dabei eingesetzt. Es sollten damit eher Patienten

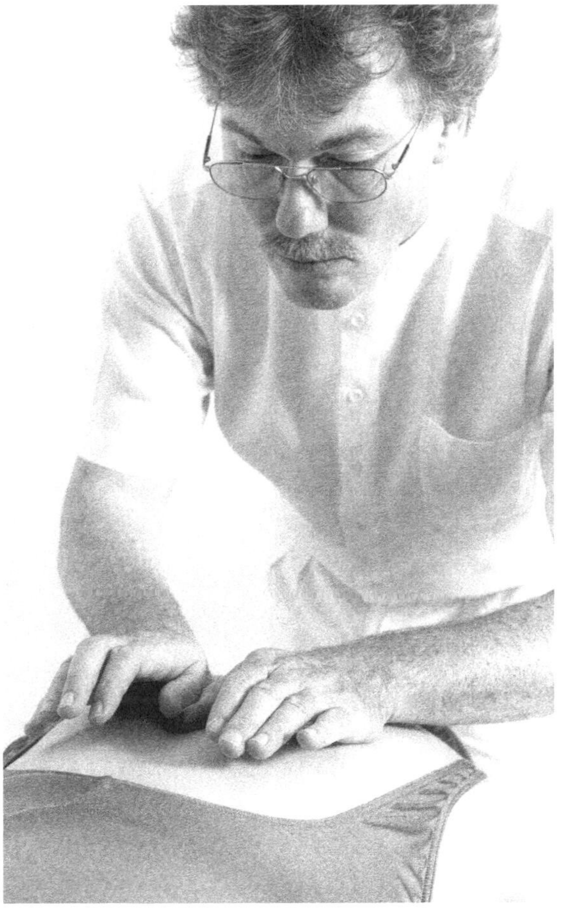

Abb. 3

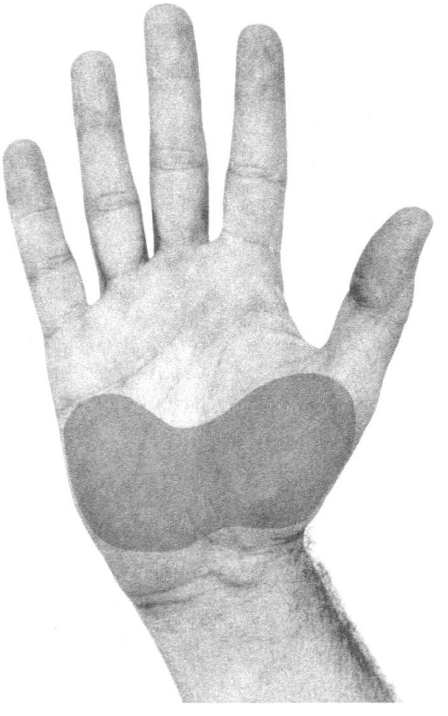

Abb. 4

mit einem dickeren Unterhautfettgewebe an Rumpf und großen Extremitätenabschnitten behandelt werden.

Es ist auch möglich, die Spitze des Ellenbogens bzw. die dorsoulnare Seite des Unterarms einzusetzen. Je nach Beugezustand des Gelenks wird hierbei eine mehr oder minder kleine Behandlungsfläche angegangen. Zur besseren Dosierung bei größeren Kraftschüben sollte der Therapeut die Hände verschränken und mittels des Hilfsarms den Krafteinsatz am Behandlerarm steuern. Die Technik kann entlang der Brust- und Lendenwirbelsäule und am Gesäß genutzt werden (**Abb. 5** u. **6**).

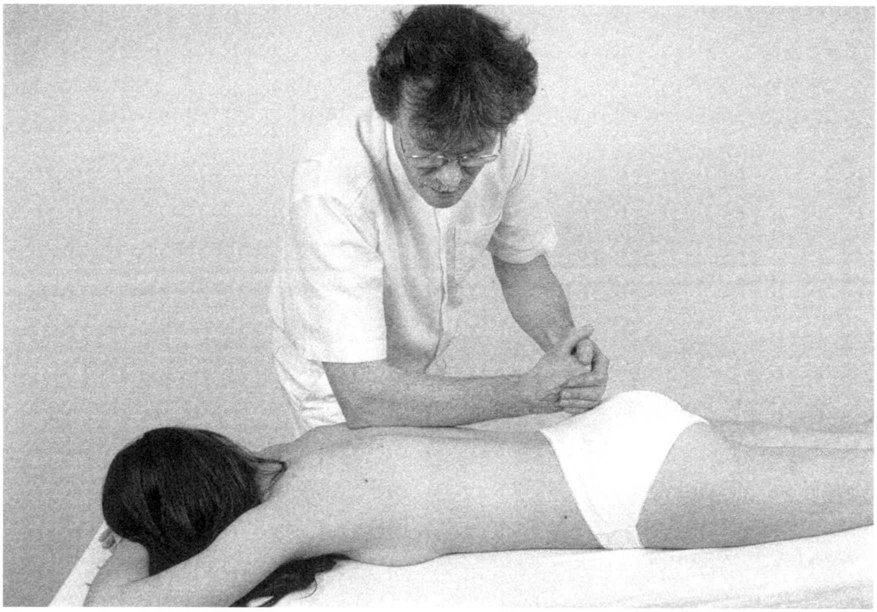

Abb. 5

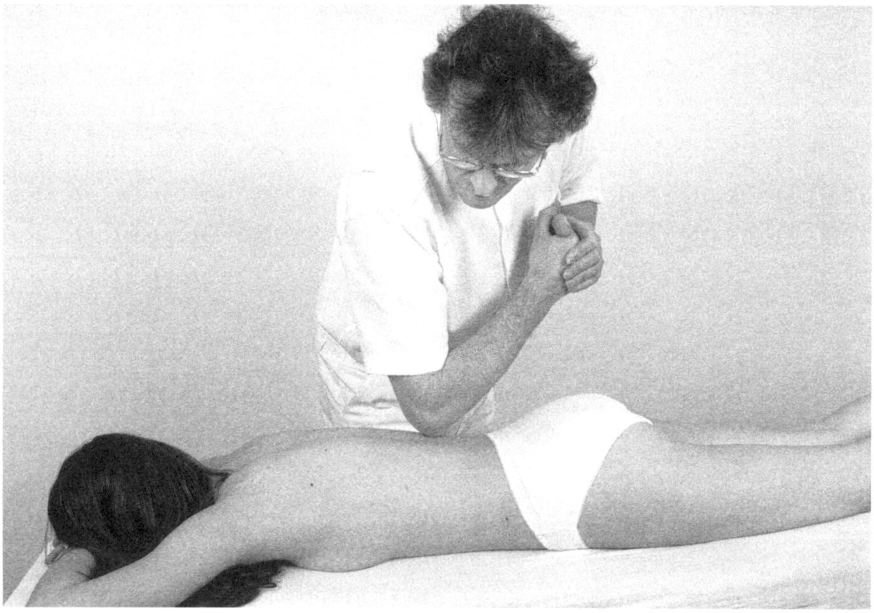

Abb. 6

ROU **Kreisende Schiebetechnik**

Schieben unter bevorzugtem Einsatz der Daumenendgliedgreiffläche und des Handballens, wird mit kleinen kreisenden Bewegungen kombiniert. Die Frequenz der Kreisbewegungen liegt etwa bei 60–200 pro Minute (**Abb. 7** u. **8**).

Hautrötungen durch zu langes Verweilen auf einer Stelle sollen vermieden werden. Kreisende Bewegungen im Uhrzeigersinn sollen einen tonisierenden Effekt herbeiführen, die entgegengesetzte Bewegung einen sedierenden Effekt.

Wie beim TUI kann auch die Faust und der Ellenbogen zur ROU-Technik eingesetzt werden. Es gelten die vorgenannten Einschränkungen.

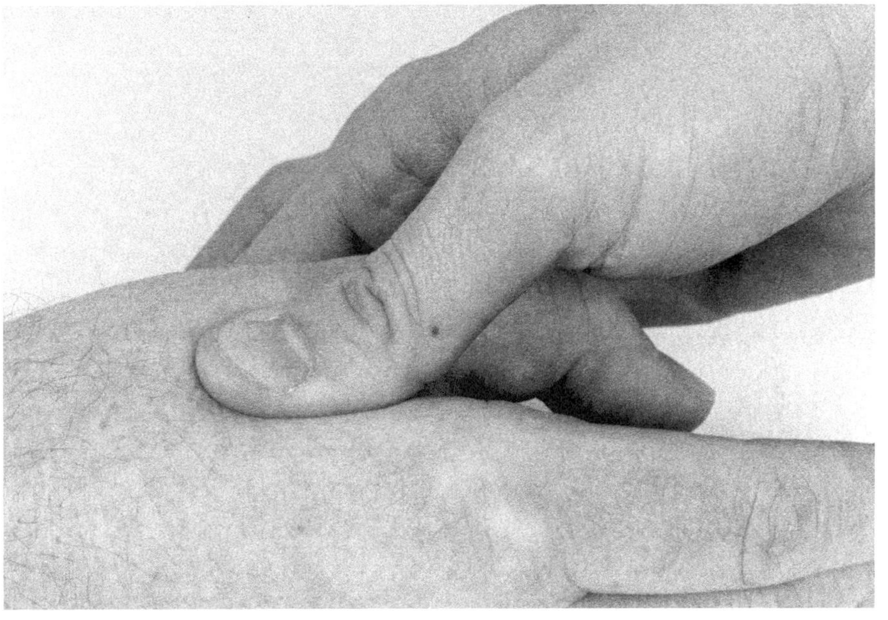

Abb. 7

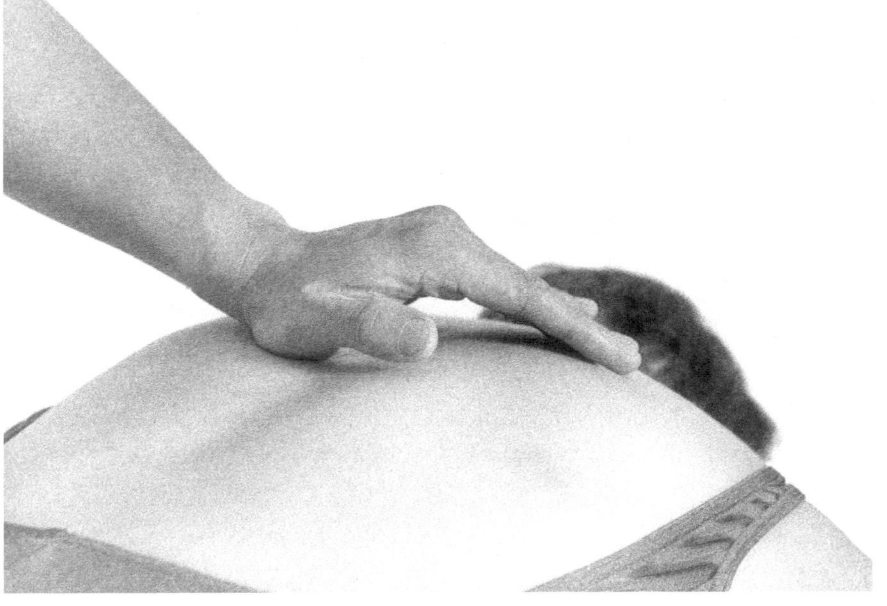

Abb. 8

NA Greifen und Ziehen

Synonym: Kneifen

Der Behandler greift mit Daumen und Zeigefinger oder mit dem Daumen und den anderen Fingern den Haut-/Unterhautbezirk und ggf. den Muskelwulst, zieht ihn hoch, lässt ihn knetend durch die Finger gleiten oder lässt ihn ruckartig los.

Man soll sich in jedem Falle beim Patienten nach der Verträglichkeit des Griffs erkundigen.

Kleine und straffere Areale werden zwischen Daumen- und Zeigefingerendglied oder der radialen Seite des Zeigefingermittelglieds gefasst (**Abb. 9** u. **10**).

Der Griff zwischen 3 und mehr Fingern eignet sich für größere Volumina. Bei der Behandlung beispielsweise in der M.-trapezius-Region kann man auch mit Fingern, Daumen und Daumenballen zufassen (**Abb. 115**).

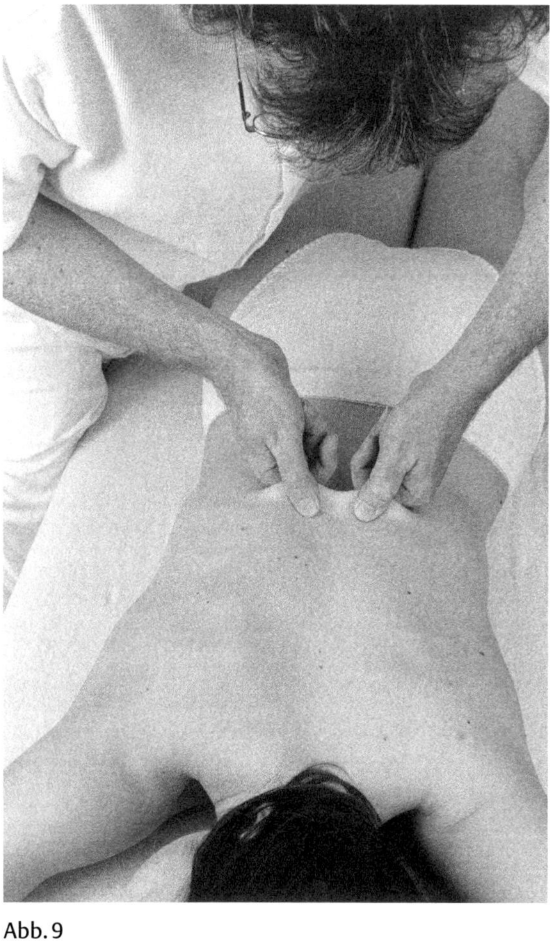

Abb. 9

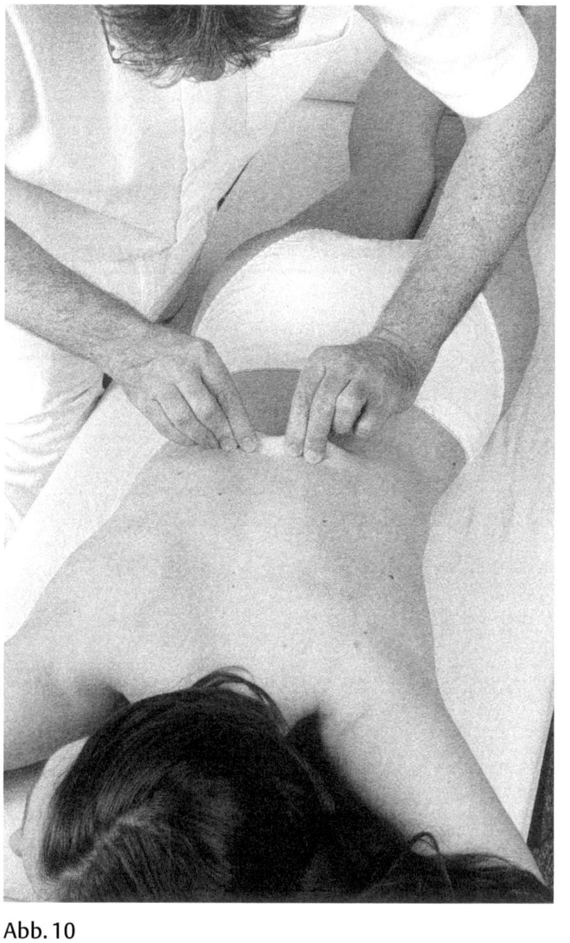

Abb. 10

AN Akupressur

Synonym: Pressen

Dazu werden bevorzugt Daumenkuppe, die Greiffläche des Daumens und die Ellenbogenspitze an Akupunkturpunkten und entsprechend ausgewählten Körperarealen eingesetzt. Die Bewegung wird vertikal zur Hautoberfläche durchgeführt, es wird gleichmäßige und stabile Stimulation der tiefen Schichten erzeugt (**Abb. 11** u. **12**).

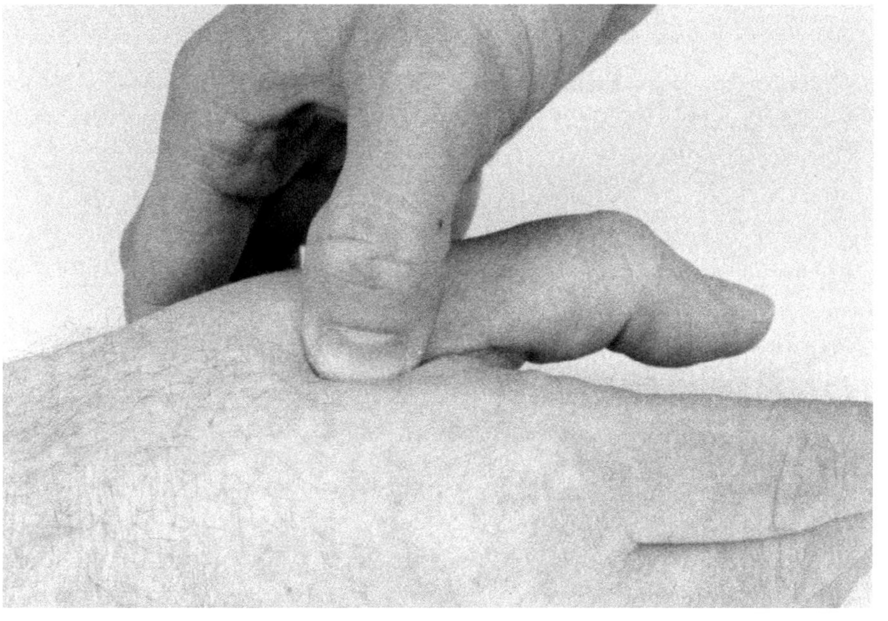

Abb. 11

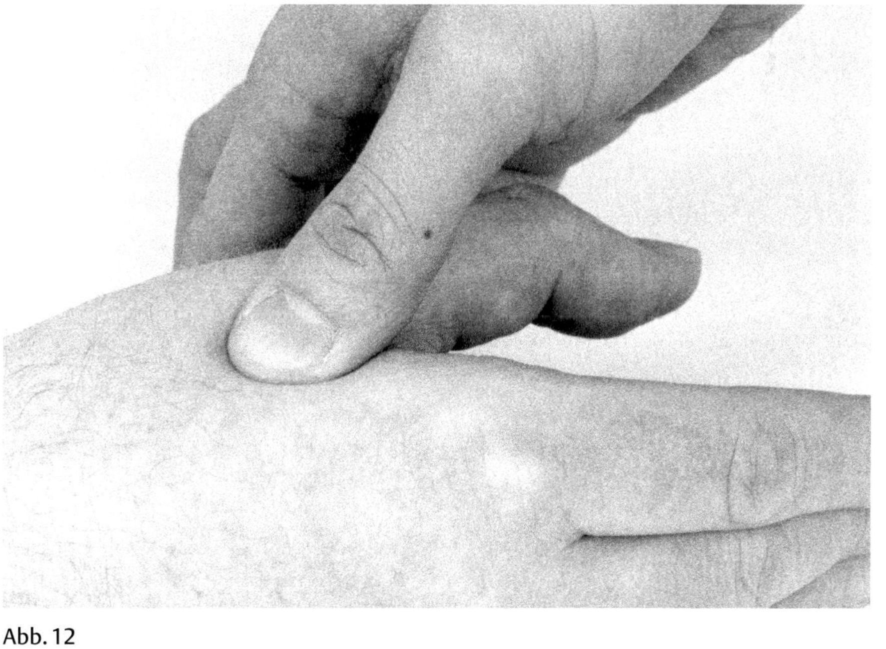

Abb. 12

Man sollte mit dem Patienten dahin übereinkommen, ein leicht stechendes und muskelkaterähnliches Gefühl zu tolerieren.

Der Druck wird je Punkt 1- bis 3-mal langsam über 2–3 Sek. aufgebaut, 2–3 Sek. gehalten und langsam herausgenommen. Diese Empfehlung gilt auch für alle nachstehenden Varianten der Akupressur.

Zur Akupressur mit der Spitze des Ellenbogens wird das Gelenk 100 bis 120° gebeugt, der Unterarm verharrt in Neutralstellung zwischen Pro- und Supination. Die Technik eignet sich besonders zur Behandlung über großen Muskelquerschnitten, z.B. Lumbalregion, Gesäß, Oberschenkel. Der Druck wird gut steuerbar, wenn die Hand des behandelnden Arms die gegenseitige Schulter umfasst und der Oberkörper über den anderen Arm am Rand der Behandlungsliege abgestützt wird (**Abb. 13**).

Wird der kleinflächige Druck nicht vertragen, können vor allem bei flach gewölbten Körperarealen (Brust, Rücken, Bauch und proximale Extremitätenabschnitte) die Handflächen oder Teile der Handfläche günstig eingesetzt werden. Die Finger werden dabei etwas von der Unterlage abgehoben.

Wir empfehlen den Daumenballen samt der radialen Daumenkante einzusetzen. Zur besseren Dosierung und deutlichen Verstärkung des Effektes wird der Handteller der zweiten Hand auf der Rückseite des Daumenballens und der ulnaren Seite des Daumens platziert und die Ellenbogengelenke werden gestreckt (**Abb. 14**).

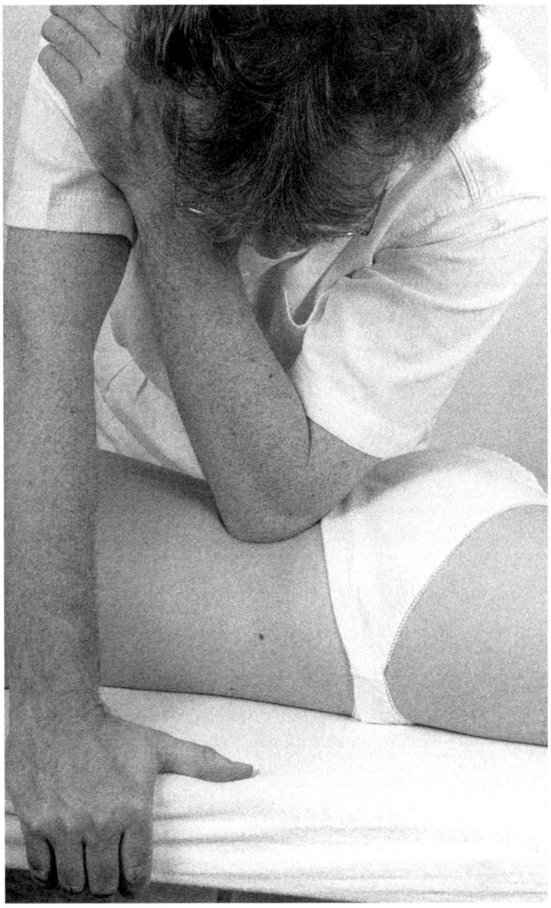

Abb. 13

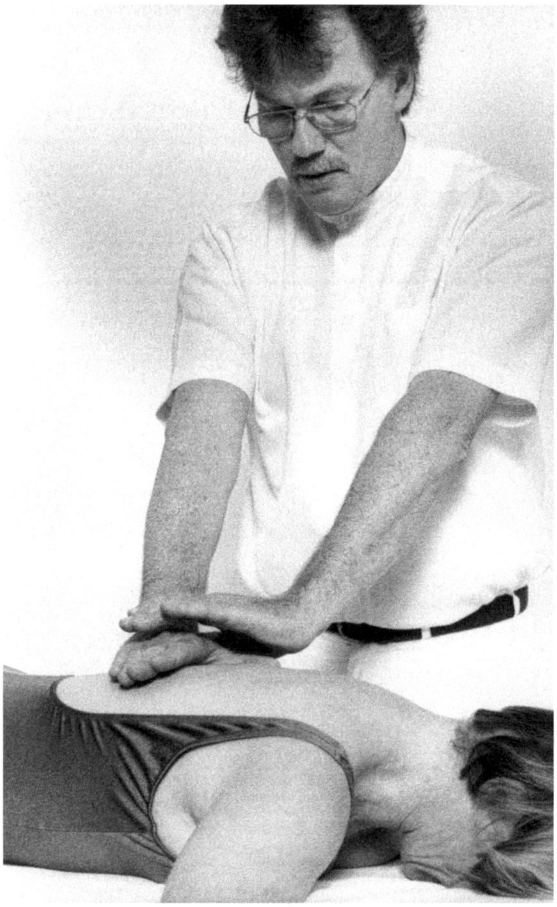

Abb. 14

Außerdem kann auch bei geschlossener Faust mit den Rückseiten der Grundglieder der Finger 2 bis 5 der Andruck erfolgen. Wir empfehlen diese Technik auf Gebiete mit größerem Weichteilpaket zu beschränken, z. B. Lumbalregion, Gesäß, Oberschenkel (**Abb. 15**).

GUN Rollen

Bevorzugt werden hierzu die distale ulnare Handkante und ulnare Grundgliedseite des Kleinfingers mit rollenden Bewegungen (Bewegungsdurchführung zwischen Flexion, Extension und Rollen) auf dem Behandlungsareal eingesetzt (**Abb. 17 a–c**).

Der Ellenbogen des Therapeuten ist leicht gebeugt. Die Bewegung wird durch rasche Pro- und Supination des Unterarms bei wechselnden Streck- und Beugebewegungen des Handgelenks erzeugt (**Abb. 16**). Die Finger werden in Funktionsstellung gehalten (leicht geöffnete Hand).

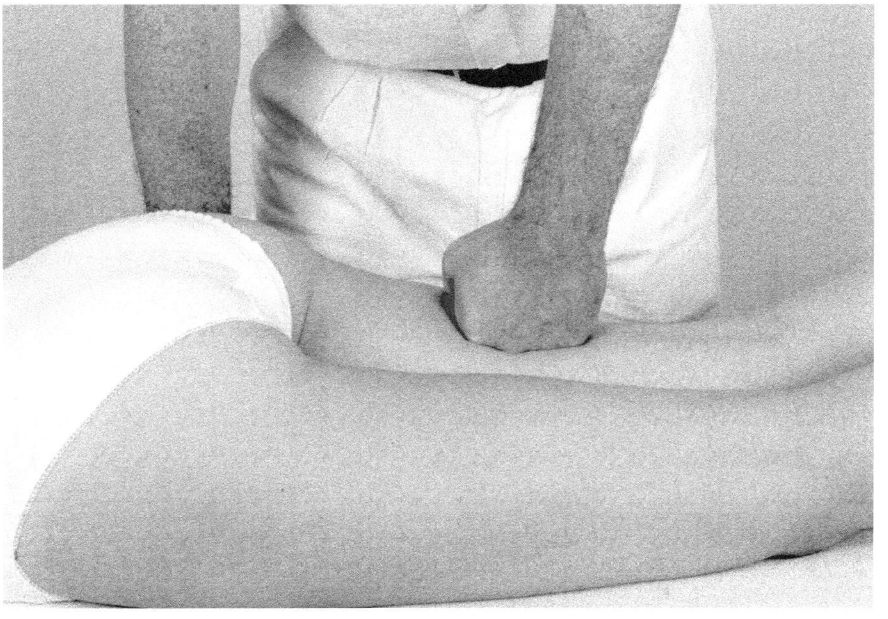

Abb. 15

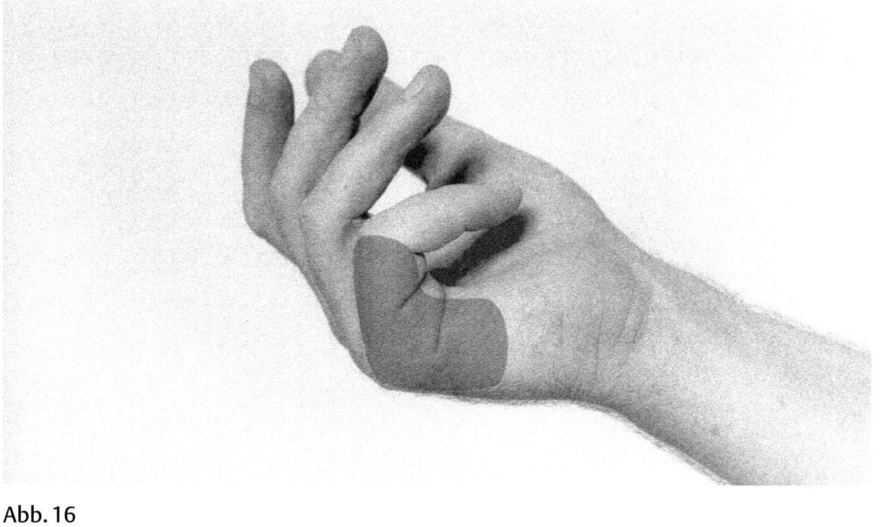

Abb. 16

Der Rollscheitel zieht über die Rückflächen der 3 ulnaren Fingergrundgelenke (3 bis 5). Die ulnare Handkante, der distale Abschnitt des Handrückens und die Rückseiten der Fingergrundglieder 3 bis 4 liegen bei der Abrollbewegung in Richtung Handrücken auf. Bei entgegen gesetzter Bewegung in Richtung Hohlhand behalten die ulnare Kleinfingerkante und die distale ulnare Mittelhandkante zur Unterlage Kontakt.

Die Bewegungen werden fortschreitend in vorgegebener Verlaufsrichtung bzw. der Hauptausdehnung des vorgegebenen Areals ausgeführt. Es soll eine milde und tief wirkende Stimulation in der Muskulatur erzeugt werden.

Die GUN-Technik eignet sich besonders zur Behandlung von Parästhesien und zur primären Therapie

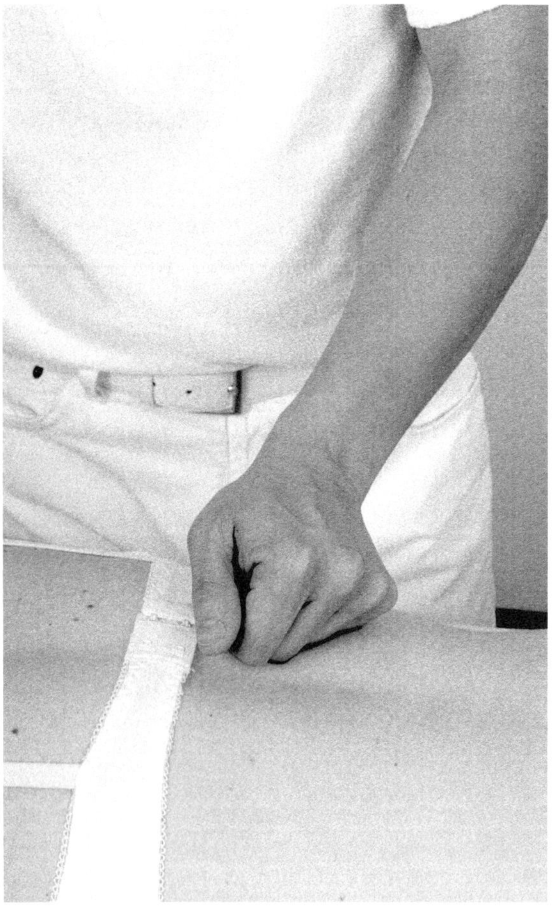

Abb. 17 a

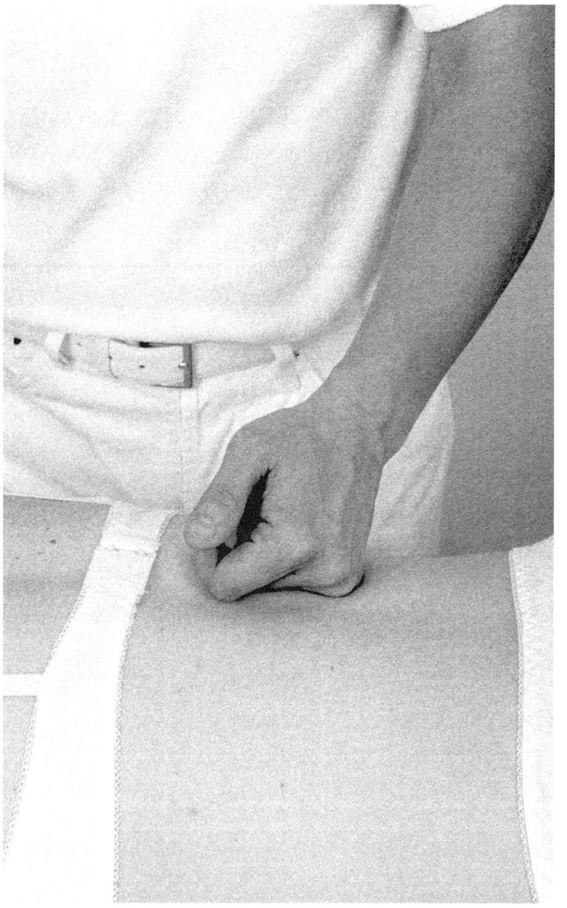

Abb. 17 b

schmerzhafter Kontrakturen. Man nutzt sie auch zur intensiveren lokalen Behandlung, z.B. bei Epicondylitis und über dem Kniegelenkrezessus mit ausgedehnter Behandlungszeit (10–20 Min.).

Das Rollen über die ulnare Kante des Kleinfingerendglieds kann auf kleinen Flächen günstig eingesetzt werden: Es werden schnelle Drehbewegungen (Pro- und Supination) des Unterarms bei gestrecktem Daumen und Beugung der übrigen Finger (lockerer Faustschluss) ausgeführt.

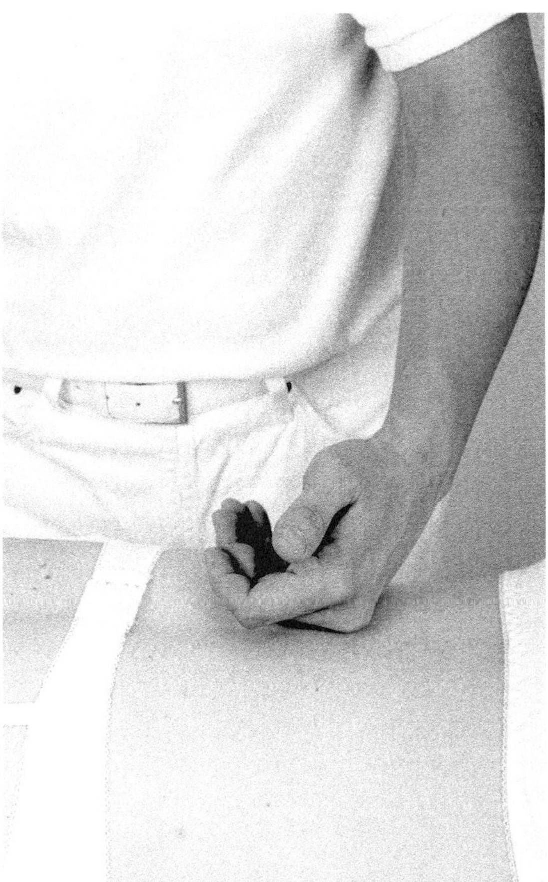

Abb. 17c

Eine großflächige Rollbewegung wird bei geschlossener Faust mit der Rückseite der Grundglieder, der Grund- und Mittelgelenke der Finger 2 bis 5, durch rasche Flexion und Extension des Handgelenks ausgeführt (**Abb. 18 a, b**).

Schaukelnde Bewegungen des Handgelenks in radialer und ulnarer Richtung, also quer zu dieser Abrollrichtung sind außerdem möglich.

Wir halten die beschriebenen Techniken über die Daumenkante und ulnare Handkante für besser praktikabel.

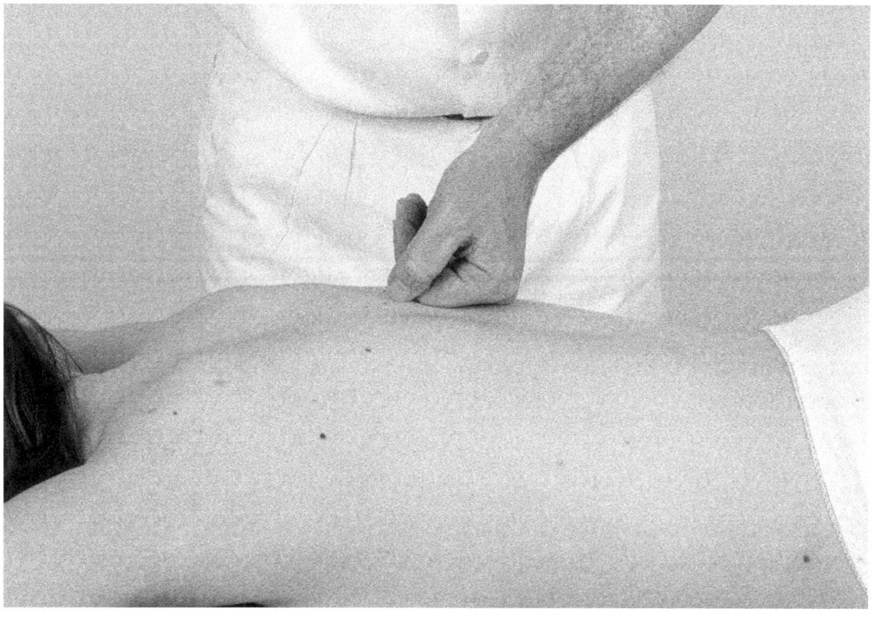

Abb. 18 a

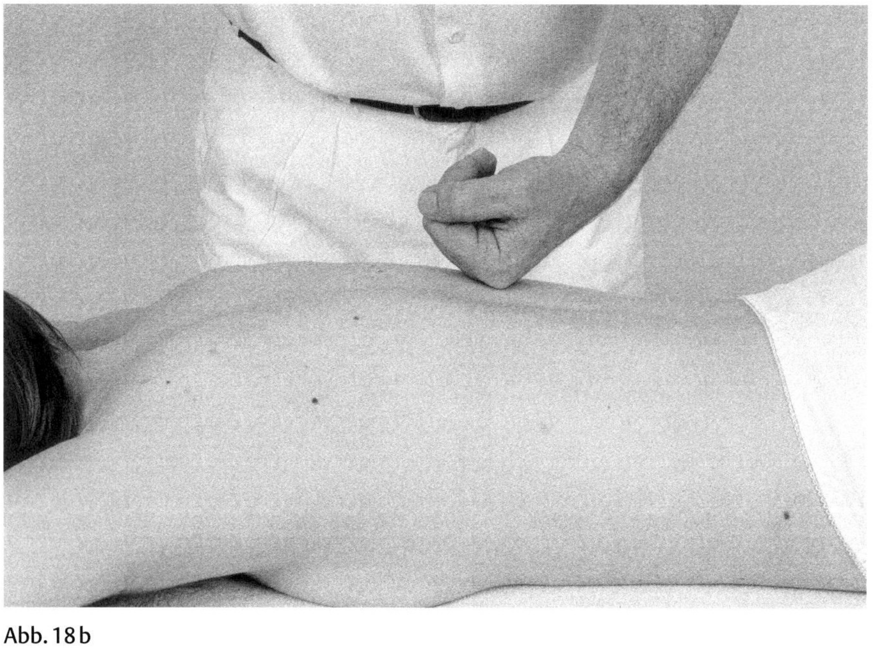

Abb. 18 b

Erkrankungen des Bewegungsapparats

Spezielle Techniken

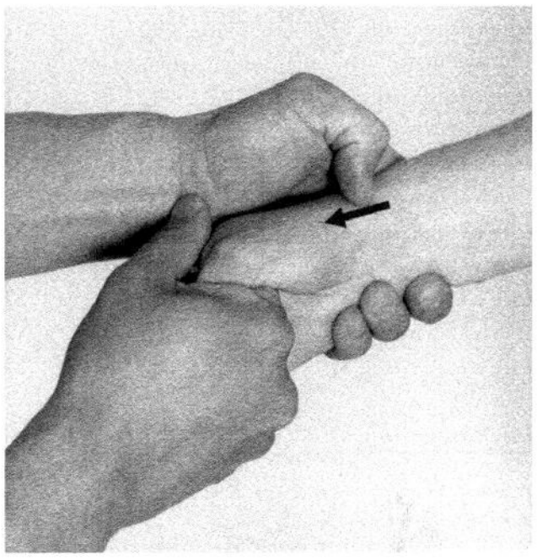

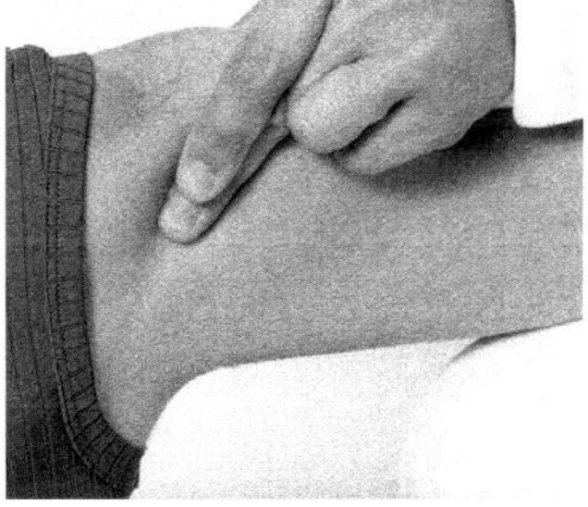

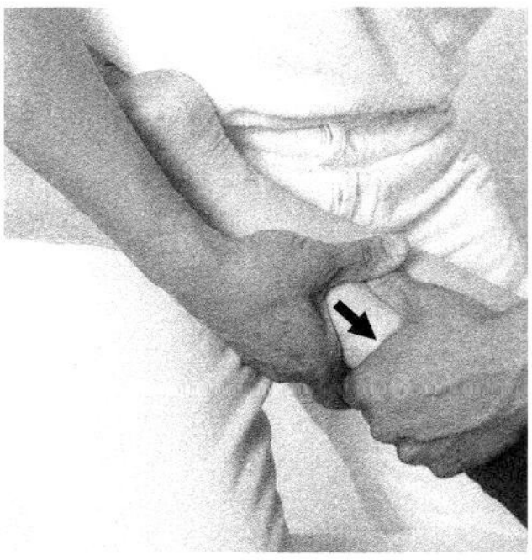

Wirbelsäule

Halswirbelsäule

Symptome der Leere

Nackenschmerzen, Schwindel und Sternesehen beim Aufrichten des Oberkörpers, Ohrgeräusche, Hörminderung, feuchte Hand- und Fußflächen, Durchschlafstörung, Erregbarkeit, muskelkaterähnlicher Rückenschmerz, Schwächegefühl in den Beinen, rote Zunge ohne Belag, dünner schneller Puls

Symptome der Fülle

Nackenschmerzen mit Ausstrahlung in die Schultern und BWS-Region, stechende Schmerzen, Schmerzen gut eingrenzbar, glanzlose Fingernägel, trockene Haut mit diffusem Juckreiz, Zunge fleckig dunkelrot, Puls dünn spannend

Zervikale Syndrome

Schmerzen, die der Halswirbelsäule als funktionelle Einheit zugeordnet werden, chronische, muskuläre Beschwerden, bandscheibenbedingte Beschwerden mit und ohne radikuläre Irritations- und Ausfallssymptomatik

Bei Symptomen der Leere:

- Bl 23
- Ni 3

Bei Symptomen der Fülle:

- Ma 36, 40
- Gb 34

Allgemeine Behandlung

AN — **Akupressur**

- mit dem Daumen
- Gb 20, 12, 21
- Dü 14, 11, 10
- Di 14, 11

TUI — **Schieben**

- mit dem Handballen
- in Bauchlage
- langsam über der Blasen-Leitbahn vom unteren HWS-Abschnitt zum Fuß bds.
- 5- bis 8-mal
- auch am sitzenden Patienten
- mit Schüben von der unteren HWS zum Sakrum

→ **Abb. 45**

NA — **Greifen und Ziehen**

- in Bauchlage
- Mit verschränkten Fingern wird die Nackenmuskulatur zwischen den Handballen gefasst und gegeneinander gedrückt, danach deckenwärts gezogen.
- Den Zug langsam aufbauen, 1–2 Sek. halten und herausnehmen ohne den Griff vollständig zu lockern.
- 3–5-mal

→ **Abb. 19**

ROU — **Kreisende Schiebetechnik**

- mit dem Daumen oder der Daumenkuppe
- am sitzenden Patienten
- Die freie Hand des Behandlers liegt auf der Stirn des Patienten. Mit der Greiffläche des Daumens werden kreisende Bewegungen mit sanftem Andruck über die Blasen- und Gallenblasen-Leitbahn absteigend vom Hinterhaupt über den Nacken ausgeführt.
- Die Rückmeldung vom Patienten soll besonders schmerzhafte Areale aufdecken.
- Die Behandlung wird auf beiden Seiten ausgeführt und beschränkt sich auf die paravertebrale Region.
- ca. 3 Min.

→ **Abb. 20**

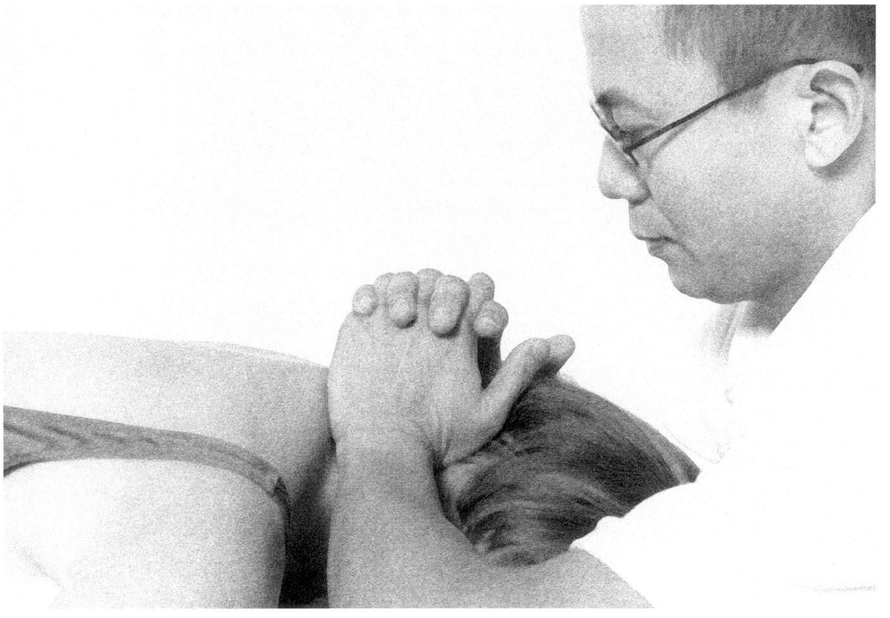

Abb. 19

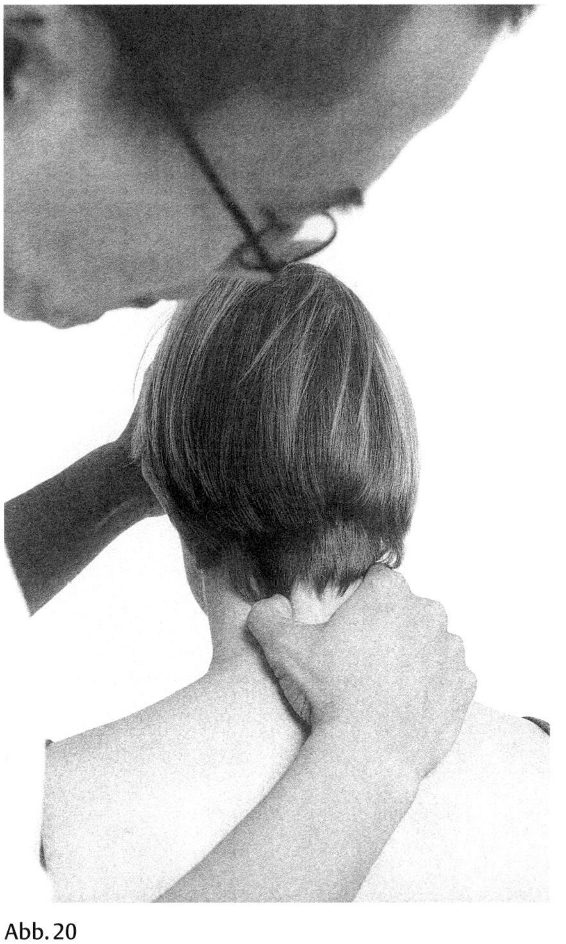

Abb. 20

GUN **Rollen**

- mit der ulnaren Handkante
- beginnend von medial über das Ausbreitungsgebiet des horizontalen Trapeziusasts bds.
- 3 Min.

→ **Abb. 21**

oder

ROU **Kreisende Schiebetechnik**

- mit dem Daumen oder Handballen
- Die zuvor beschriebene Behandlung kann auf dem horizontalen Trapeziusareal auch in dieser Technik bds. fortgeführt werden.
- 3 Min.

GUN **Rollen**

- mit der ulnaren Handkante
- am sitzenden Patienten
- Es werden die 3 Leitbahnen der Yang-Seite des Arms aufsteigend von der Mitte des Unterarms bis zur Schulter bds. behandelt.
- 3–5 Durchgänge

→ **Abb. 22**

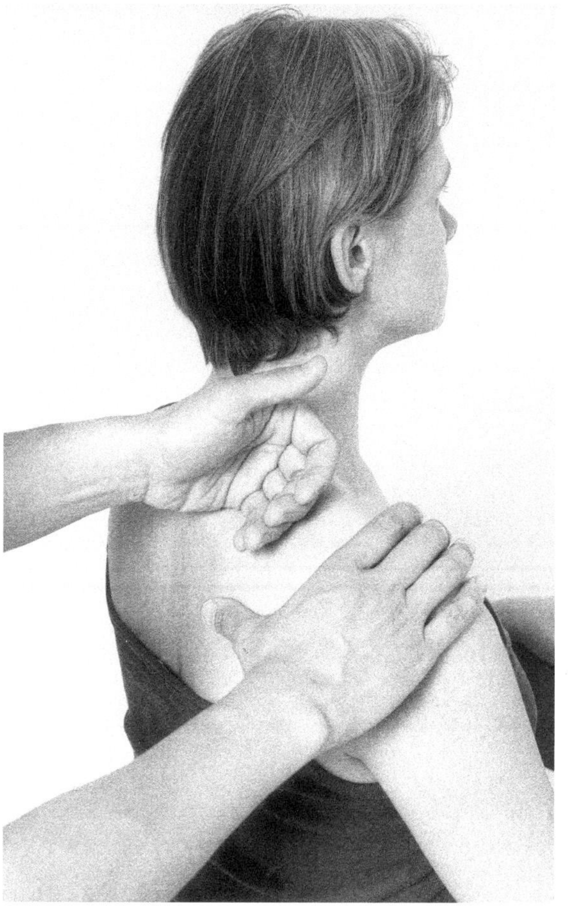

Abb. 21

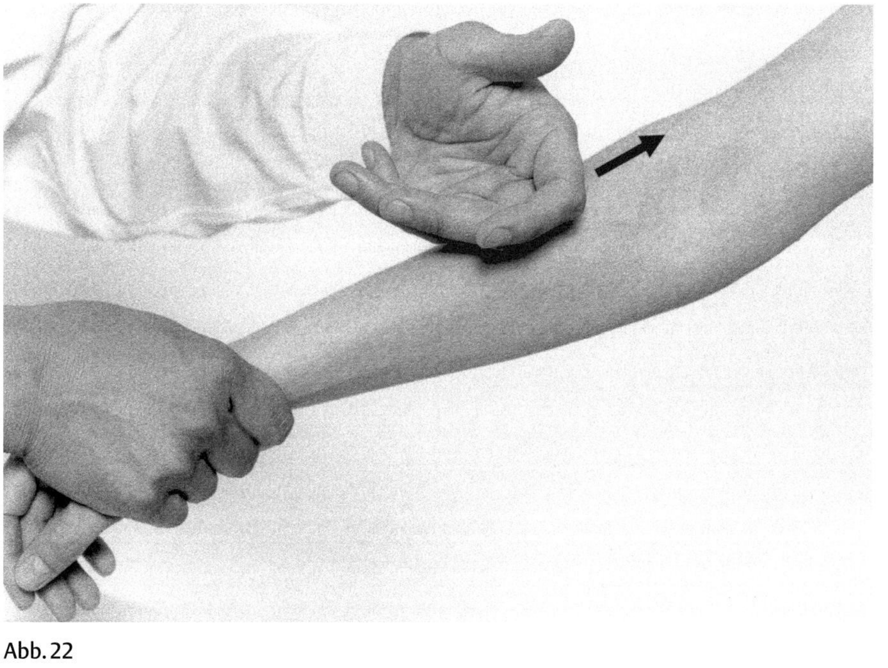

Abb. 22

QIAN YIN **Traktion**

- am sitzenden Patienten mit 45° Vor- und 45° Seithebung in der Schulter
- Der Behandler umfasst Mittelhand und Handwurzel mit beiden Händen. Das Widerlager bildet der rückwärts angelehnte Rumpf des Patienten.
- Der Zug wird etwa 10–15 Sek. gehalten.
- 5–8-mal

→ **Abb. 54**

> ! Die Traktion kann auch vermittelt werden über das Umfassen des Ring- und Kleinfingers mit den entsprechenden beiden Fingern des Behandlers.

Myogelosen

Schmerzhafte strangförmige Muskelhärten

HENG BO **Querfriktionen**

- mit der Daumenkuppe
- am sitzenden Patienten über der paravertebralen HWS-Muskulatur
- 2–3 Friktionen werden quer zum Muskelverlauf kurz hintereinander ausgeführt
- Es sollen höchstens 2–3 Muskelhärten nacheinander behandelt werden.

→ **Abb. 20**

Knotige Muskelhärten

ROU **Kreisende Schiebetechnik**

- mit dem Daumen
- am sitzenden Patienten über der paravertebralen HWS-Muskulatur
- 5–20 Sek. auf der betreffenden Stelle

→ **Abb. 20**

> ! Für den Fall, dass die Technik als zu schmerzhaft empfunden wird, empfehlen wir eine lokale Behandlung in GUN-Technik.

Zervikozephale und zervikobrachiale Syndrome

Auf ergänzende Behandlungstechniken wird in Kapitel „Obere Extremitäten" (S. 44) hingewiesen.

QIAN YIN **Traktion**

- am auf einem Hocker sitzenden Patienten
- Der Therapeut sitzt hinter dem Patient erhöht auf der Liege, winkelt die Beine an und stützt den Vorfuß auf dem Hockerrand ab. Der Therapeut fasst unter das Hinterhaupt medial vom Mastoid bds. mit den Daumenballen, die Finger weisen nach kranial und liegen dem Kopf hinten und seitlich an. Die gewinkelten Ellenbogen fixieren bds. den Patienten

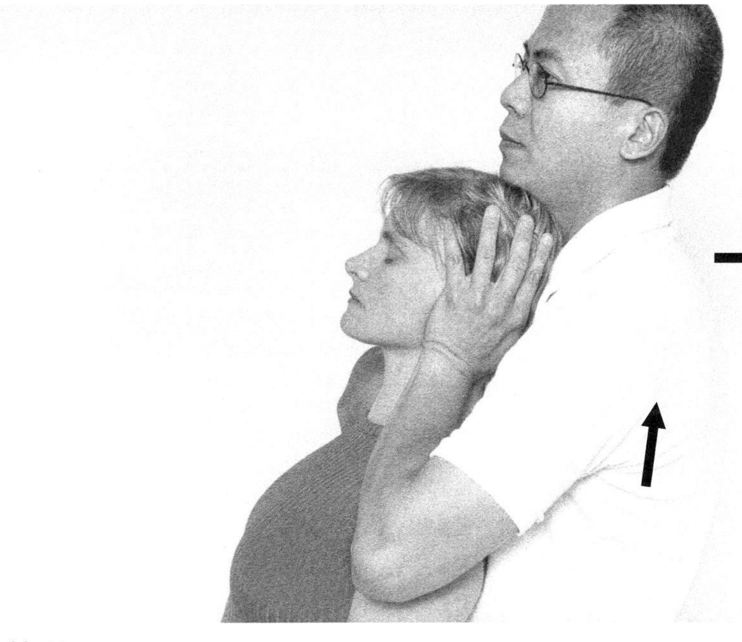

Abb. 23

vor der Schulter. Die Traktionsbewegung wird durch eine Aufrichtung der BWS (Entkyphosierung) und Rückverlagerung des Rumpfes vom Behandler erreicht.

- Der Patient lehnt sich dann entspannt zurück und wird zwischen den Oberschenkeln des Behandlers am Rücken zusätzlich abgestützt, ohne dass die BWS des Patienten in eine zunehmende Kyphose sinkt und der Halt am Hinterhaupt verloren geht.

→ **Abb. 23**

- Die Traktionsbehandlung wird etwa 2-mal hintereinander als anhaltender Zug jeweils für 5–10 Sek. ausgeführt. Ist diese verträglich, kann aus gehaltener Vorspannung ein kurz verstärkter Zug durch Aufrichtung der Wirbelsäule des Behandlers erfolgen.

XUAN ZHUAN QIAN YIN **Traktion**

Manipulation der HWS

- in Rückenlage
- Die HWS und der obere Schulterabschnitt überragen das obere Ende der Liege. Kopf und HWS werden vom Behandler geführt und gestützt.
- Der Nacken liegt in der Hand des Behandlers, der Daumen ist abduziert. Ein festes Umgreifen der HWS ist zu vermeiden (nicht kneifen). Die zweite Hand unterstützt die Traktion mit flacher Anlage am Kinn und steuert die Rotation. Probeweise wird in beide Richtungen rotiert, so weit es die Beschwerden zulassen.

→ **Abb. 24 a**

! Eine bessere Kontrolle des Krafteinsatzes erhält man auch dadurch, dass der Kopf am Scheitel an der Brust des Behandlers fixiert wird, und der Zug durch Rück- und Vorverlagerung des Oberkörpers des Behandlers erzeugt wird.

- In die schmerzhafte Rotationsrichtung wird nur so weit gedreht, dass der Schmerz eben wahrgenommen wird. Beschwerden sollen erfragt werden. In jedem Fall empfiehlt sich ein Probezug unter Rotation und Traktion.
- Ein stärkerer Zug entsteht, wenn der Behandler seine Schienbeine am oberen Liegenrand abstützt und gleichzeitig damit ein Widerlager für die Traktion an der Oberseite der Schultern gibt.
- Falls die gehaltene Vorspannung nicht zu einer Schmerzzunahme führt, kann auch ein kurzer Zugimpuls angeschlossen werden.
- Gesamtbehandlungsdauer ca. 1 Min.

→ **Abb. 24 b**

! Wir empfehlen in jedem Fall die üblichen Kontraindikationen (S. 7; v. a. Rheumatoide Arthritis) zu beachten. Falls eine akute Symptomatik infolge eines nachgewiesenen oder vermuteten Bandscheibenvorfalls vorliegt, muss der manipulative Impuls unterbleiben.

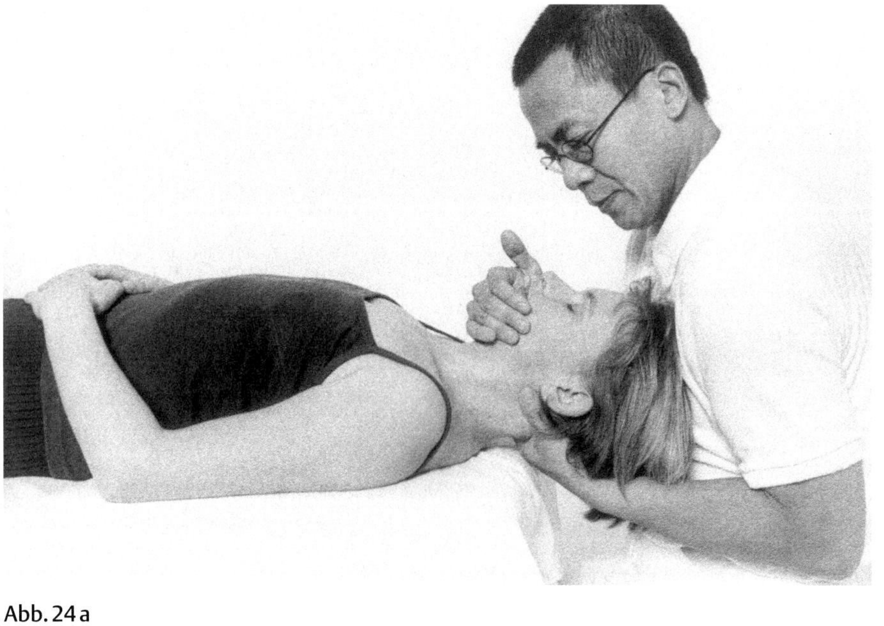

Abb. 24 a

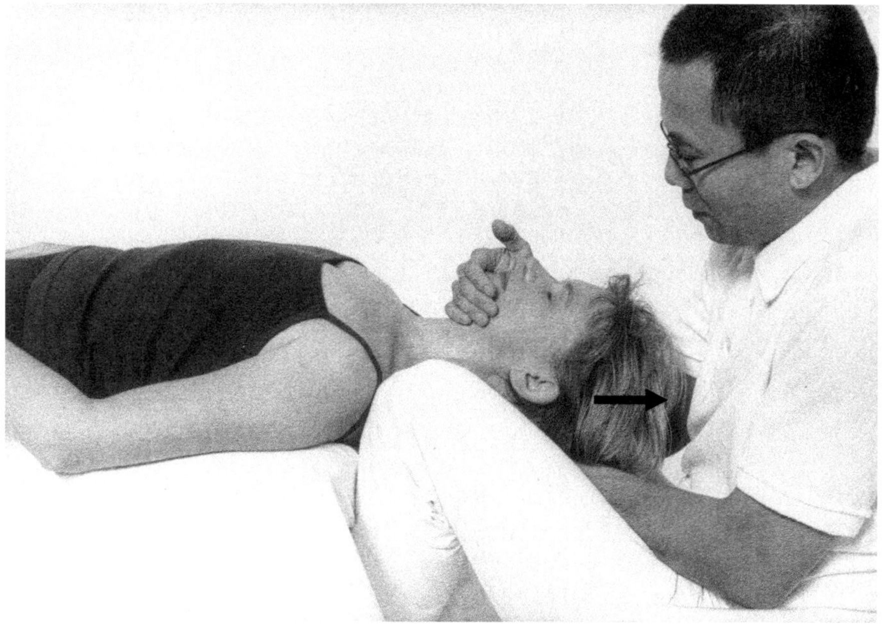

Abb. 24 b

XUAN ZHUAN BAN FA — Traktion und Rotation der HWS

- in Bauchlage
- Der Behandler steht vor dem Kopfende der Liege (z. B. mit Rotation nach rechts). Der linke Daumenballen und Daumen liegen auf dem Oberrand der Scapula. Das nach oben liegende rechte Hinterhaupt des Patienten wird von kaudal mit der anderen Hand gefasst. Es resultiert eine Dehnung des rechten Levator scapulae und eine Dehnung der gegenseitigen parazervikalen Muskulatur.
- Es werden 2–3 langsam drehende Rotationen ausgeführt, wobei die Drehkomponente und die Dehnkomponente nur über eine kurze Strecke reichen. Es kann ein manipulativer Impuls angeschlossen werden.

→ Abb. 25

> ! Wir empfehlen in jedem Fall die üblichen Kontraindikationen (S. 7; v. a. Rheumatoide Arthritis) zu beachten. Falls eine akute Symptomatik infolge eines nachgewiesenen oder vermuteten Bandscheibenvorfalls vorliegt, muss der manipulative Impuls unterbleiben.

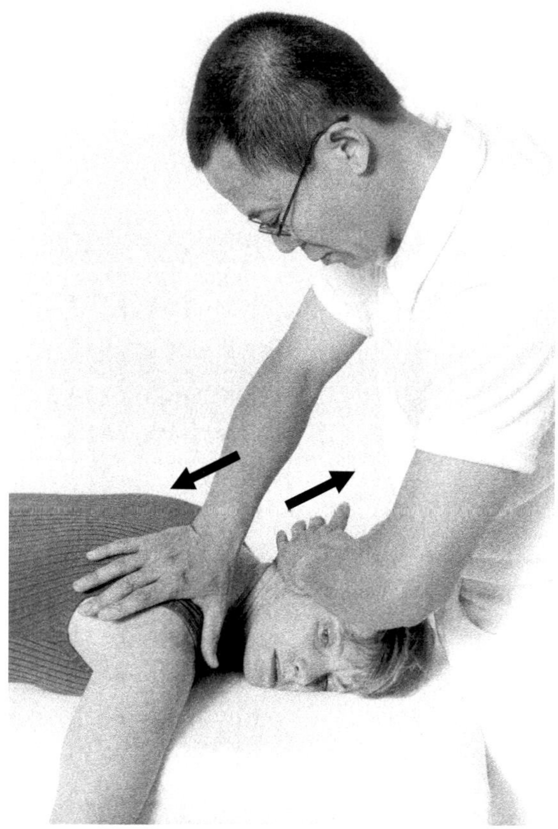

Abb. 25

CE BAN — Dehnen

- in Rückenlage am M. sternocleidomastoideus und der Skalenusgruppe (z. B. links)
- Der Behandler steht vor dem Kopfende der Liege. Die rechte Hand des Behandlers liegt mit abgespreiztem Daumen unter dem Nacken (nicht kneifen). Der linke Handteller liegt auf der Schulteroberseite, medial vom Akromion. Der Kopf wird ohne Rotation zur rechten Seite geneigt.
- Die Dehnung wird langsam aufgebaut, es folgen 2–3 rhythmische Dehnungen aus leichter Vorspannung, 2–3 Sek. halten.

→ **Abb. 26**

> ! Wir empfehlen in jedem Fall die üblichen Kontraindikationen (S. 7; v. a. Rheumatoide Arthritis) zu beachten. Falls eine akute Symptomatik infolge eines nachgewiesenen oder vermuteten Bandscheibenvorfalls vorliegt, muss der manipulative Impuls unterbleiben.

XUAN ZHUAN BAN FA — Traktion mit Rotation

- in Rückenlage Dehnung der vorderen Halsmuskulatur (z. B. links)
- Die HWS wird nach rechts rotiert. Falls eine ausgiebige Rotation schmerzhaft oder aus anderen Gründen nicht möglich ist, wird mit einem Kissen oder Handtuch die Auflageseite unterpolstert und angehoben. Der linke Handteller legt sich dem linken Kieferwinkel des Patienten an und führt einen nach kranial und rechts rotierenden Schub aus. Die rechte Hand liegt auf der Vorderseite der Schulter und auf dem Akromion.
- 2–3 Dehnungen aus leichter Vorspannung

→ **Abb. 27**

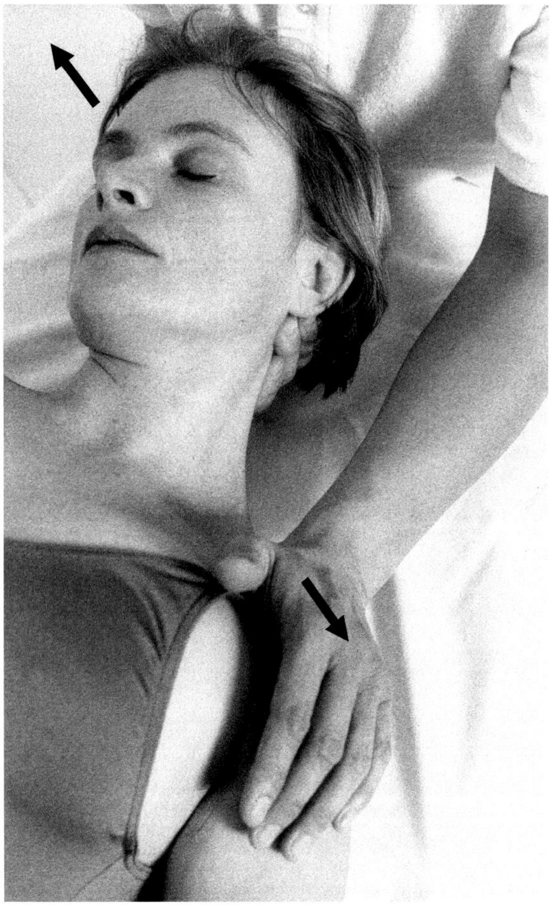

Abb. 26

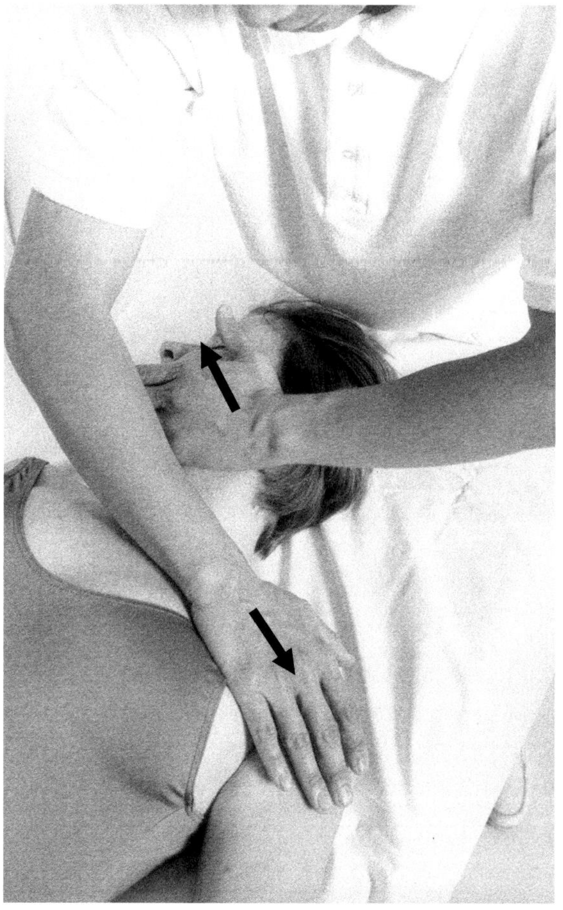

Abb. 27

QIAN YIN **Traktion**

- Traktion der 5 Finger der von Schmerzausstrahlungen betroffenen Seite. Der Arm ist in Ellenbogen- und Handgelenk gestreckt und in der Schulter ca. 45° nach vorn und seitlich gehoben. Eine Hand fixiert den distalen Unterarm, die 2 oder 3 ulnaren Finger der anderen Behandlerhand umgreifen einen Finger und der Zug wird über Finger, Mittelhand und Handgelenk langsam aufgebaut, 2–3 Sek. gehalten und herausgenommen.
- 1-mal je Finger

→ **Abb. 28 a, b**

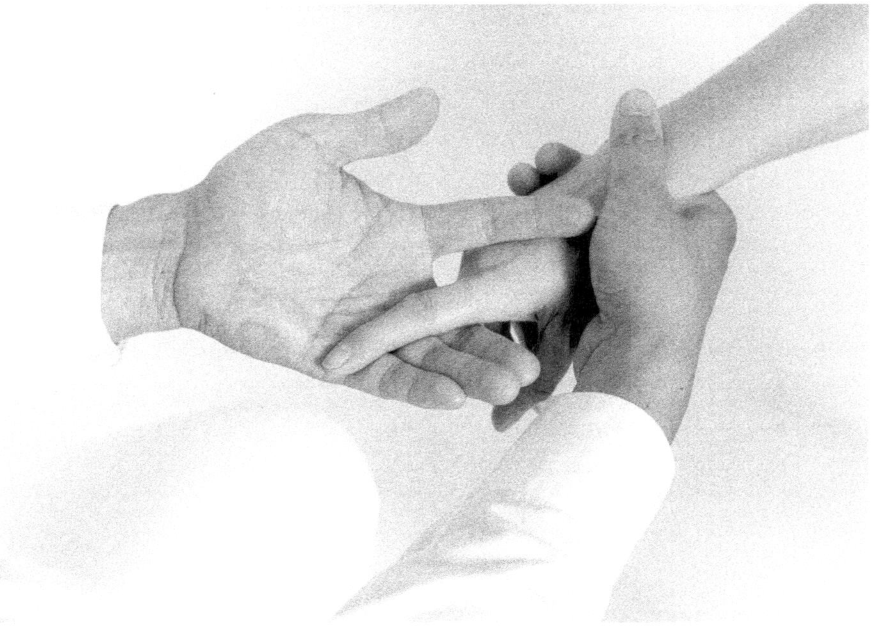

Abb. 28 a

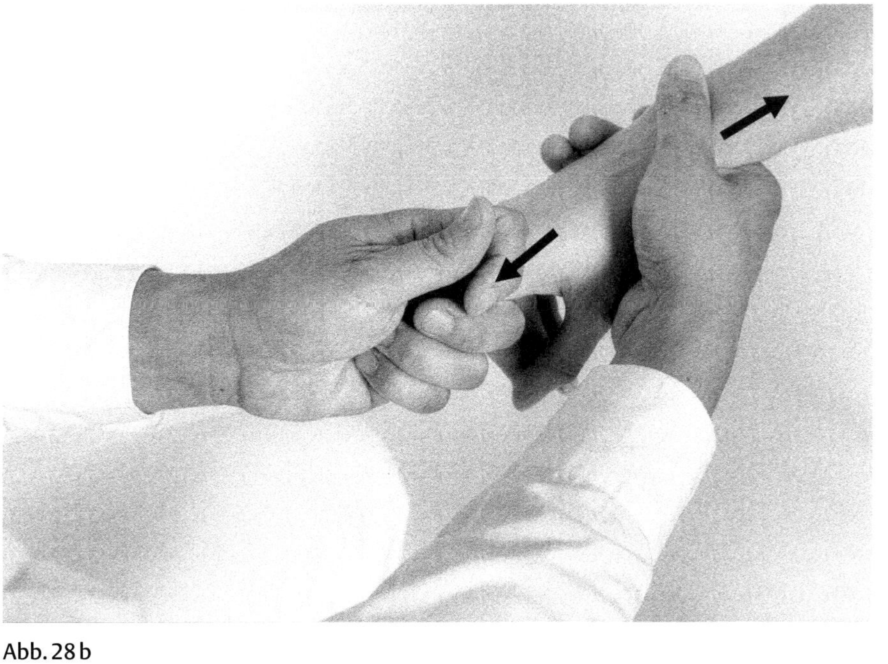

Abb. 28 b

QIAN YIN — Traktion mit Schwungtechnik am Unterarm

- am sitzenden Patienten
- Der Behandler sitzt seitlich vor dem Patienten und die patientennähere Hand fixiert die Oberseite der Schulter. Die Mittelhand wird mit der anderen Hand umfasst. In Ausgangsstellung sind Hand- und Ellenbogengelenk fast max. gebeugt, ca. 45° Vor- und Seithebung im Schultergelenk.
- Mit einer kleinen Innenrotationsbewegung und Schwung werden Hand- und Ellenbogengelenk gestreckt und es wird in Endstellung ein kurzer ruckartiger Zug ausgeführt.
- 5–10-mal

→ **Abb. 29 a, b**

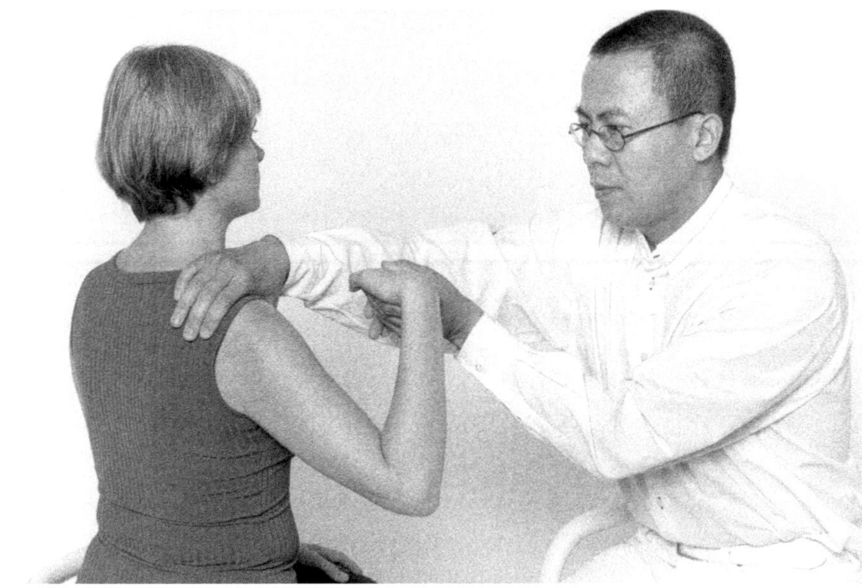

Abb. 29 a

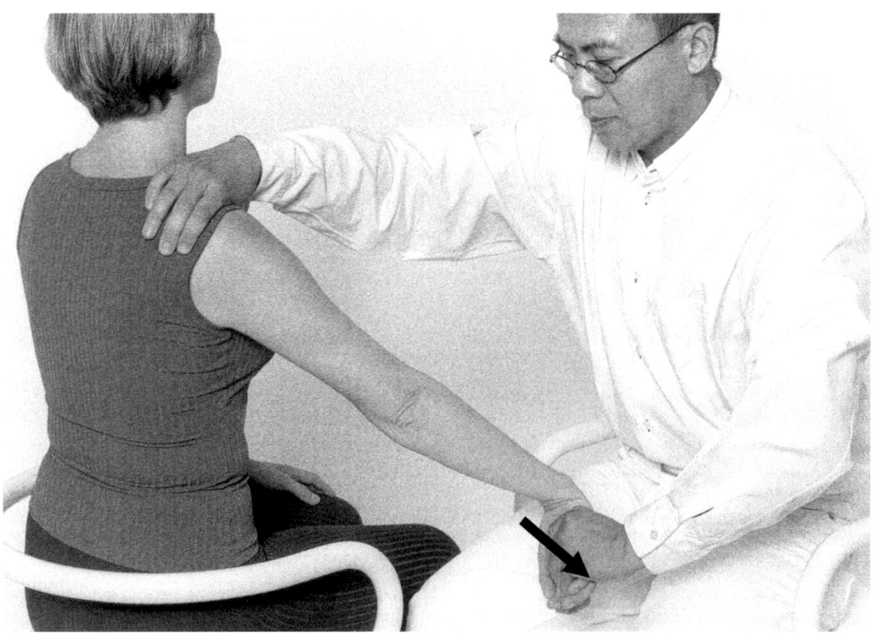

Abb. 29 b

Brust- und Lendenwirbelsäule

Symptome der Leere

Diffuser Schmerz, lokales Kältegefühl, Wärme oder Druck werden angenehm empfunden, innere Unruhe, Schlaflosigkeit, feuchte Hände und Füße, nächtliches Schwitzen, Zunge dunkelrot mit weißem Belag, Puls dünn und schnell

Symptome der Fülle

Starke, gut lokalisierte Schmerzen, alltägliche leichte Bewegung mildert den Schmerz, Schwindel und Schweregefühl des Kopfs, Zunge dunkelrot mit gelbem Belag, Puls gespannt und gleitend

Dorsale, lumbale und sakroiliakale Syndrome

Schmerzen, die dem Rücken als funktionelle Einheit zugeordnet werden können, chronische, muskuläre Beschwerden, bandscheibenbedingte Beschwerden mit und ohne radikuläre Irritations- und Ausfallssymptomatik

Bei Symptomen der Leere:

AN **Akupressur**

- Ni 3
- Bl 60

Bei Symptomen der Fülle:

AN **Akupressur**

- Mi 6
- Gb 34

Allgemeine Behandlung

AN **Akupressur**

- Bl 23
- Bl 40

AN **Akupressur**

- in Bauchlage
- Über der Blasen-Leitbahn werden in breiter Auflage längs den Leitbahnen der Daumenballen und Daumen abschnittsweise nacheinander nach kaudal fortschreitend aufgesetzt. Dabei wird die zweite Hand über dem radialen Handrücken und Daumenrücken platziert. Der Andruck wird vorsichtig dosiert.
- Mit durchgedrückten Ellenbogen steht der Behandler seitlich der Liege mit verriegeltem Schultergürtel und dosiert durch die Verlagerung des Körpergewichts (vor- und rückwärts) den Andruck.

→ **Abb. 30 a, b**

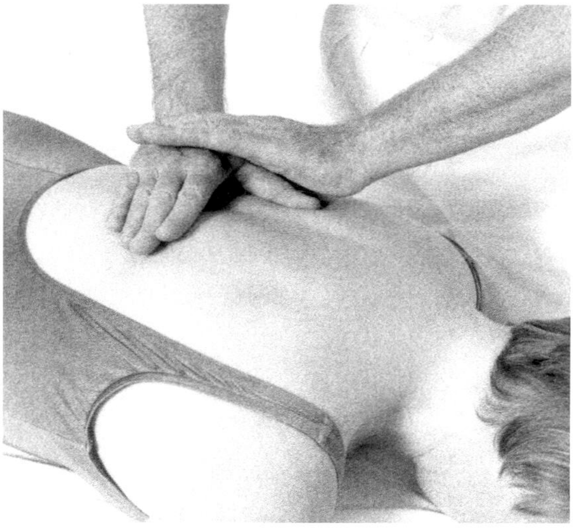

Abb. 30 a

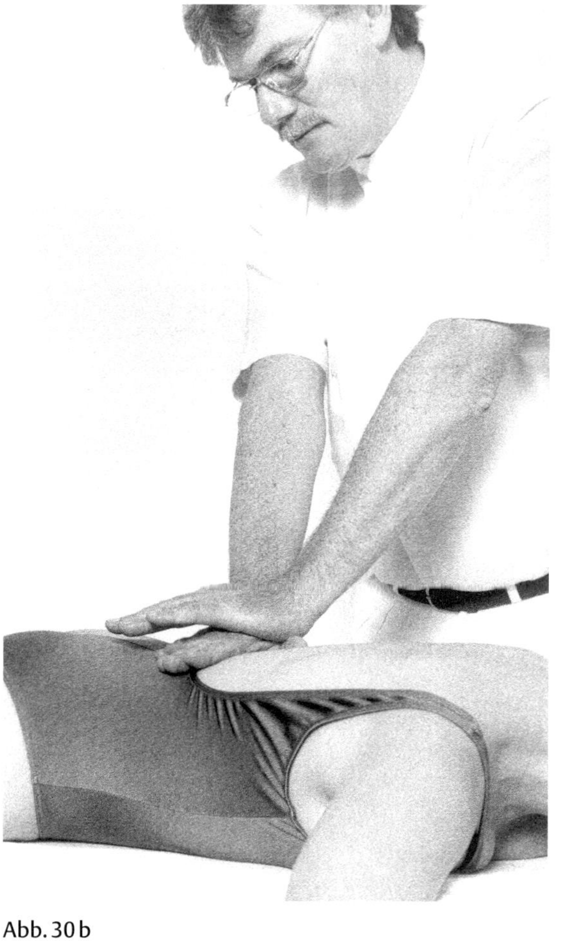

Abb. 30 b

- Die Verträglichkeit wird erfragt. Der Andruck wird langsam aufgebaut und wieder herausgenommen, abschnittsweise je 1-mal, bis zu 3 Durchgänge von der oberen BWS zum Sakrum.

AN **Akupressur**

- in Bauchlage
- Der Behandler steht vor dem Kopfende, setzt die Daumengreifflächen auf Dü 14 und stützt bds. die gespreizten Finger locker auf dem Schulterblatt ab.
- Der Druck wird langsam aufgebaut und wieder herausgenommen.
- 3–5-mal

→ **Abb. 31**

AN **Akupressur**

- in Bauchlage Behandlung der Augenpunkte des Rückens bds.
- Der Behandler steht in Höhe des unteren LWS-Abschnitts. Mit den Daumen wird in Höhe des Querfortsatzes von LWK 3 bds. der Druck ins Gewebe gebracht. Die sog. Augenpunkte des Rückens liegen auf der Blasen-Leitbahn unterhalb des Bl 52.
- Der Druck geht schräg nach medial zum Körperlot auf die Spitze des Querfortsatzes von LWK 3 zu. Der Druck wird langsam aufgebaut und wieder herausgenommen.
- 3–5-mal

→ **Abb. 32**

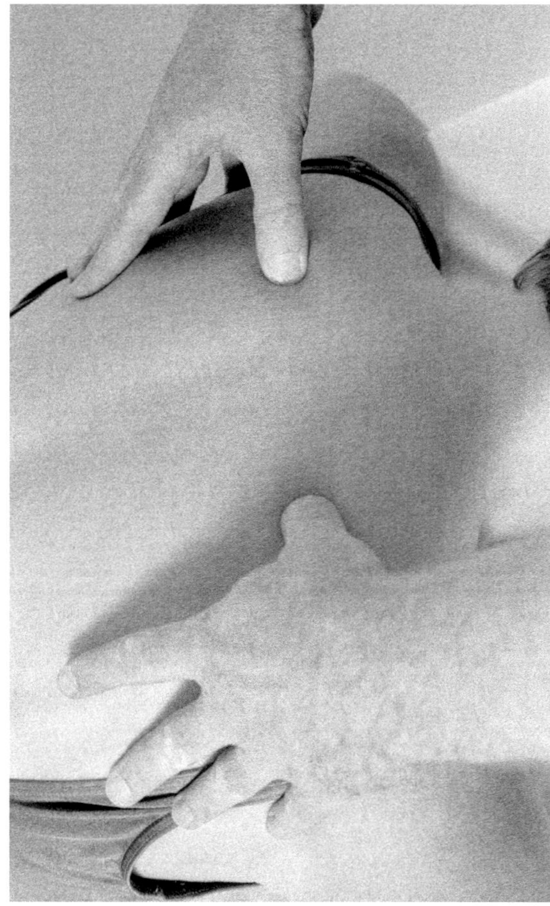

Abb. 31

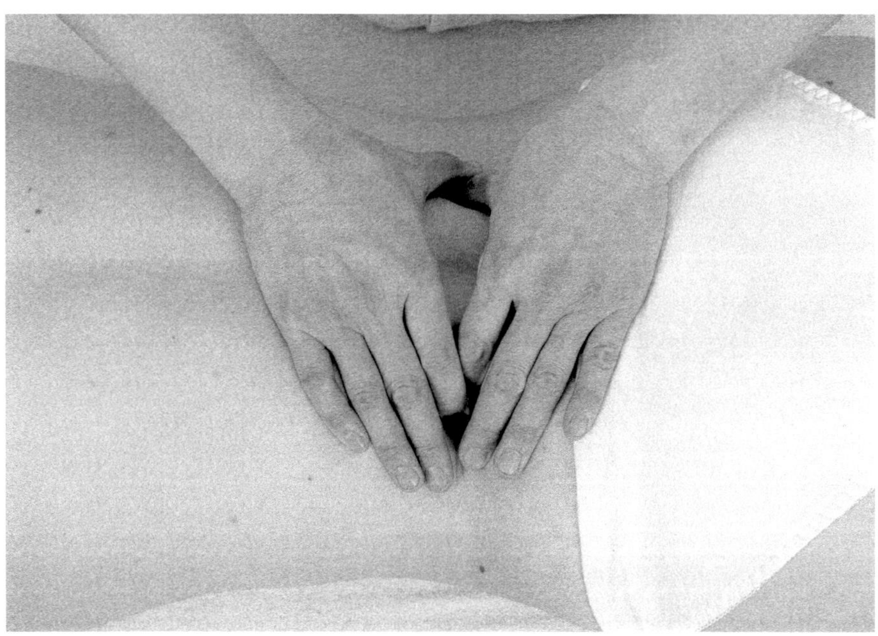

Abb. 32

- Eine Variante besteht darin, mit den übereinander gelegten Daumen und Zeigefingern im Zangengriff mit Knetbewegung und wechselseitigem Andruck zu behandeln.
- 1–2 Min.

AN **Akupressur**

- mit dem Ellenbogen
- in Bauchlage Behandlung der **Augenpunkte des Rückens bds.**
- Der Behandler steht seitlich neben dem Patienten auf der Seite der geringeren Beschwerden, beugt sich weit über den Rücken und setzt die Ellenbogenspitze auf die Blasen-Leitbahn unterhalb des Punktes Bl 52. Der Druck der Ellenbogenspitze geht etwas nach medial geneigt auf die Spitze des Querfortsatzes von LWK 3. Die freie Hand des Behandlers umfasst die Liegekante und reguliert den Andruck der aufgesetzten Ellenbogenspitze bzw. kontrolliert den Andruck über das Austarieren des Oberkörpergewichts.

→ **Abb. 33**

PAI **Klopfen**

- mit den hohlgeformten Händen oder mit den ulnaren Handkanten bei gespreizten Fingern
- in Bauchlage auf der paravertebralen Muskulatur und den seitlich angrenzenden Abschnitten des Brustkorbs und der Lumbalregion
- ca. 1 Min.

→ **Abb. 34**

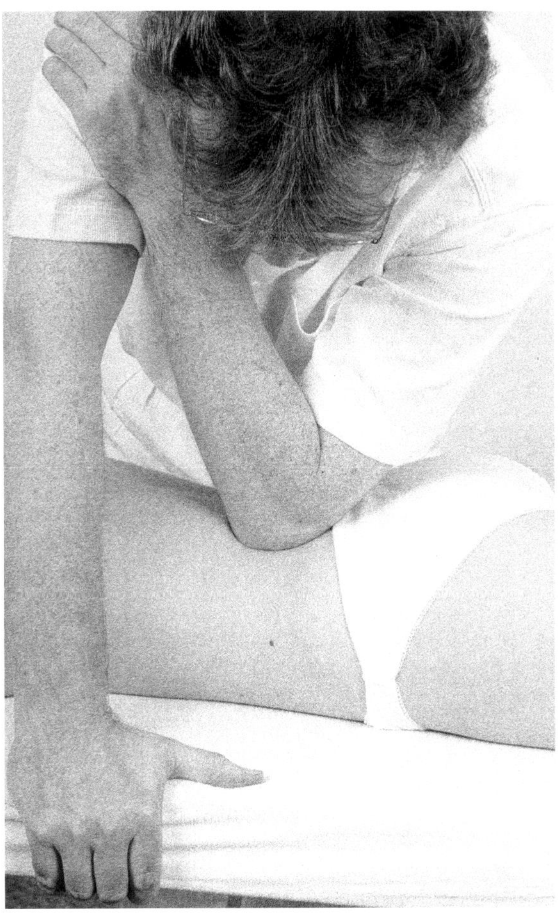

Abb. 33

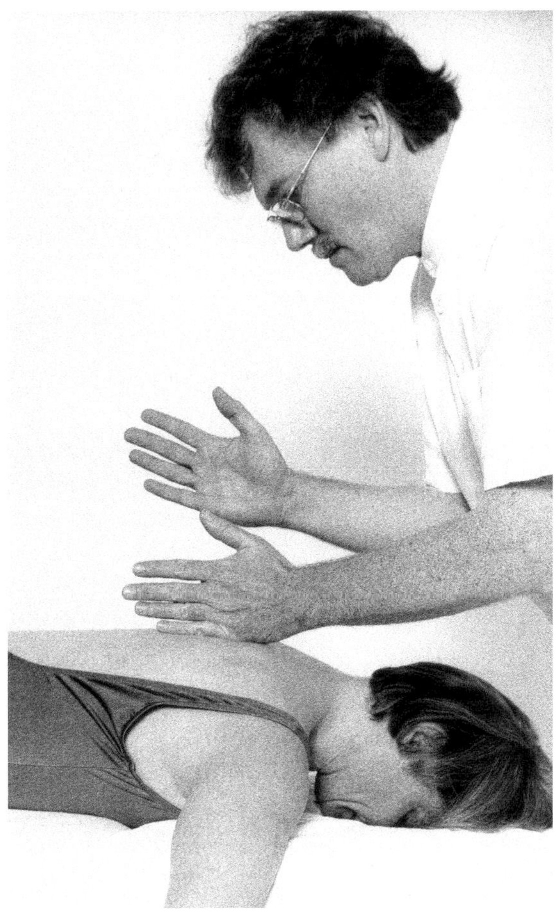

Abb. 34

TUI **Schieben**

- in Bauchlage
- Der Behandler steht an der Längsseite der Liege. Über der Blasen-Leitbahn von HWS oder BWS abwärts wird mit dem breit aufgelegten Handballen der rechten Hand, bedeckt und unterstützt von der linken Hand, ein fester Schub nach kaudal ausgeübt. Hierbei kann auch die o.g. Abstütztechnik (s. Grundtechniken) im Schultergürtel mit angelegten Oberarmen und Abstützung des Ellenbogens über dem Beckenkamm genutzt werden.
- Die Blasen-Leitbahn wird vom Nacken bis zum Sakrum und dann abwärts vom Gesäß über die Rückseite des Ober- und Unterschenkels bis abwärts zur seitlichen Kleinzehkante überstrichen. Abwärts von der Achillessehne wird mit Daumenschiebetechnik behandelt. Es empfiehlt sich ein etwas milderer Andruck im Nacken- und BWS-Bereich.
- 5-mal

→ **Abb. 35 a–d**

> **!** Wichtig ist es, den Schub ohne längere Pausen auszuführen. Wegen der Länge der Behandlungsstrecke verlangt dies etwas Übung. Man beginnt mit der Hauptbeschwerdeseite, z.B. rechts. In jedem Fall wird die parallel verlaufende Blasen-Leitbahn (hier z.B. links) in gleicher Weise behandelt. Dabei steht der Behandler auf der linken Körperseite des Patienten, es wird der linke Handballen eingesetzt.

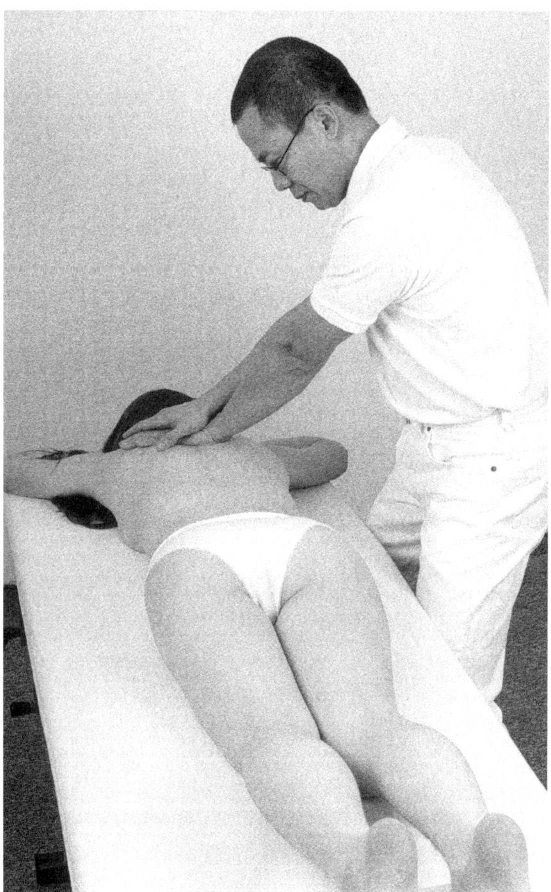

Abb. 35 a

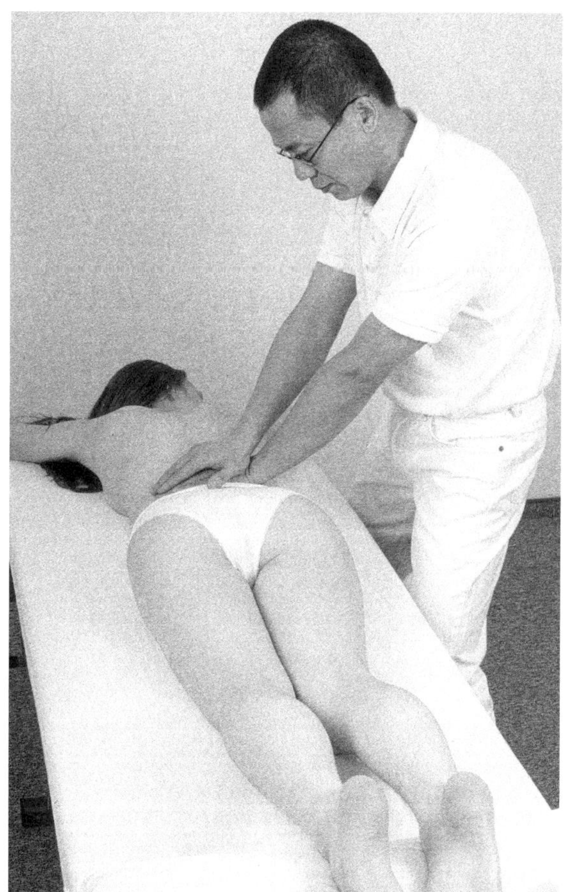

Abb. 35 b

ROU **Kreisende Schiebetechnik**

- mit dem Handballen
- in Bauchlage

→ **Abb. 8**

oder

GUN **Rollen**

- über die ulnare Handkante
- auf der Blasen-Leitbahn absteigend zum Kreuzdarmbeingelenk
- Die Behandlung erfolgt bds., beginnend auf der Hauptbeschwerdeseite.
- 3–5 Min

→ **Abb. 17a–c, S. 16 f.**

Dorsale und dorsolumbale Syndrome

ROU **Kreisende Schiebetechnik**

- mit dem Daumen
- Spezielle Schmerzpunkte werden mit der Finger- oder Daumenkuppe aufgesucht. Sie liegen hauptsächlich im Bereich der Blasen-Leitbahn und der auch aus der westlichen manuellen Medizin bekannten Irritationspunkten im paravertebralen Bereich.
- Nach Möglichkeit wird besonders tiefer Kontakt gesucht, langsam den Druck aufbauen und herausnehmen, bis 3-mal je Punkt.

ZHANG BAN FA **Tangentialer Gegenschub**

BWS-Region

- mit den Handballen
- in Bauchlage
- Der Behandler steht neben der Liege. Die Hände werden parallel gegeneinander versetzt bds. über

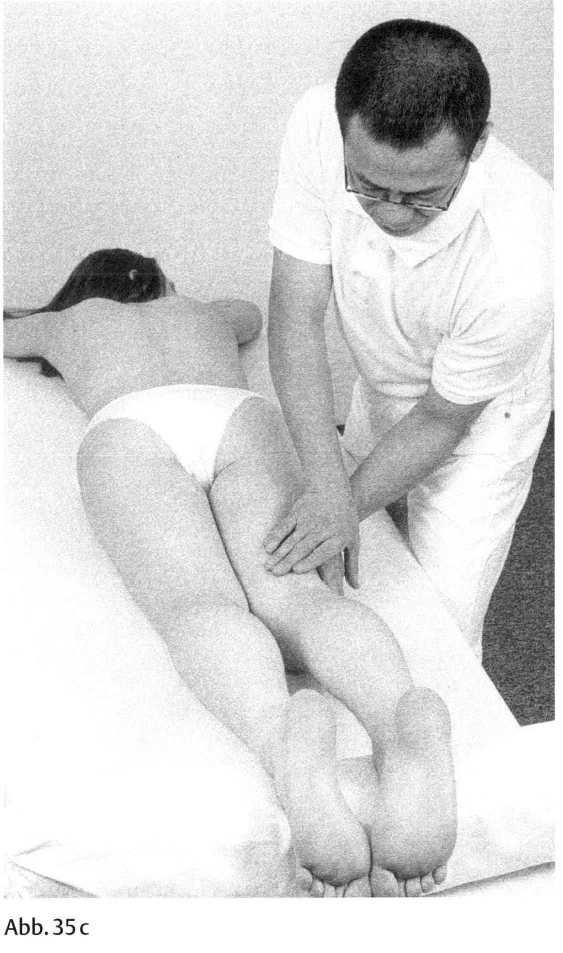

Abb. 35 c

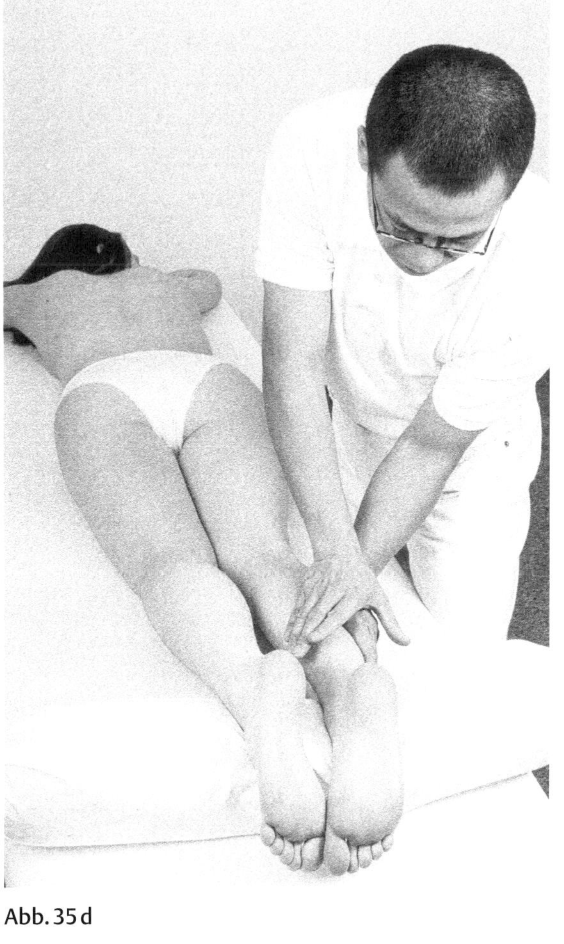

Abb. 35 d

der paravertebralen Muskulatur der BWS aufgelegt. Die Handballen nehmen festen Kontakt auf und vollführen mittels kurzer, ruckartiger Adduktion in den Schultergelenken eine gegenläufige Schubbewegung.

- Der Patient wird angewiesen, langsame Atembewegungen auszuführen. In der Ausatemphase werden in rascher Folge diese gegenläufigen Schübe wiederholt, vom oberen zum unteren BWS-Abschnitt jeweils um etwa Handballenbreite versetzt, vorgenommen. Danach wechseln die Hände die Behandlungsseite (re./li.) und die Prozedur wird wiederum absteigend (nach distal) wiederholt, bis 2 Durchgänge.

→ **Abb. 36 a, b**

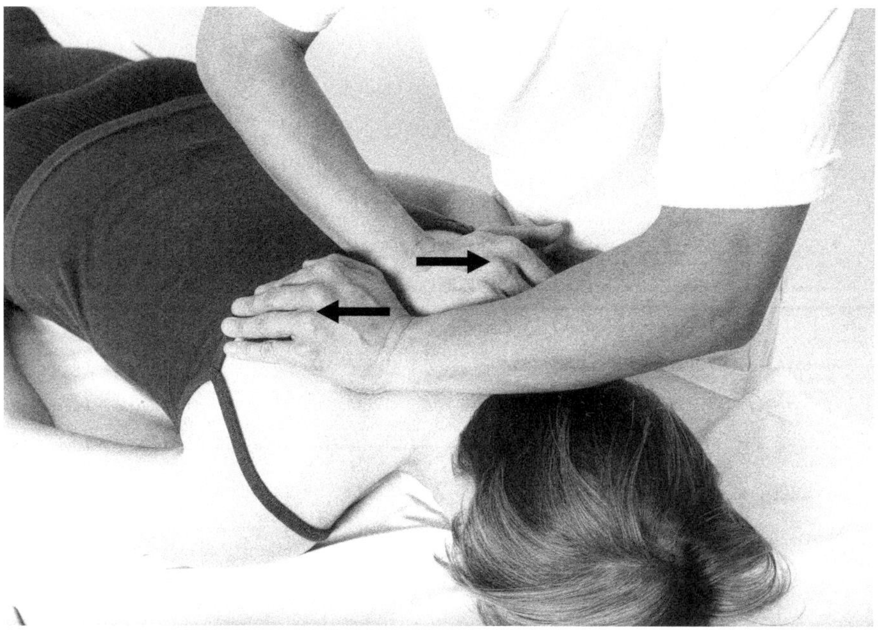

Abb. 36 a

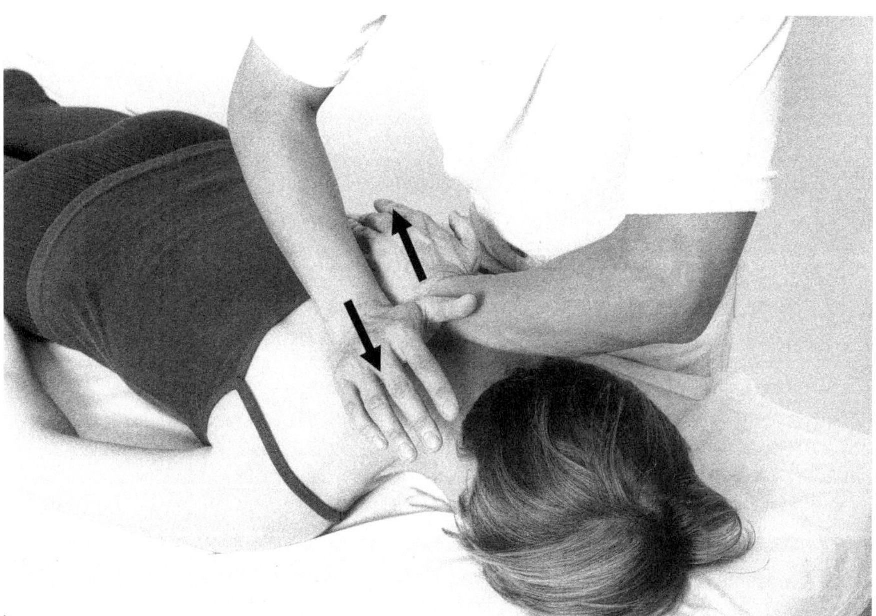

Abb. 36 b

XUAN ZHUAN FA **Rotierende Mobilisation**

Allgemeine WS-Mobilisationstechnik, überwiegend für BWS, LWS

- Der aufrecht sitzende Patient wird am Oberschenkel von einer weiteren Person mit den Händen und seitlichem Gegendruck mit dem Knie fixiert. Der Behandler steht seitlich hinter dem Patienten.
- Der Rumpf wird (z.B.) nach rechts gedreht. Der Behandler greift mit dem rechten Arm unter der Achsel des Patienten durch, der Oberarm des Patienten liegt locker über dem Ellenbogen des Behandlers. Bei der angeführten Griffanlage werden rechts herum, im Uhrzeigersinn, zunächst Bewegungen mit kleinem, dann größerem Radius ausgeführt. Die gedachte Spitze der Kreiselbewegung liegt bei kleinen Kreiselbewegungen in der unteren BWS und wandert bei größeren Radien in den Bereich des Sakrums. Die Sitzbeine des Patienten sollen sich nicht von der Sitzfläche lösen, grobe Schaukelbewegungen des Beckens sollen vermieden werden.
- diese Technik, rechts oder links kreiselnd, 2–5-mal

→ **Abb. 37 a, b**

> ! In jedem Falle mit kleinen Kreiselbewegungen beginnen und den Radius nach Beschwerdelage langsam etwas vergrößern.

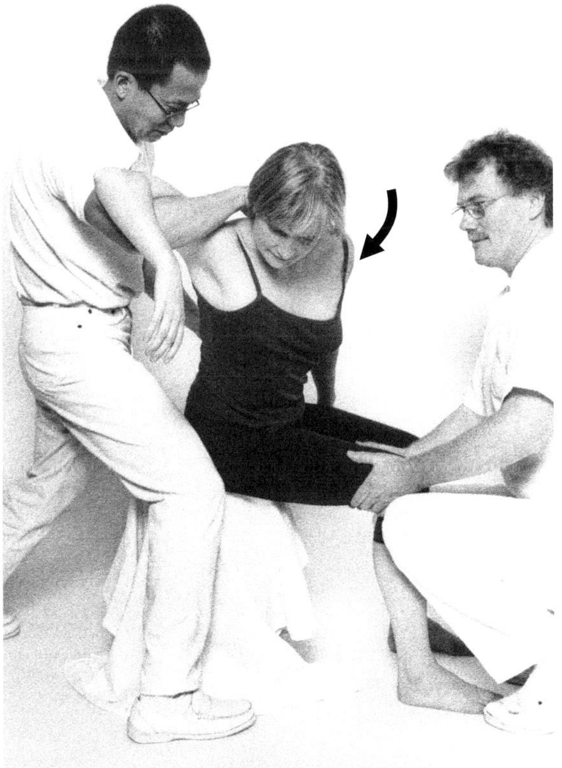

Abb. 37 a

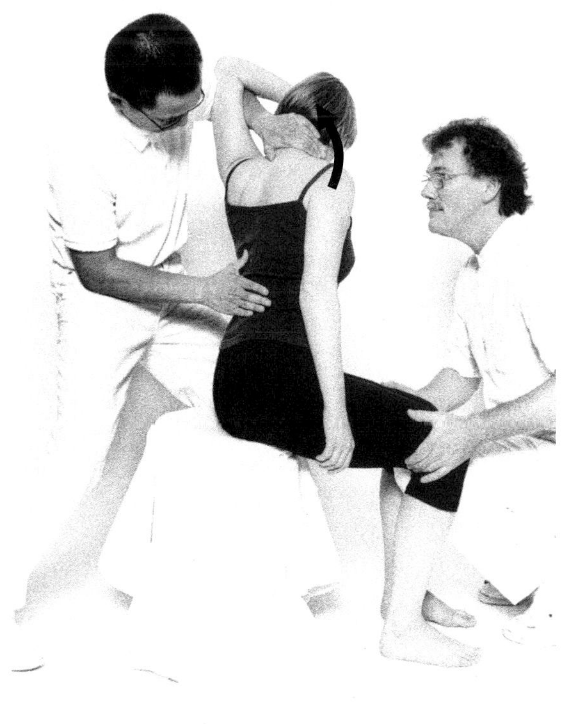

Abb. 37 b

FAN GONG — Umwendtechnik

Mobilisation des dorsolumbalen Übergangs

- in Bauchlage
- Diese Technik eignet sich besonders zur rotierenden Mobilisation der unteren dorsalen Abschnitte und des dorsolumbalen Übergangs. Aus der Lagerung ergibt sich beim Anheben einer Schulter, dass auch eine Lordosierungskomponente hinzukommt. Die Lordosierungsempfindlichkeit der BWS und LWS kann diese Technik begrenzen. Es soll z.B. eine Rechtsrotation, d.h. eine Rotation im Uhrzeigersinn, erreicht werden.
- Hierbei wird mit der linken Hand die rechte Schulter des Patienten fixiert. Die kaudal befindliche rechte Hand des Behandlers gibt einen Widerhalt am rechten Lendenmuskelwulst. Die linke Behandlerhand zieht die rechte Schulter nach dorsal hoch und rotiert den Rumpf, bis 2-mal.

→ **Abb. 38 a, b**

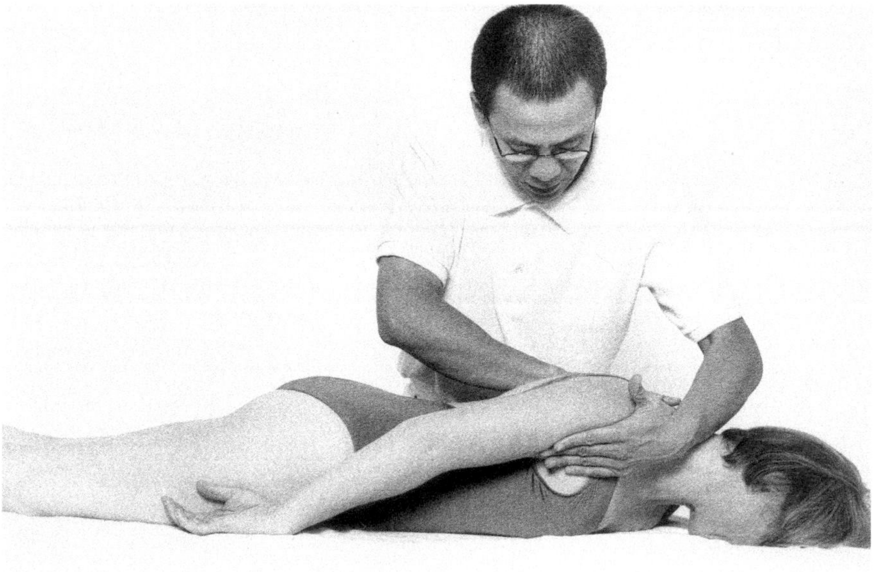

Abb. 38 a

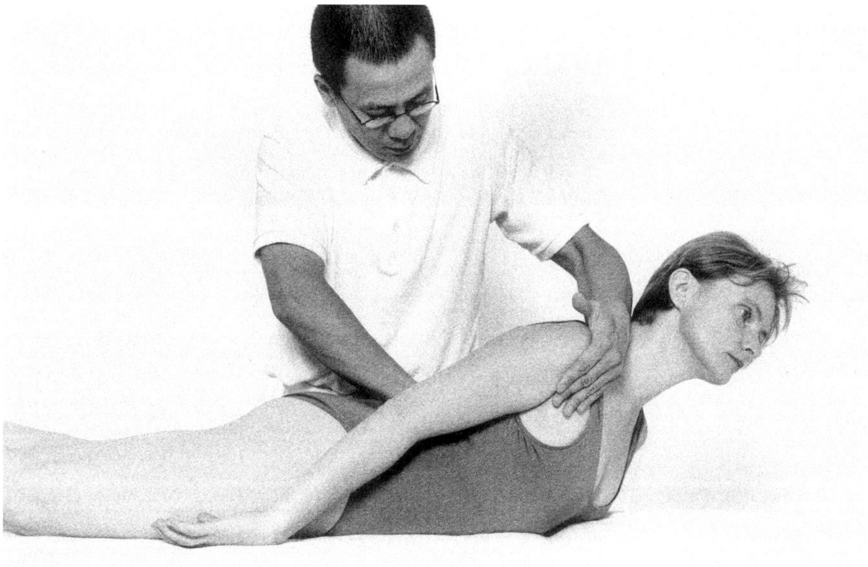

Abb. 38 b

Lumbosakrale Syndrome

CE BAN FA Rotationsmobilisation der LWS als allgemeine Mobilisationstechnik

- in Seitlage
- Orientiert am Rotationssinn des Oberkörpers bzw. der absteigend rotierten Segmente soll eine Rechtsrotation, d.h. im Uhrzeigersinn von kranial betrachtet, ausgeführt werden. Hierbei liegt der Patient auf der rechten Körperseite. Oberkörper, Bauch und Unterschenkel liegen nahe am Rand der Liege. Das oben liegende Bein wird in Hüfte und Knie gebeugt, der Fußrücken wird in der Kniekehle des unteren Beins platziert. Der rechte Unterarm oder die Hand des Patienten wird unter den Kopf gelegt. Die linke Patientenhand liegt auf dem Oberbauch oder der Oberseite der Brust, der Arm ist angewinkelt und liegt seitlich an.
- Der Behandler fixiert den Patienten mit der Unterarminnenseite an der seitlichen oberen Brustwand. Der von kaudal kommende Behandlerarm legt sich mit dem Handballen an den linken paravertebralen distalen lumbalen Muskelwulst und mit der distalen Unterarminnenseite über das linke Sakrum und Gesäß und vermittelt die Rotation und Dehnung der unteren Körperhälfte.
- 1-mal

→ **Abb. 39**

> ! Wir empfehlen vor einem manipulierenden Impuls in jedem Falle die Rotationsempfindlichkeit sorgfältig zu prüfen.

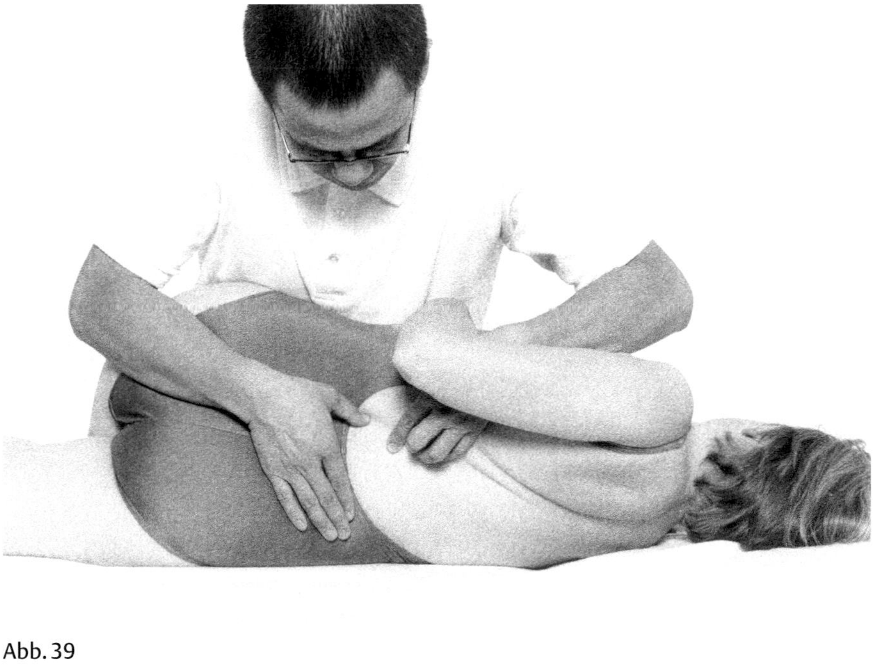

Abb. 39

LA TUI FA **Ziehen und Schieben**

Rotationsmobilisation der Brust- und Lendenwirbelsäule, Aufdehnung des Kreuzdarmbeingelenks, Dehnung der Glutealmuskulatur

- in Rückenlage
- Beispielhaft soll eine Rechtsrotation der BWS, des dorsolumbalen Übergangs und der LWS sowie eine dorsale Aufdehnung des rechten Kreuzdarmbeingelenks erreicht werden.
- In diesem Fall steht der Behandler auf der rechten Seite des Patienten, fasst am rechten, in Hüfte und Knie gebeugten Bein mit der linken Hand den Schienbeinkopf und das Knie von kaudal, sowie die Hand des linken ausgestreckten Arms und erzeugt langsam die Rotationsbewegung durch Zug, vermittelt über die Schulter und forcierte Anspreizung der gebeugten Hüfte und Anhebung der rechten Beckenseite (Linksrotation), bis 3-mal.
- Die Rotation wird in beide Richtungen ausgeführt.

→ **Abb. 40**

Behandlungsvariante:

- Der Patient verbleibt in Rückenlage mit angelegten Armen.
- Auf die Brust- und Lendenwirbelsäulenroration wird verzichtet.
- Wechselseitig rechts und links werden Knie und Hüften langsam gebeugt, zunächst nur in Scharnierbewegung auf die gleichseitige Schulter zu, dann wird das Knie in leicht zunehmender Hüftinnenrotation auf das Brustbein und die gegenseitige Schulter zu bewegt.
- je Seite 5-mal

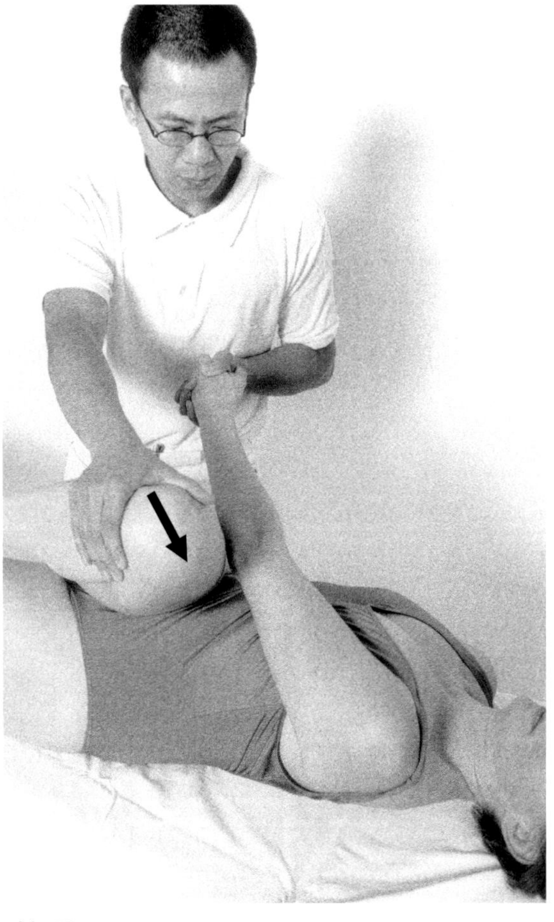

Abb. 40

AN QI TI TUN FA — Knie-Gesäß-Gegendruck und Kreiselbewegung

Überwiegende Rotationsmobilisation der LWS und Dehnung der Glutealmuskulatur

- in Rücklage mit seitlich auf der Liege platzierten Armen
- Knie und Hüfte werden maximal gebeugt
- Der Behandler fixiert mit Hand und Unterarm die Vorderseiten der zur Decke weisenden Schienbeinkanten. Die andere Hand und der Unterarm des Behandlers fixieren breit umgreifend das Gesäß. Die Oberarme des Behandlers sind am Rumpf fixiert (verriegelt). Die kreisende Bewegung wird vom Behandler aus einer Bein- und Beckenbewegung erzeugt.
- Die Kreiselbewegung, die am Patienten resultiert, weist mit der Kegelspitze in den mittleren und unteren LWS-Bereich, rechts und links herum, ca. 1 Min.

→ **Abb. 41**

> **!** Grundsätzlich werden nur kleine kreisende Bewegungen beschrieben.

- Anschließend kann zur Dehnung der kleinen Glutealmuskulatur ohne kreisende Bewegung ein Schub über den Unterarm auf das obere Ende des Schienbeins und ein Hochziehen des gesäßfixierenden Unterarms erreicht werden.

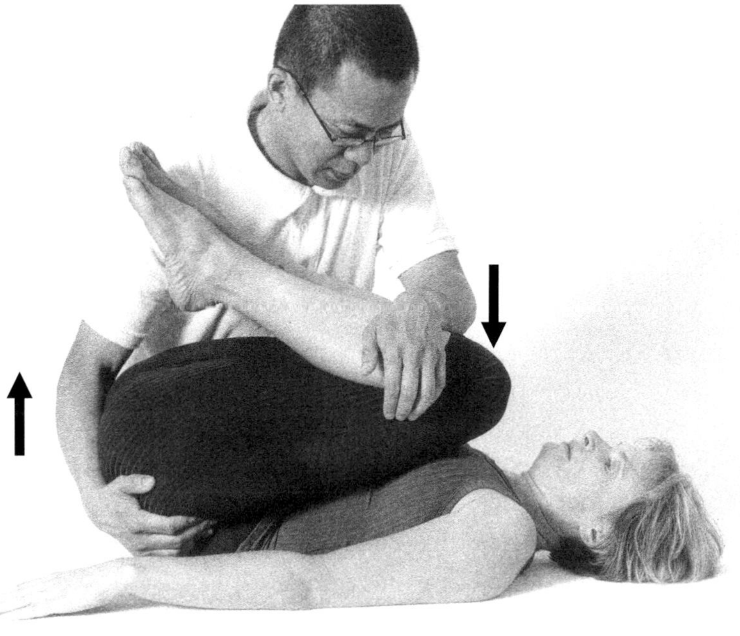

Abb. 41

Begleitende Schmerzphänome bei Lumbalgie

Piriformis-Syndrom, pseudoradikuläre Beschwerden der unteren Extremitäten

AN **Akupressur**

- mit dem Ellenbogen
- in Bauchlage
- Gb 30

AN **Akupressur**

- mit dem Ellenbogen
- in Seitenlagerung mit angewinkeltem Hüft- und Kniegelenk
- Gb 29

→ **Abb. 61**

BAN AN FA **Hebedrucktechnik**

Mobilisation der Sakroiliakalgelenks, Quadrizepsdehnung

- in Bauchlage
- Das rechte Sakroiliakalgelenk soll mobilisiert werden (ventralisierender Effekt für den dorsalen oberen Sakrumpol und relative Dorsalisation des oberen Sakrumpols.
- Der rechte Sakrumrand wird breitflächig mit dem Handballen fixiert. Die Finger liegen dabei locker auf der medialen rechten Gesäßhälfte. Der rechte Behandlerarm unterfährt von medial her das rechte Knie des Patienten. Die Behandlerhand wird auf die Rücken- und Außenseite des proximalen Oberschenkels gelegt. Der Unterarm liegt seitlich dem mittleren Oberschenkel an und das Knie des Patienten überragt die Ellenbeuge des Behandlers um ein kleines Stück, so dass der distale Teil des Quadrizeps in der Ellenbeuge liegt. Es werden kreiselnde Bewegungen des rechten Beins ausgeführt, mit der Kegelspitze im rechten kleinen Becken. Das Becken soll in endgradiger Extension im Hüftgelenk etwas von der Unterlage abheben.
- Steht der Behandler auf der rechten Seite, werden kreisende Bewegungen gegen den Uhrzeigersinn mit deutlicher Anspreizkomponente ausgeführt. Auf der linken Seite entsprechend umgekehrt im Uhrzeigersinn.
- 3–5-mal

→ **Abb. 42**

> ! Vor einer Manipulation – Impuls mit Adduktion in Hüftgelenkextension – empfehlen wir in jedem Fall, wie in der manuellen Medizin üblich, den Probezug.

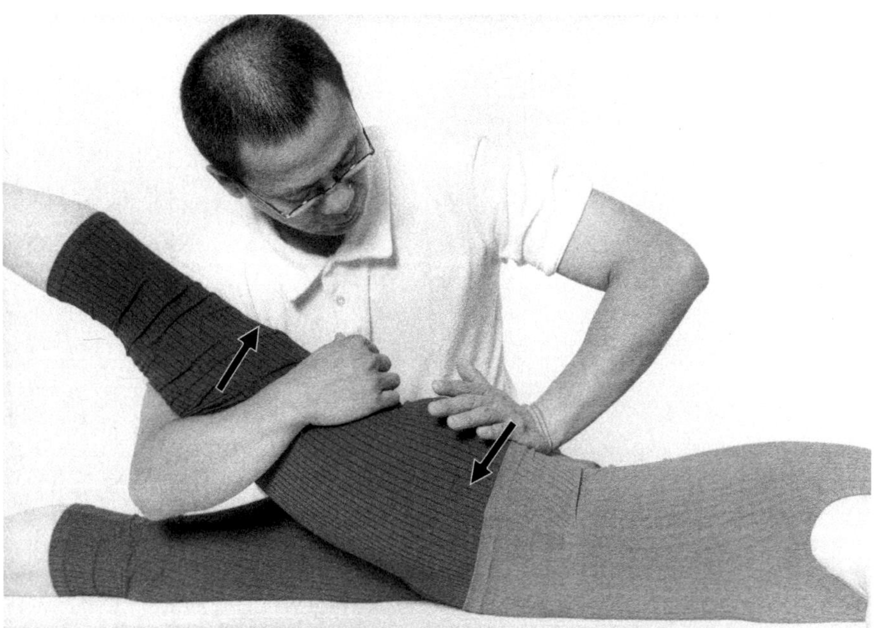

Abb. 42

QIAN YIN **Dehnen der Ischiokrural- und Wadenmuskulatur**

- in Rückenlage
- Der Behandler steht neben dem Fußteil der Liege mit Blick zum Kopfende. Das Bein wird im Knie gestreckt, so weit wie möglich passiv gehoben und die Wade wird vor die Behandlerschulter platziert.
- Die Hände mit verschränkten Fingern bieten einen Widerhalt am distalen Oberschenkel. Das Sprunggelenk des Patienten bleibt zunächst gestreckt.
- Der Rumpf des Behandlers bleibt aufrecht. Die Spannungszu- und -rücknahme wird über eine Vor- und Rückwärtsbewegung des Rumpfes erzeugt, die ausschließlich aus einer Hüft-, Knie- und Sprunggelenkbeugung bzw. -streckung entsteht.
- bds. 3–5-mal

→ **Abb. 43 a–c**

- Bei genügender Verträglichkeit kann die Methode durch langsamen Spannungsaufbau mit Ein- und Auswärtsrotation sowie forcierte Dehnung der Wadenmuskulatur über das Sprunggelenk variiert werden, bis 3 Rotationsbewegungen je Richtung.

> ! Vor allem die Drehempfindlichkeit des Sprunggelenks kann der Methode enge Grenzen setzen.

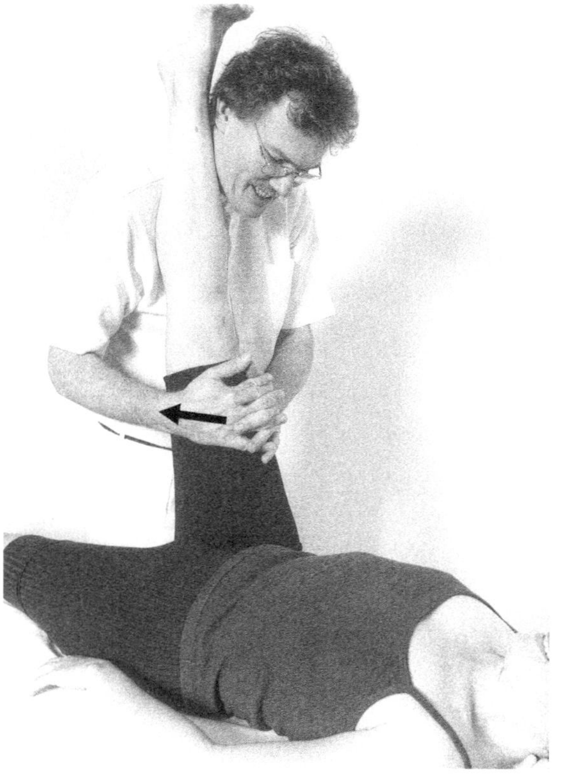

Abb. 43 a

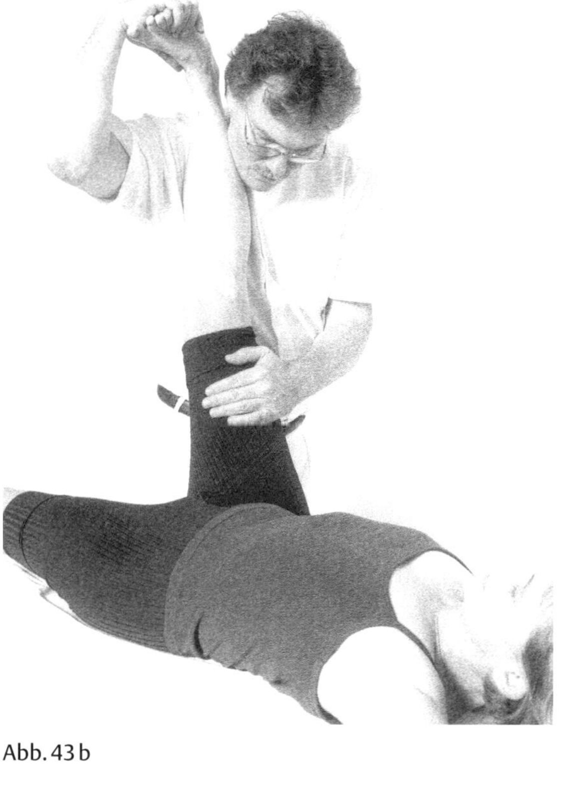

Abb. 43 b

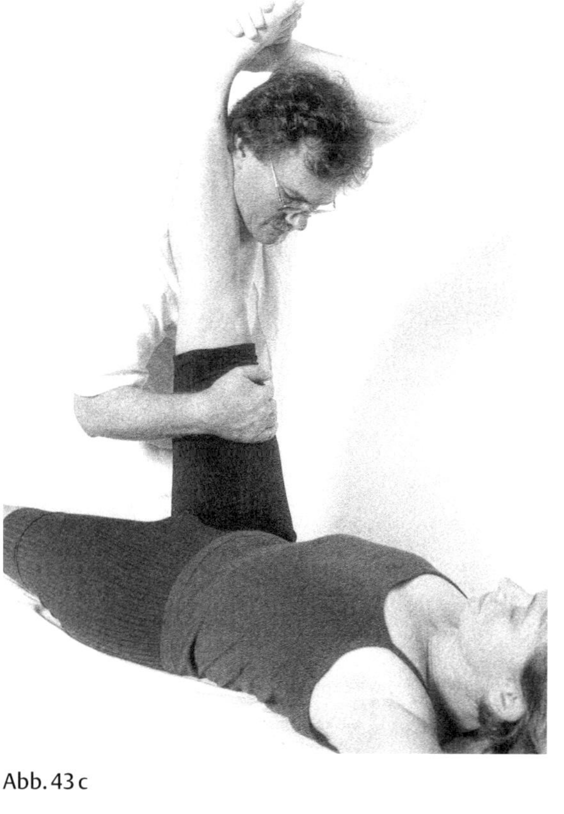

Abb. 43 c

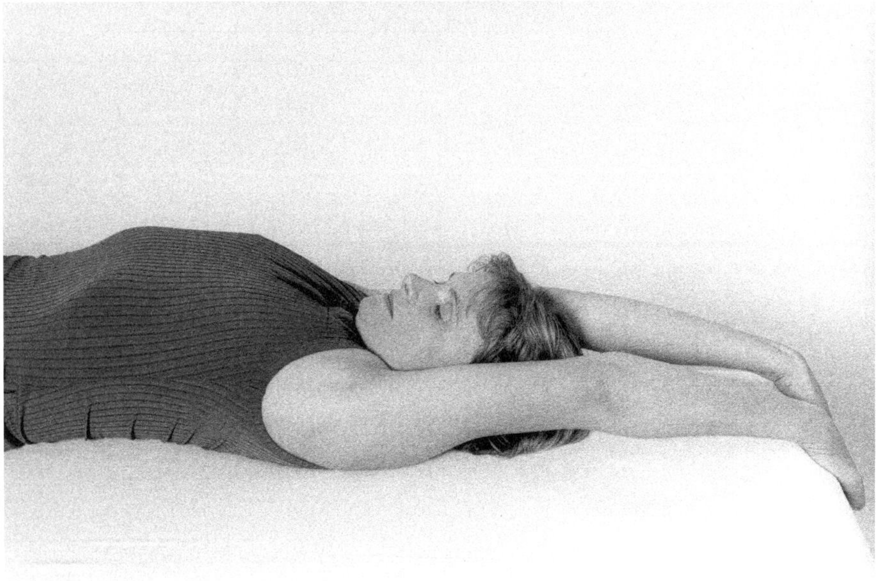

Abb. 44 a

QIAN LA FA **Dehnen – Drücken – Ziehen**

- in Rückenlage
- Der Patient hält sich mit beiden Händen am Oberrand der Liege fest.
- Bei der Behandlung der rechten Seite steht der Behandler rechts am Fußende neben der Liege mit Blick kopfwärts zum Patienten. Das Bein des Patienten ist (im Knie) gestreckt und wird etwa 30° von der Liege abgehoben. Die Knöchelregion und der Fußrücken werden zwischen Achselhöhle, Oberarminnenseite und Rumpfseite des Behandlers fest eingespannt und es wird ein Zug ausgeübt. Die Hände umfassen den Unterschenkel.
- Der Behandler stellt das linke Bein vor, die Knie sind leicht gebeugt. Der Rumpf des Behandlers bleibt aufrecht und in leichter Rücklage. Zunächst wird eine Dehnung ausgeführt. Diese wird beibehalten. Dann gleitet die rechte Hand unter andauerndem Zug zur Knöchelregion und umfasst diese. Währenddessen umgreift und hebt die linke Hand den distalen Abschnitt des Oberschenkels von der Rückseite. Das Knie wird zunehmend gebeugt bis zum Maximum unter Beibehaltung der Traktion an Sprunggelenk und Fuß.
- In der Endphase verlässt die linke Hand ihre Position an der Oberschenkelrückseite und der distale linke Unterarm gibt noch einen beugeverstärkenden Druck von vorn auf den Schienbeinkopf.
- Die danach freie linke Hand umfasst in einer raschen Bewegung ebenfalls den Knöchel. Dabei wird am Bein mit einem Ruck wieder gezogen, 2–3-mal.

→ **Abb. 44 a–f**

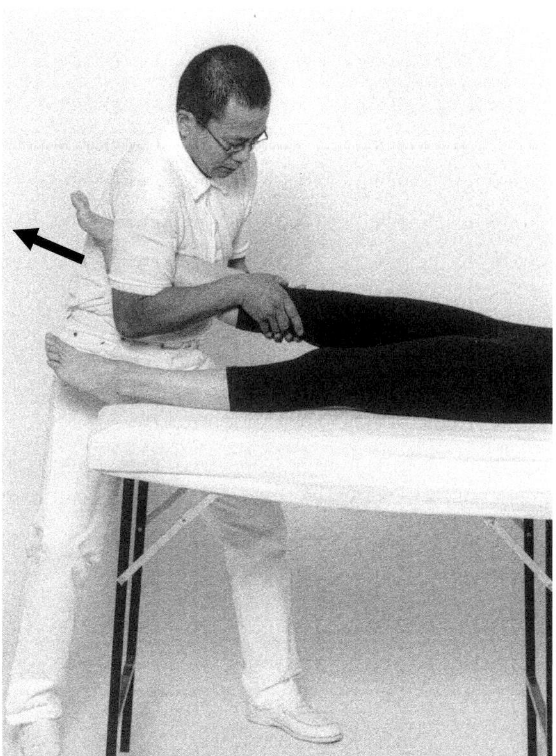

Abb. 44 b

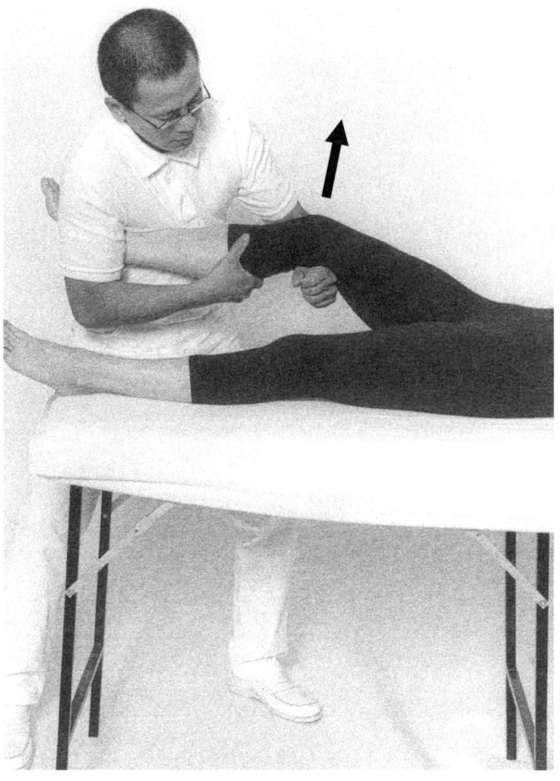

Abb. 44 c

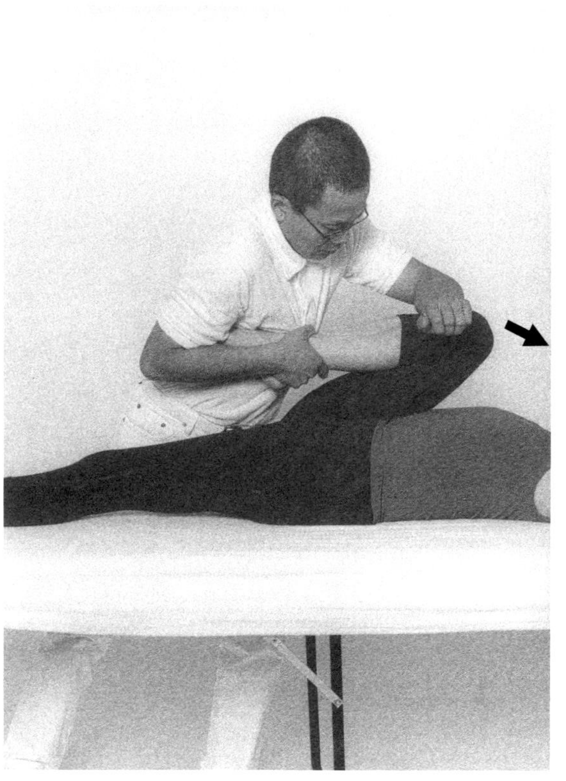

Abb. 44 d

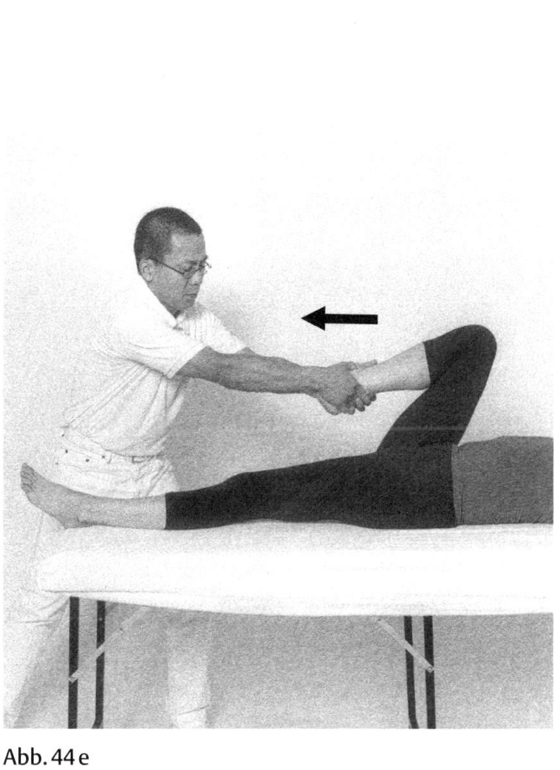

Abb. 44 e

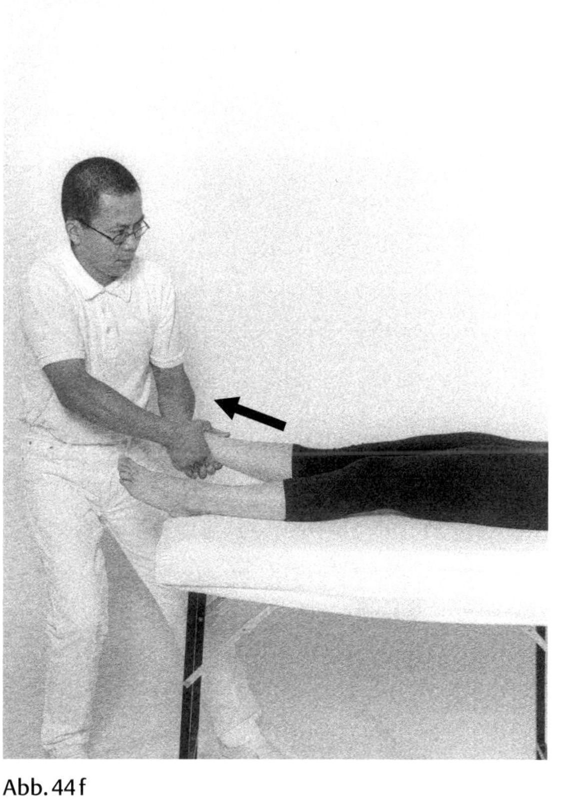

Abb. 44 f

Obere Extremitäten

Schulter

Symptome der Leere

Langsame Schmerzzunahme, chronischer Schmerz, Müdigkeitsgefühl in der Schulterregion, Zunge blass mit weißem Belag, dünner Puls

Symptome der Fülle

Plötzlich auftretender Schmerz, nachts stärkerer Schmerz als tagsüber, lokale Kälteempfindlichkeit, Zunge mit weißem Belag, Puls oberflächlich gespannt

Schultersyndrome

Schmerzen, die der Schulter als funktionelle Einheit zugeordnet werden können

Bei Symptomen der Leere:

AN **Akupressur**

- mit dem Daumen
- am sitzenden Patienten
- Ma 36
- Bl 23

Bei Symptomen der Fülle:

AN **Akupressur**

- KG 4
- Bl 18

Allgemeine Behandlung

AN **Akupressur**

- am sitzenden Patienten
- Behandlungen auf der betroffenen Schulterseite
- Gb 20
- Die Schubrichtung der Daumenkuppe weist nach medial und kranial in einer gedachten Linie zum gegenseitigen Auge.
- Gb 21
- Dü 14
- Dü 11
- Dü 10
- Di 14
- Di 11

TUI **Schieben**

- mit dem Handballen
- am sitzenden Patienten
- bds. über der Blasen-Leitbahn vom zervikothorakalen Übergang abwärts bis zum Kreuzbein
- je Seite 5–10-mal

→ **Abb. 45**

> ! Dabei wird für eine feste Auflage des Handballens gesorgt. Den Andruck kann man erhöhen, indem der Ellenbogen des Behandlerarms sich an Flanke und Beckenkamm abstützt und der Abwärtsstrich der Hand von einer Knie- und Hüftbeugung des Behandlers begleitet wird.

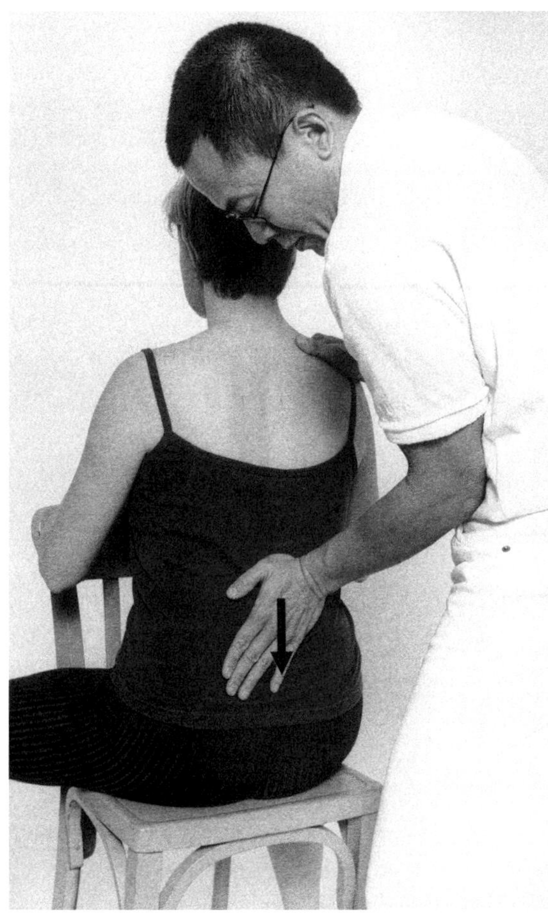

Abb. 45

ROU **Kreisende Schiebetechnik**

- mit dem Handballen
- Über der Trapeziusregion und paravertebral vom zervikothorakalen Übergang bis zur unteren BWS auf der betroffenen Schulterseite, über dem gleichen Areal kann auch mit GUN über die ulnare Handkante behandelt werden.
- 3–5 Min.

→ **Abb. 46**

GUN **Rollen**

- mit der ulnaren Handkante
- am sitzenden Patienten mit seitlich gehobenem Arm (bis 70°)
- Der Behandler setzt dabei – seitlich neben dem Patienten stehend, und mit Blickrichtung auf den Patienten – den dem Patienten am nächsten befindlichen Fuß auf die Sitzunterlage und unterstützt den Patientenarm mit seinem Oberschenkel. In etwa 30° Vorhebung und etwa 70–80° Seithebung soll der Arm gelagert sein.
- Die Behandlung geht aufwärts vom distalen (humeralen) Ansatz des M. deltoideus fortlaufend über den vorderen, mittleren und hinteren Anteil des Deltamuskels, es werden jeweils 30–40 Rollbewegungen je Anteil ausgeführt.

→ **Abb. 47**

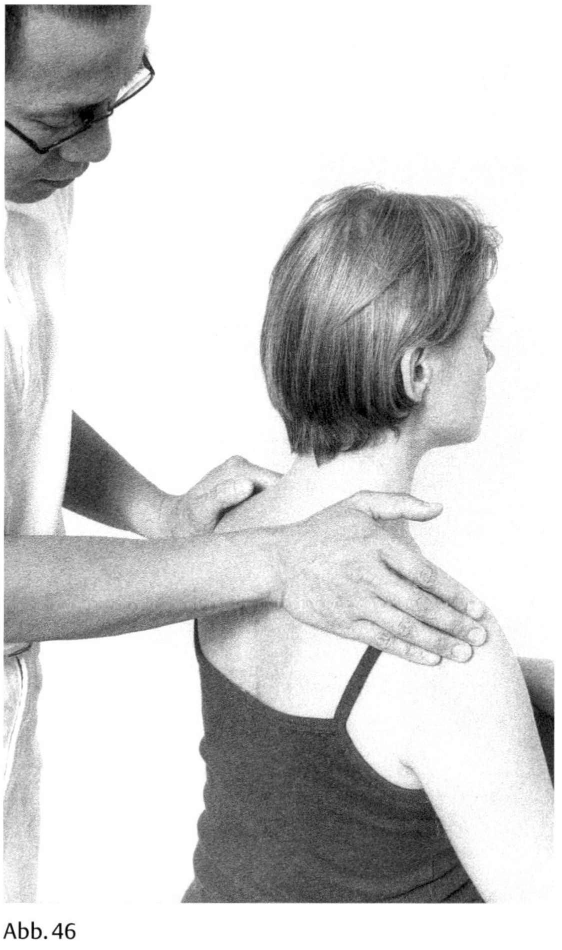

Abb. 46

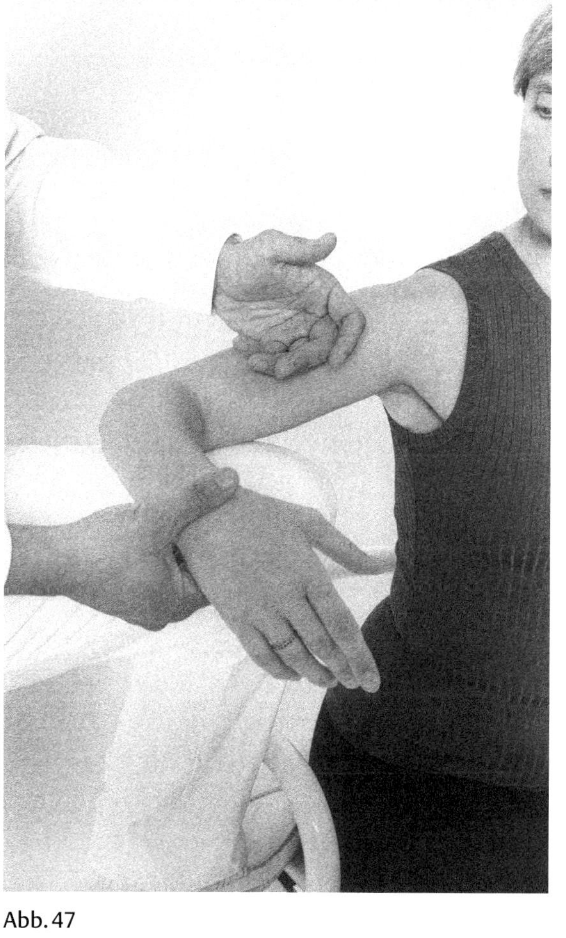

Abb. 47

DUI AN **Greifen und Kneten**

- am sitzenden Patienten mit seitlich gehobenem Arm (Lagerung wie bei GUN-Technik, s. o.)
- Mit Zeigefinger und Daumen (im Zangengriff) wird mit festem Andruck an
  - Dü 10 und
  - Lu 2

  der Deltamuskel von kraniolateral umfasst und langsame Knetbewegungen werden ausgeführt.
- etwa 5–10-mal

→ **Abb. 48 a, b**

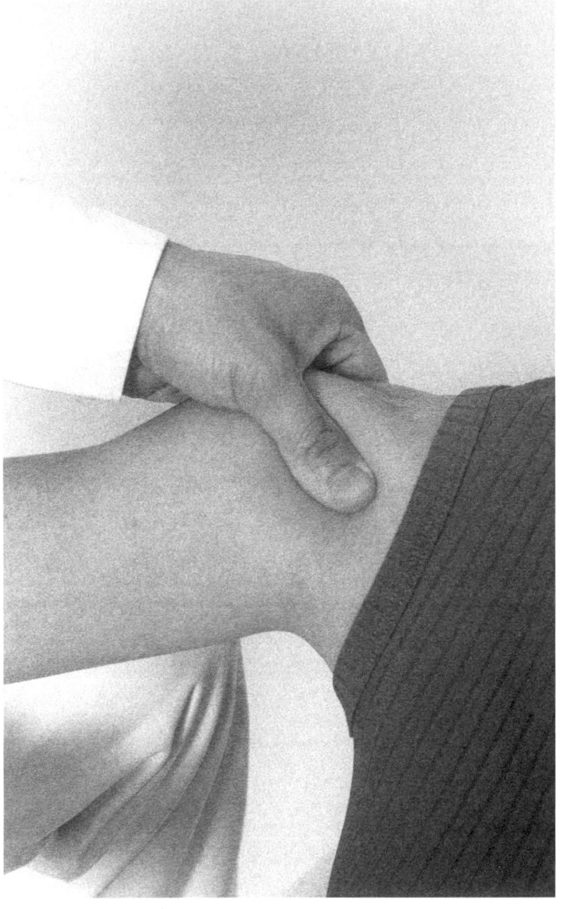

Abb. 48 a

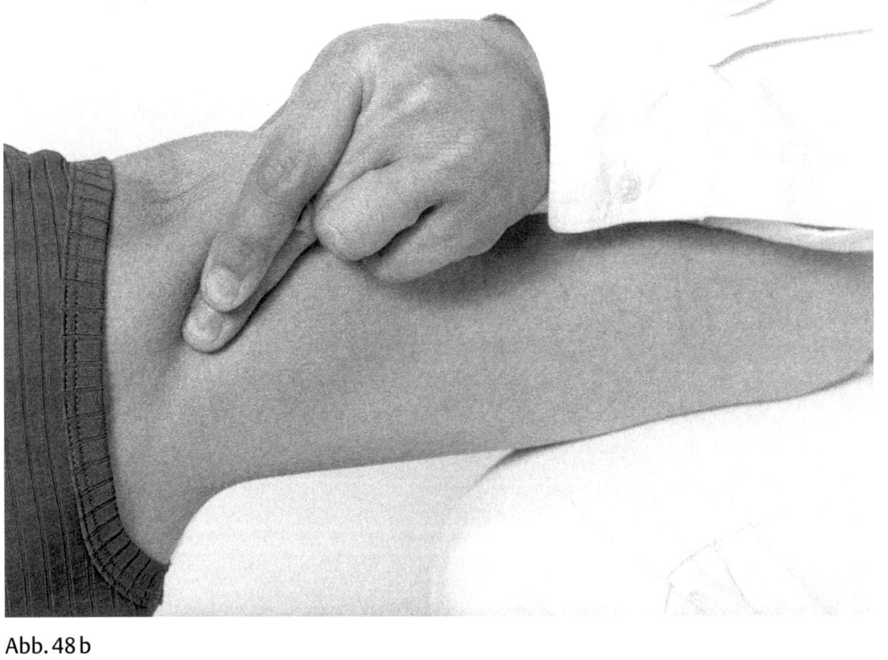

Abb. 48 b

ZHANG DUI AN **Pressen**

- am sitzenden Patienten mit seitlich gehobenem Arm (Lagerung wie bei GUN-Technik, s. o.).
- Zwischen den Handballen und den verschränkten Fingern die Schulter von ventral und dorsal einspannen, den dabei entstehenden Gewebewulst (Haut, Deltamuskel) langsam nach kranial aufschieben, 1–2 Sek. halten und den Andruck herausnehmen ohne den Hautkontakt aufzugeben.
- 3–5-mal

→ **Abb. 49**

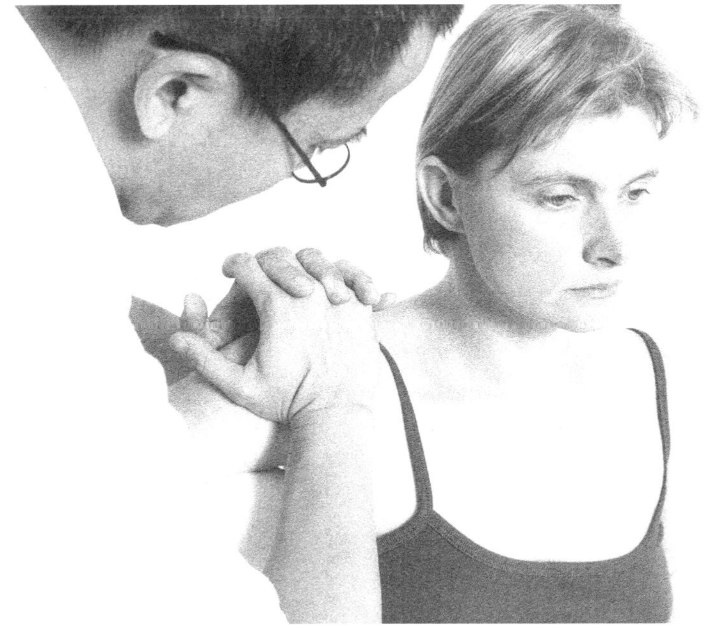

Abb. 49

Spezielle Indikationen an der Schulter

Impingement-Syndrome

AN **Akupressur**

- am sitzenden Patienten
- Die Schulter wird passiv, so weit erträglich, in geringer Abduktion und Innenrotation gehalten. Mit der Daumenkuppe auf dem Tuberculum majus des Humerus wird von ventral nach dorsal fortschreitend 3–5-mal langsam und mit Rücksicht auf die Beschwerdelage des Patienten eingedrückt.
- Je Punkt wird der Druck 5 Sek. gehalten und langsam wieder herausgenommen.

→ **Abb. 50**

AN **Akupressur**

- mit der Daumenkuppe
- Lu 2, oben
- Andruck bis 5 Sek. halten und langsam wieder herausnehmen
- bis 2-mal

AN BAN FA **Dehnen**

Gelenkkapsel, M. triceps brachii

- am sitzenden Patienten in Anteversion und Abduktion der Schulter (Humeroscapulargelenk) von ca. 120° und endgradiger Beugung im Ellenbogengelenk
- Der Behandler steht seitlich hinter dem Patienten. Die patientennahe Hand gibt auf der Oberseite der Patientenschulter einen Widerhalt und bremst die Mitbewegung des Schulterblatts. Die andere Hand unterstützt und forciert bei Anlage am distalen rückseitigen Oberarm die Abduktion in der Schulter, die Spannung langsam aufbauen und langsam herausnehmen.
- 5–8-mal

→ **Abb. 51**

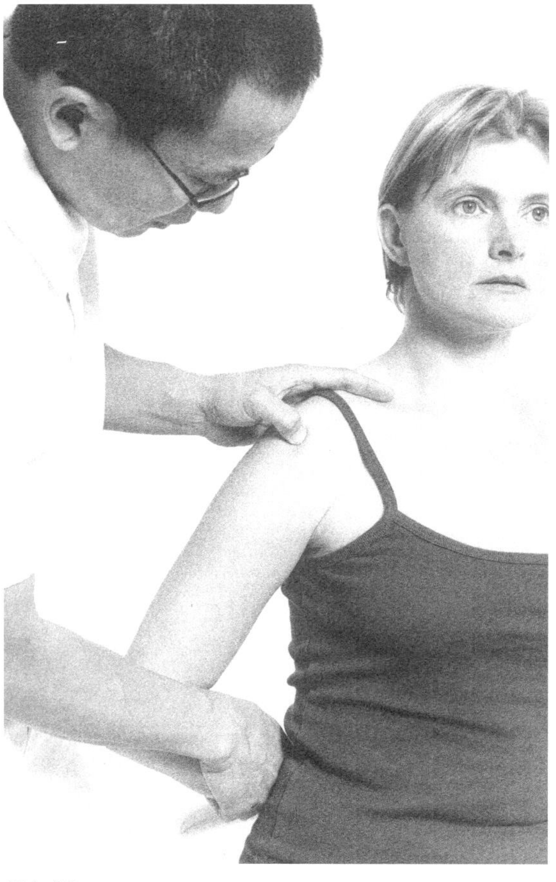

Abb. 50

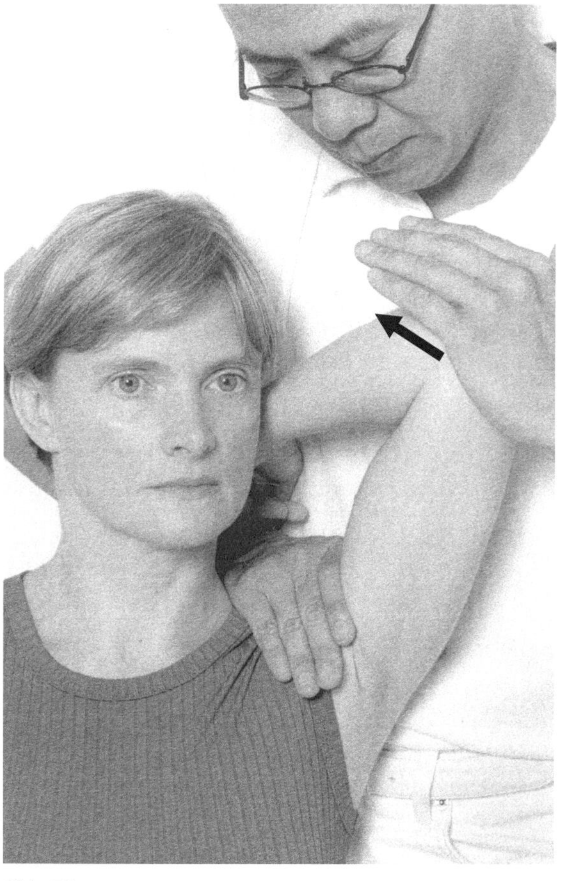

Abb. 51

QIAN LA FA — Dehnen

Dorsale Gelenkkapsel, dorsale Deltamuskulatur, M. infraspinatus

- am sitzenden Patienten
- Adduktion der Schulter (Humeroscapulargelenk) von ca. 30° vor dem Rumpf und 90° Beugung im Ellenbogengelenk. Der Behandler steht seitlich hinter dem Patienten.
- Die Hand auf der Behandlungsseite gibt auf dem Akromion einen lateralen Schub und eine Vorrotation des Schulterblatts. Die andere Hand unterstützt und forciert bei Anlage am distalen rückseitigen Oberarm die Adduktion in der Schulter, die Spannung langsam aufbauen und langsam herausnehmen.
- 5–8-mal

→ **Abb. 52**

QIAN YIN — Traktion

- Der Behandler fasst die Hand des Patienten, abduziert in der betroffenen Schulter 70–90° und vermittelt den Druck auf die Innenseite des Unterarms des Patienten mit der Außen- und Rückseite seines distalen Oberarms, aus leichter Vorspannung.
- 3–5-mal

→ **Abb. 53**

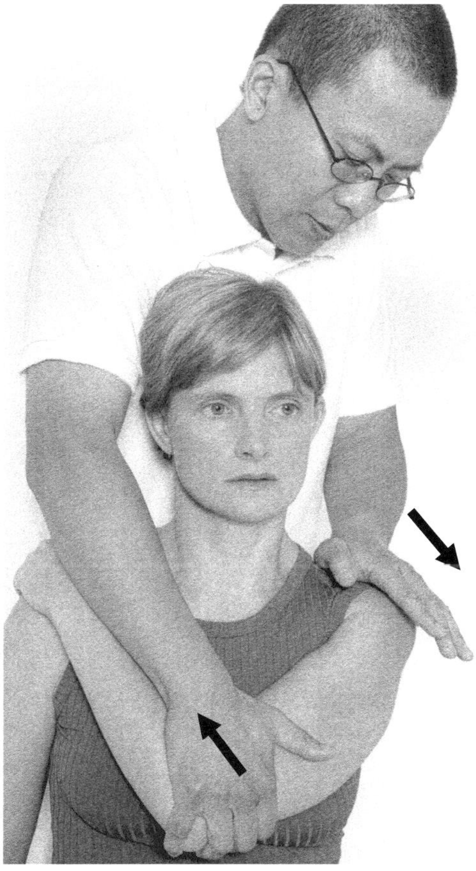

Abb. 52

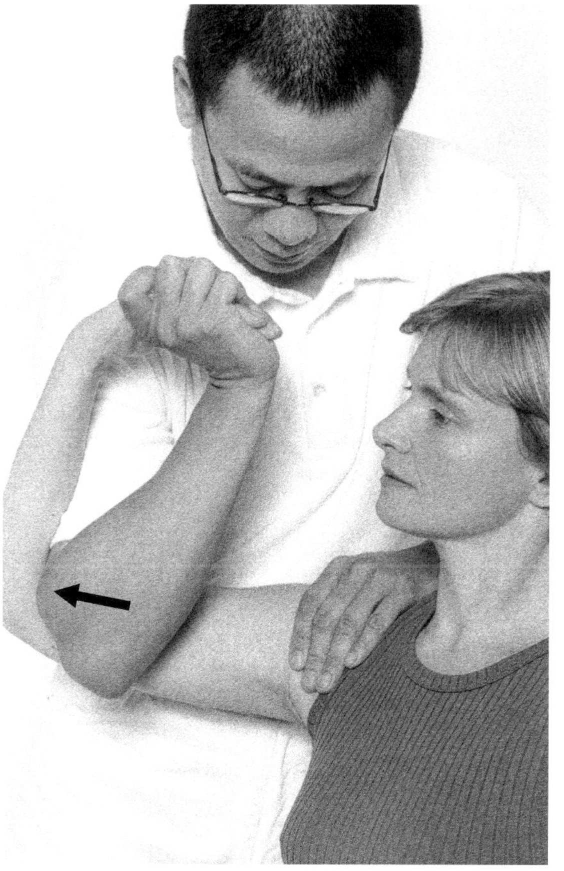

Abb. 53

QIAN YIN **Traktion**

- am sitzenden Patienten mit 45° Vor- und 45° Seithebung in der Schulter
- Der Behandler umfasst Mittelhand und Handwurzel mit beiden Händen. Das Widerlager bildet der rückwärts angelehnte Rumpf des Patienten. Der Zug wird etwa 10–15 Sek. gehalten.
- 5–8-mal

→ **Abb. 54**

! Die Traktion kann auch vermittelt werden über das Umfassen des Ring- und Kleinfingers mit den entsprechenden beiden Fingern des Behandlers.

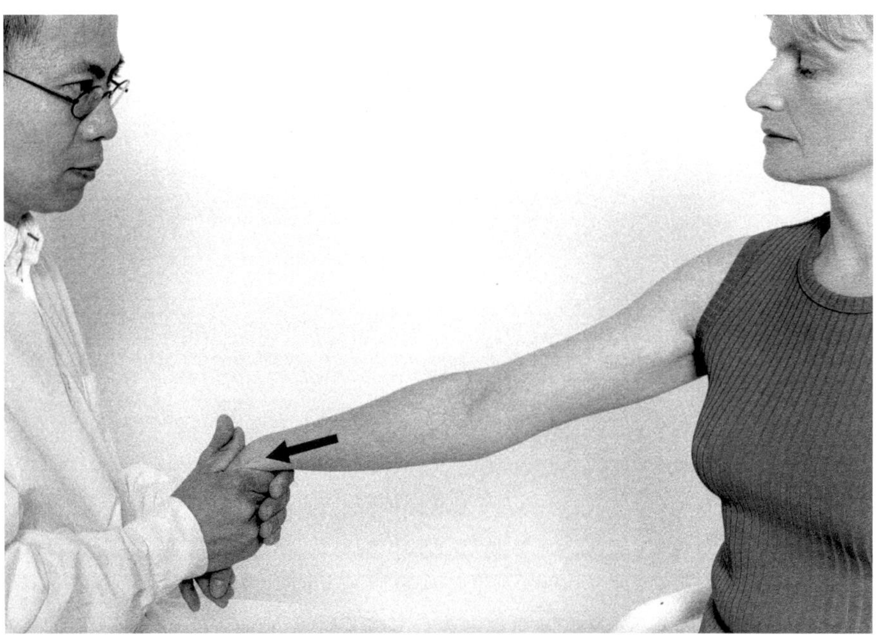

Abb. 54

QIAN YIN Traktion mit Schwungtechnik

- Der Behandler steht seitlich und etwas vor dem Patienten und die nicht aktiv manipulierende Hand fixiert die Oberseite des Schultergelenks. Handwurzel und Mittelhand werden umfasst mit einer kleinen Innenrotationsbewegung und Schwung über den Unterarm wird ein kurzer ruckartiger Zug ausgeführt.
- 5–8-mal

→ **Abb. 55 a, b**

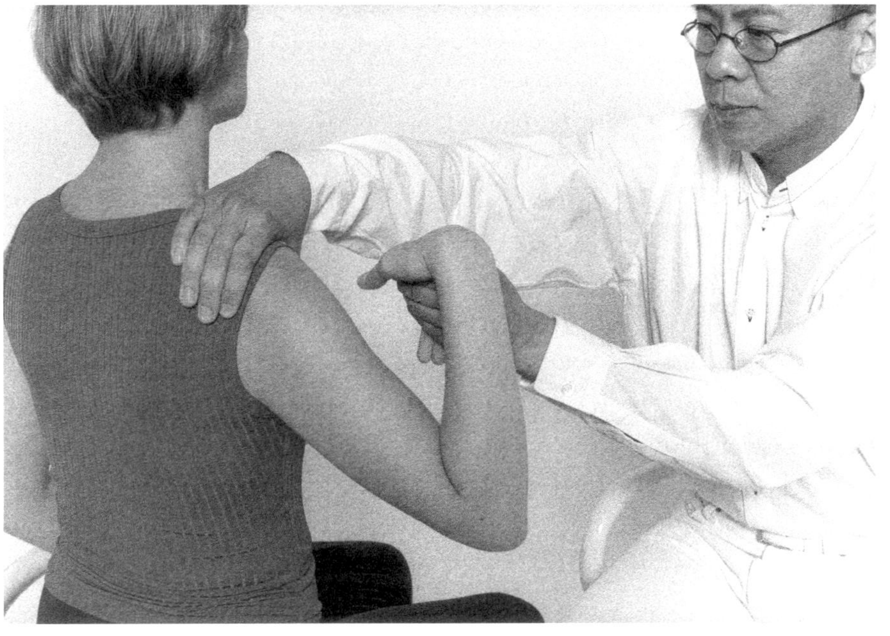

Abb. 55 a

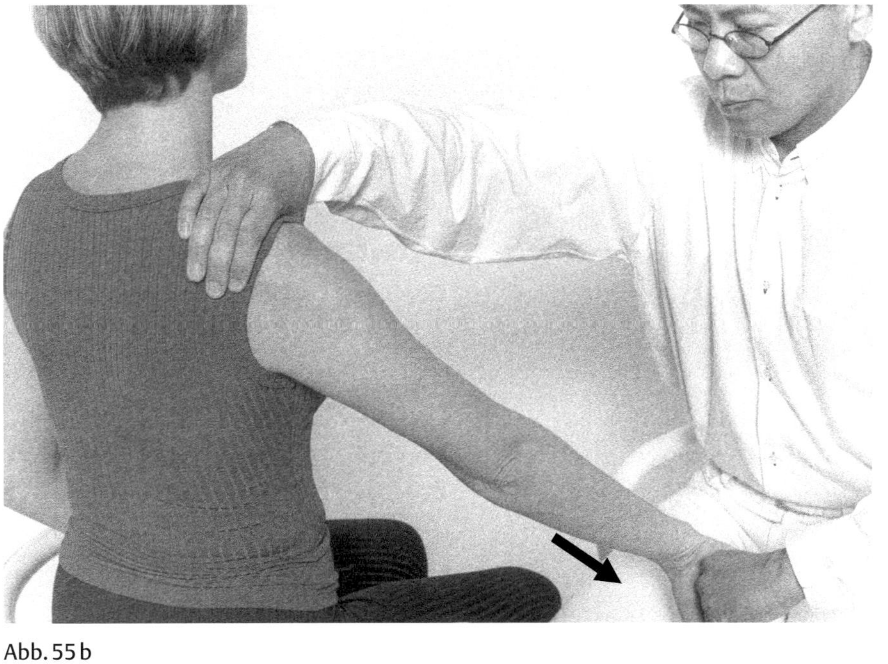

Abb. 55 b

Kapsuläre Schultersteife, Frozen shoulder

QUAN ZHUAN FA **Kreisende Mobilisation**

- Der Behandler steht seitlich hinter dem Patienten. Die Hände liegen gekreuzt auf der Oberseite des Schultergelenks des Patienten. Das angewinkelte Ellenbogengelenk liegt in der Ellenbeuge des Behandlers.
- Einwärts- und auswärts kreisende Bewegungen in max. Abduktion von 60–80° werden durch rhythmisches Beugen der Knie und Hüften des Behandlers erreicht.
- Die Schulterpartie des Behandlers bleibt dabei ruhig. Schwungbewegungen aus der Schulter müssen auf jeden Fall vermieden werden, 5–8-mal in und gegen den Uhrzeigersinn kreisen.

→ **Abb. 56 a–c**

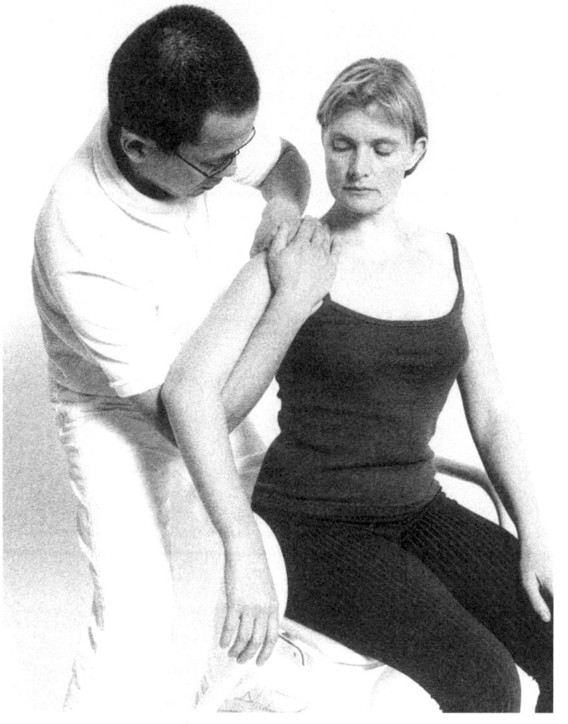

Abb. 56 a

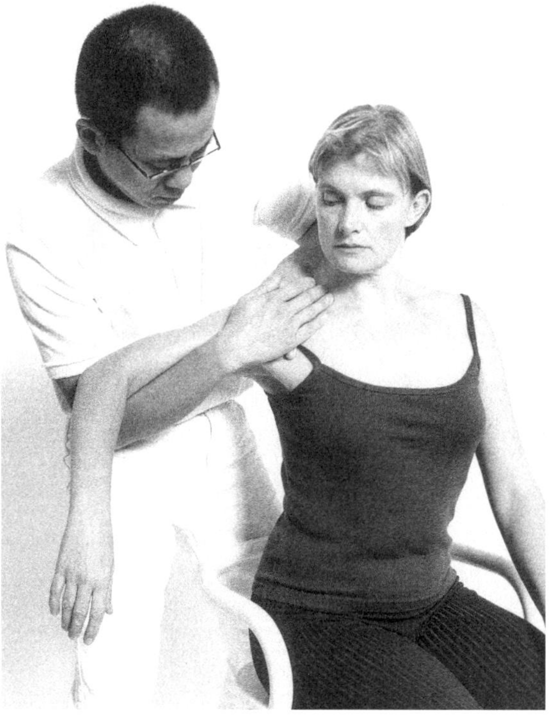

Abb. 56 b

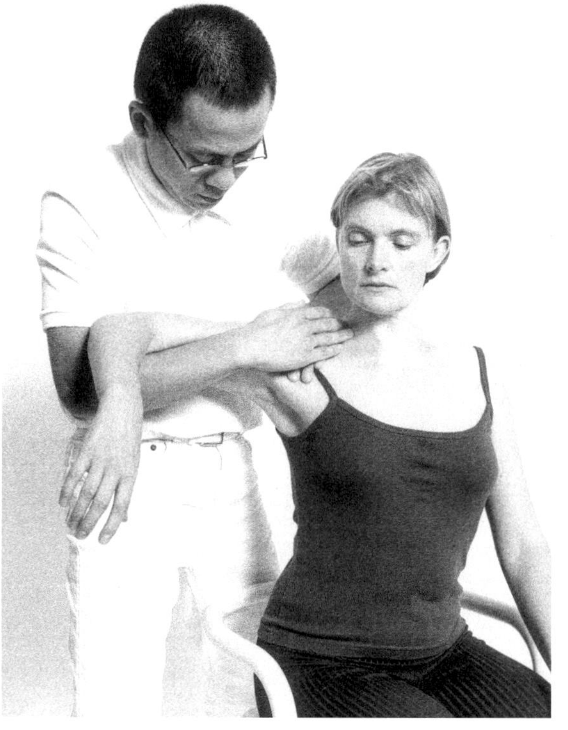

Abb. 56 c

QIAN YIN DOU FA **Traktion mit Schütteln**

- am sitzenden Patienten
- Traktion mit schüttelnden Bewegungen in 45° Vor- und 45° Seithebung
- Mit verschränkten Fingern umgreift der Behandler mit beiden Händen Handwurzel und Mittelhand des Patienten. Es werden schüttelnde Bewegungen unter Traktion ausgeführt. Es wird quasi eine stehende Welle mit Knotenpunkt im Hand- und Schultergelenk erzeugt.
- Die Behandlung wird etwa 10 Sek. ausgeführt, 5–8-mal.

→ **Abb. 54**

Ellenbogen, Unterarm, Hand

Epicondylitis humeroradialis und ulnaris

Muskulotendinosen der Flexoren und Extensoren des Unterarms

> ! Eine kombinierte Behandlung der medialen und lateralen Seite wird empfohlen. Ergänzende Hinweise sind in Kapitel „Behandlung chronischer Schmerzen nach Sportschäden, Prävention" (S. 82f.) angeführt.

AN **Akupressur**

- mit dem Daumen
- Dü 14
- Gb 20
- Gb 21
- Dü 10
- Di 14

TUI **Schieben**

- mit dem Handballen
- am sitzenden Patienten
- auf der Blasen-Leitbahn vom unteren HWS-Abschnitt zum Sakrum bds.
- 3–5-mal

→ **Abb. 120**

GUN **Rollen**

- mit der ulnaren Handkante
- am sitzenden Patienten

→ **Abb. 57**

oder

ROU **Kreisende Schiebetechnik**

- mit dem Handballen
- beginnend im Bereich des M. trapezius auf der betroffenen Seite und über dem M. deltoideus, jeweils 1 Min.

→ **Abb. 21**

GUN **Rollen**

- mit der ulnaren Handkante
- am sitzenden Patienten
- Aufsteigend über die 3 Yang-Leitbahnen des Arms vom distalen Unterarm bis zur Schulter auf der betroffenen Seite, 3–5-mal.

→ **Abb. 22**

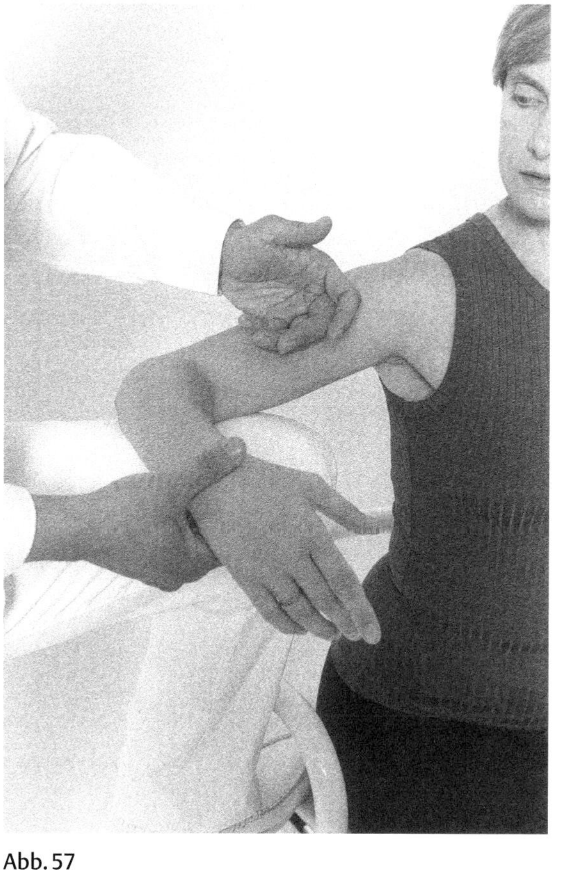

Abb. 57

GUN **Rollen**

- mit der ulnaren Handkante

oder

ROU **Kreisende Schiebetechnik**

- mit dem Daumen
- Di 11, 3–5 Min. (**Abb. 58**)
- Dü 8, 3–5 Min.
- He 3, 3–5 Min.

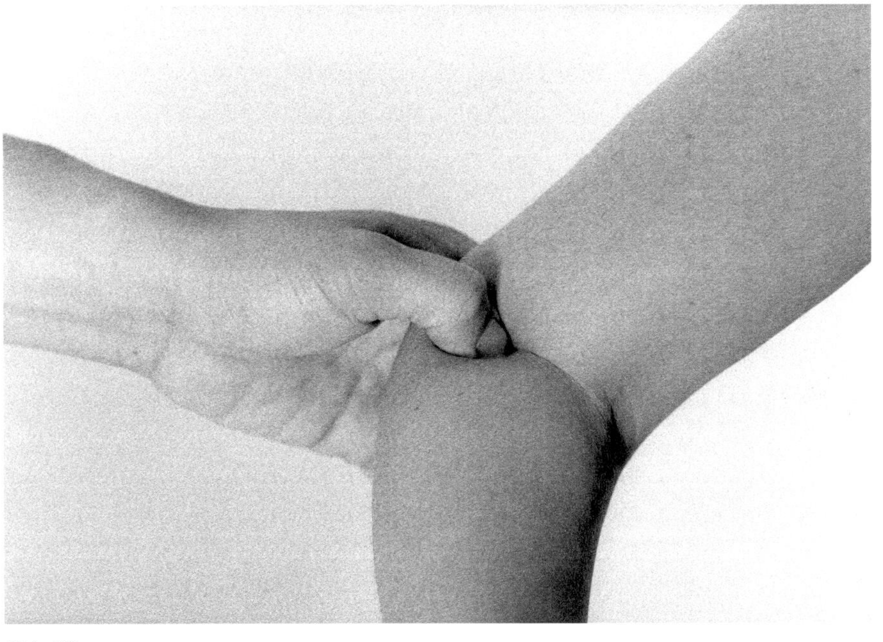

Abb. 58

Hand- und Fingergelenkarthrose

ROU Kreisende Schiebetechnik

- mit dem Daumen
- über dem Muskelbauch der radialen Extensorenmuskelgruppe
- etwa zwischen Di 8 und Di 10. Wir empfehlen eine Mitbehandlung der ulnaren Extensoren, im Bereich Dü 7 und Dü 8
- für 5–10 Min.

QÜ SHEN FA Flexions-Extensions-Behandlung

- Patient und Behandler sitzen sich schräg gegenüber. Die Knieaußenseiten liegen aneinander. Der Behandler fasst die dorsale Ellenbogenregion (z.B. rechts) mit Daumen, Zeige- und Mittelfinger der linken Hand. Daumen, Zeige- und Mittelfinger der rechten Behandlerhand umfassen das Handgelenk des Patienten.
- In der Streckbewegung wird das Ellenbogengelenk bis auf ca. 10° an die Nullstellung herangebracht (keine Überstreckung). In Streckstellung des Ellenbogengelenks wird eine forcierte Flexion des Patientenhandgelenks ausgeführt, der Unterarm ist supiniert, die Finger strecken sich dabei passiv.
- Aus dieser Stellung wird das Ellenbogengelenk in Flexion bis auf ca. 10° an die Beugeendstellung herangebracht, das Handgelenk endgradig gestreckt und der Unterarm in Pronation (Einwärtsdrehung) überführt. Die Finger der Patientenhand gehen passiv in Funktionsstellung über. Dieser Bewegungskomplex wird im ca. 2-Sekunden-Rhythmus 10–15-mal ausgeführt.

→ **Abb. 59 a, b**

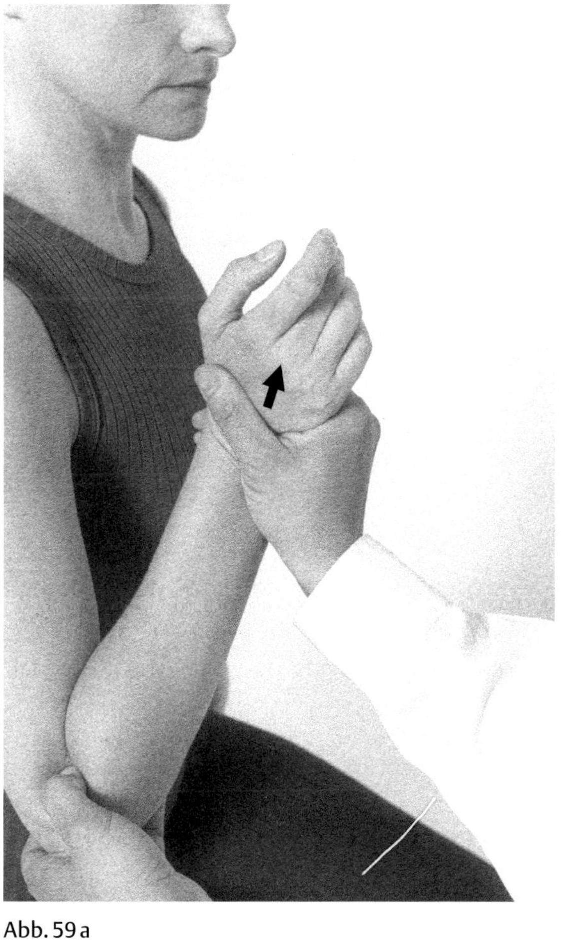

Abb. 59 a

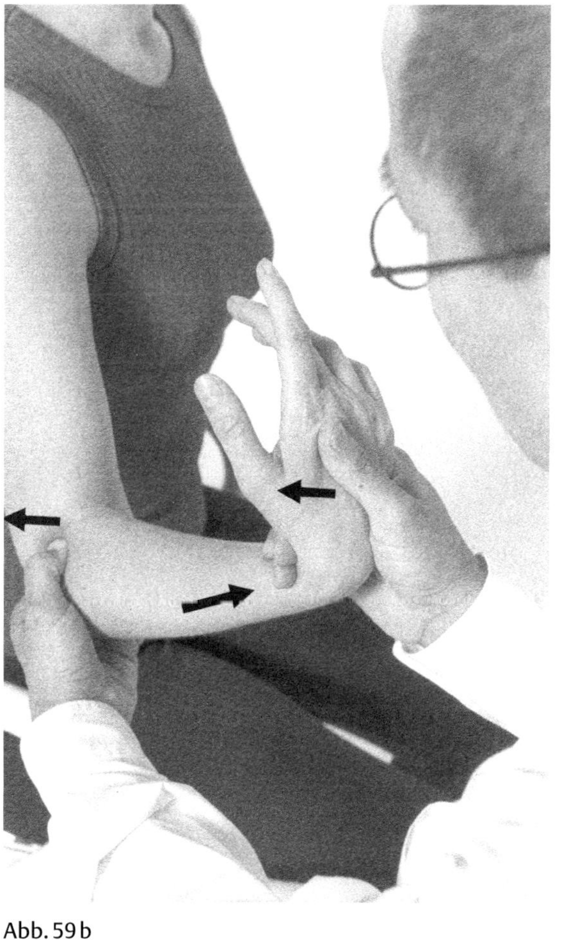

Abb. 59 b

QIAN YIN Traktion mit Durchbewegen des Handgelenks

- am aufrecht sitzenden, angelehnten Patienten
- Der Arm der betroffenen Seite wird in der Schulter etwa 50–60° nach vorn und 45° seitlich gehoben. Der Unterarm ist in Pronation (Innenrotation), der Ellenbogen ist gestreckt.
- Die Mittelhand und Handwurzel des Patienten werden mit beiden Händen umschlossen. Wechselrhythmisch wird langsam unter mildem Zug das Handgelenk in Extension und Flexion sowie in ulnarer und radialer Richtung jeweils bis zur Endstellung bewegt.
- 3–5 Durchgänge

→ **Abb. 60**

> ! Wesentlich ist, dass Schulter- und Oberarmpartie des Patienten weitgehend entspannt sind. Als Widerhalt zur Traktion dient nur das angelehnte Oberkörpergewicht in leichter Rückneigung.

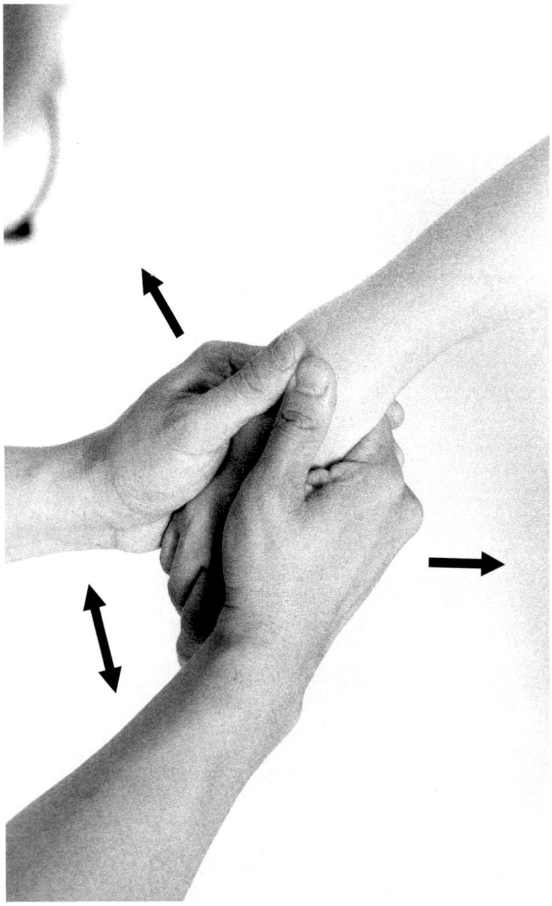

Abb. 60

QIAN YIN Traktion

- am sitzenden Patienten
- an den 5 Fingern der von Schmerzausstrahlungen betroffenen Seite
- Der Arm ist in Ellenbogen- und Handgelenk gestreckt und in der Schulter ca. 45° nach vorn und seitlich gehoben. Eine Hand fixiert den distalen Unterarm, die 3 ulnaren Finger der anderen Behandlerhand umgreifen einen Finger und der Zug wird über Finger, Mittelhand und Handgelenk langsam aufgebaut, 2–3 Sek. gehalten und herausgenommen.
- 1-mal je Finger

→ **Abb. 28 a, b**

Untere Extremitäten

Hüftgelenk

Koxalgie, Koxarthrose

Allgemeine Behandlung

AN **Akupressur**

- mit dem Ellenbogen
- in Seitlage
- Gb 29 (**Abb. 61**)
- in Bauchlage
- Gb 30

AN **Akupressur**

- mit dem Daumen
- in Bauchlage
- Gb 31
- Gb 34
- Bl 34
- Bl 40
- Bl 57

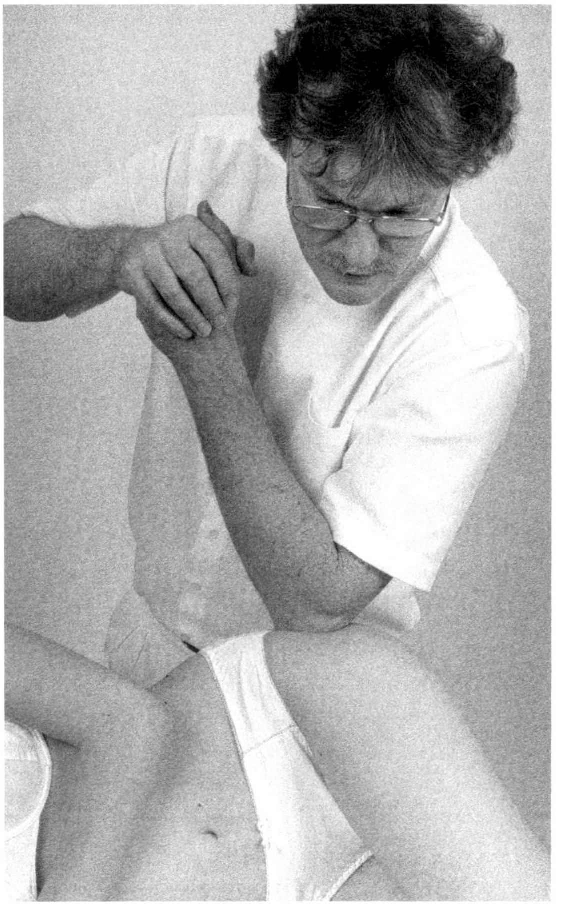

Abb. 61

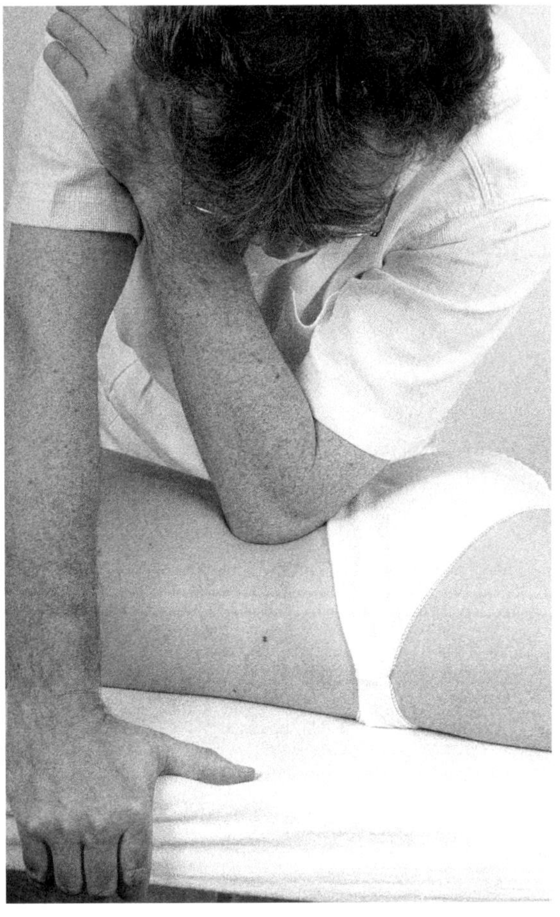

Abb. 62

AN **Akupressur**

- mit dem Ellenbogen oder im Zangengriff mit beiden Daumen und Zeigefingern
- in Bauchlage
- lumbal bds. auf den Augenpunkten des Rückens gegen Spitze des Querfortsatzes von LWK 3

→ **Abb. 62** u. **63**

Vergleiche Kapitel „Wirbelsäule“ (S. 20 f.).

TUI **Schieben**

- mit dem Handballen
- in Bauchlage
- Die Blasen-Leitbahn wird bds. absteigend von der HWS zum Fuß behandelt.
- 3–5-mal

→ **Abb. 35 a–d**

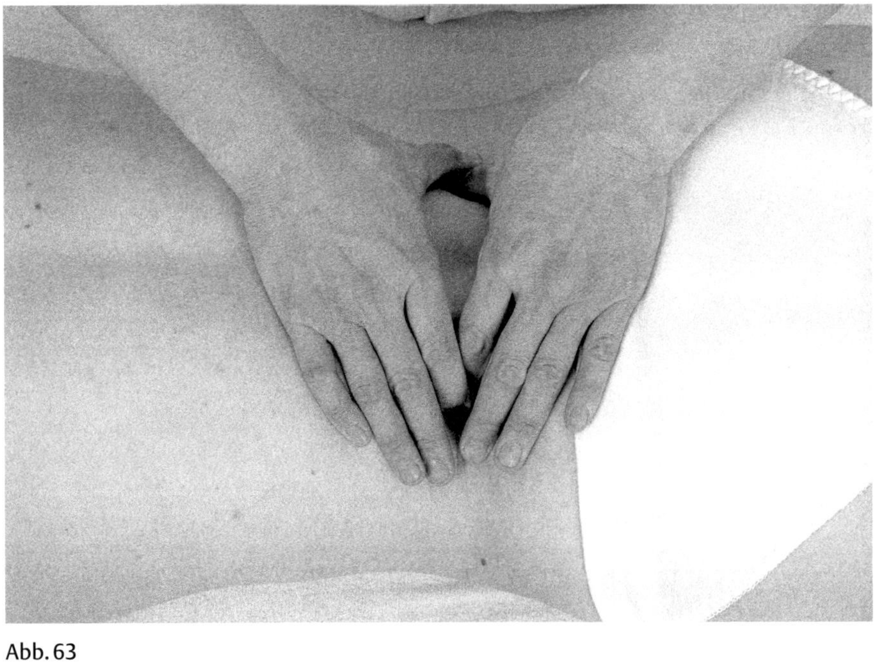

Abb. 63

TUI **Schieben**

- mit dem Handballen
- in Seitlage mit angewinkeltem Bein
- Die Gallenblasen-Leitbahn wird bds. absteigend von der Trochanterregion zum distalen Unterschenkel behandelt.
- 5–10-mal

→ **Abb. 64 a, b**

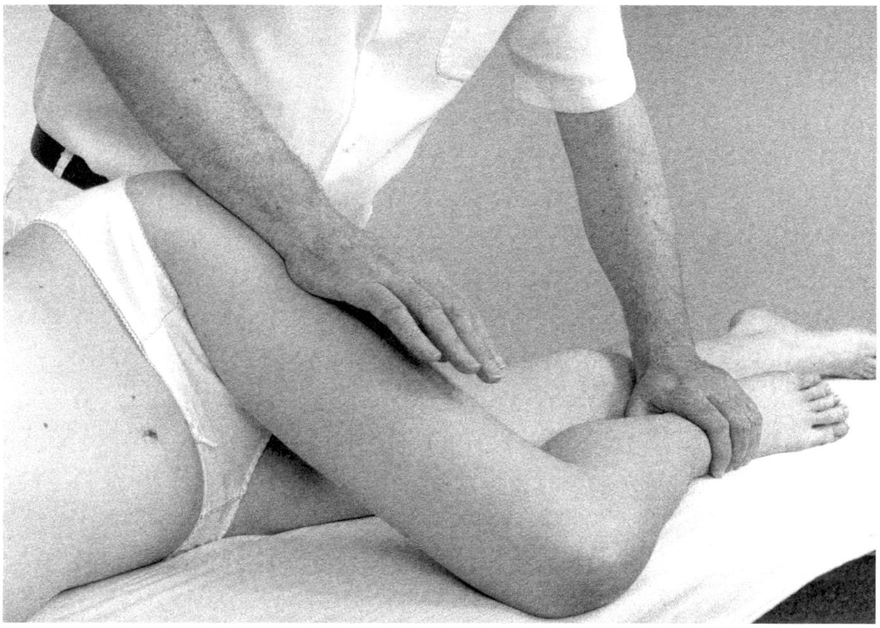

Abb. 64 a

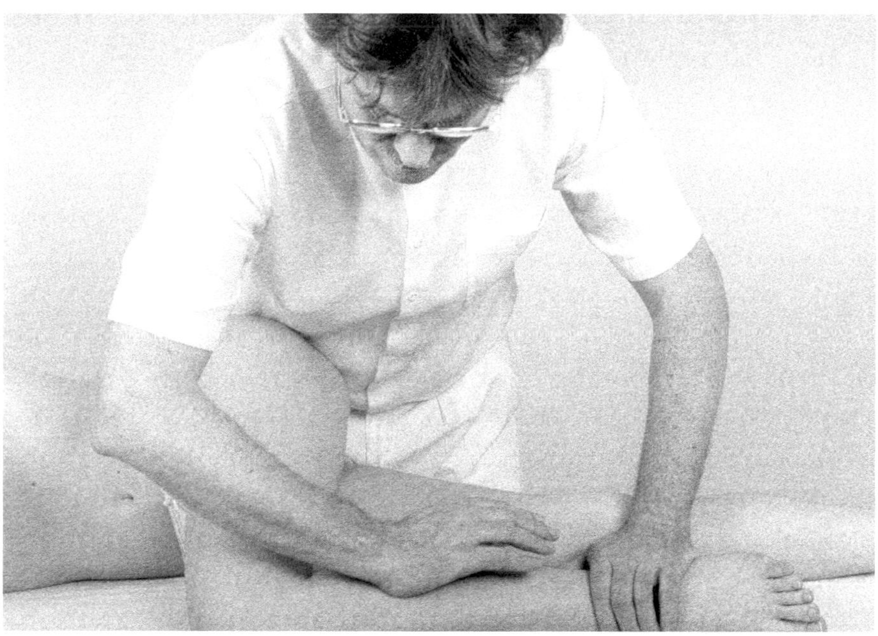

Abb. 64 b

AN QI TI TUN FA **Knie-Gesäß-Gegendruck und Kreiselbewegung**

Überwiegende Rotationsmobilisation der LWS und Dehnung der Glutealmuskulatur

- in Rückenlage mit seitlich auf der Liege platzierten Armen, Knie und Hüfte werden maximal gebeugt
- Der Behandler fixiert mit Hand und Unterarm auf der Vorderseite der zur Decke weisenden Schienbeinkanten. Die andere Hand und der Unterarm des Behandlers fixieren breit umgreifend das Gesäß. Die Oberarme des Behandlers sind am Rumpf fixiert (verriegelt).
- Die Bewegung wird vom Behandler aus einer Bein- und Beckenbewegung erzeugt. Die Kreiselbewegung, die am Patienten resultiert, weist mit Kegelspitze in den mittleren und unteren LWS-Bereich, rechts und links herum.
- ca. 1 Min.

→ **Abb. 65**

! Grundsätzlich werden nur kleine kreisende Bewegungen beschrieben.

- Anschließend kann zur betonten Dehnung der kleinen Glutealmuskulatur ohne kreisende Bewegung ein Schub über den Unterarm auf das obere Ende des Schienbeins und ein Hochziehen des gesäßfixierenden Unterarms erreicht werden.

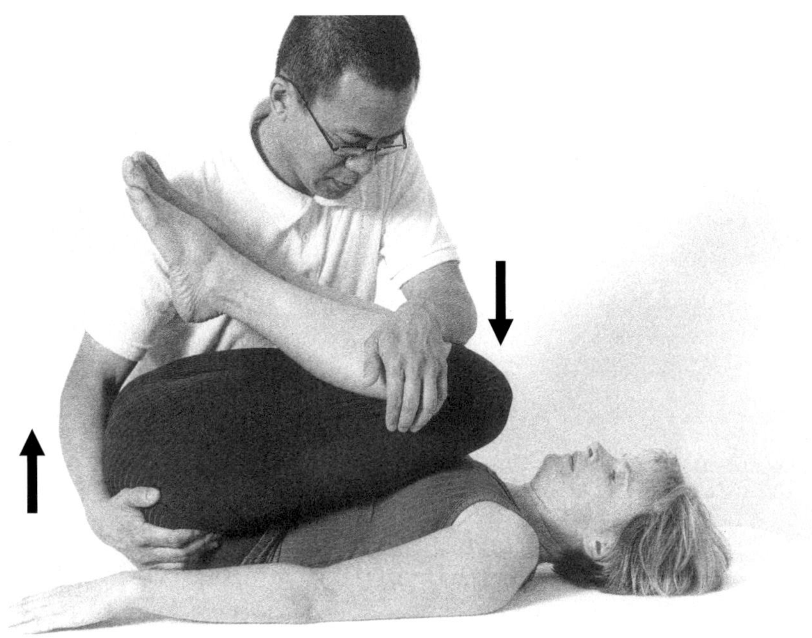

Abb. 65

KUA QUAN ZHUAN **Rotationsmobilisation des Hüftgelenks**

Auswärts- und Einwärtsrotieren im gebeugten Hüftgelenk

- in Rückenlage
- Der Behandler steht seitlich neben dem unteren Ende der Liege. Die patientennahe Hand umfasst den distalen Unterschenkel und das obere Sprunggelenk, die andere Hand liegt ventral auf dem Knie.
- Es wird im und gegen den Uhrzeigersinn mit wechselnder Streckung und Beugung bzw. An- und Abspreizung behandelt, bis 5-mal je Drehrichtung.

→ **Abb. 66 a, b**

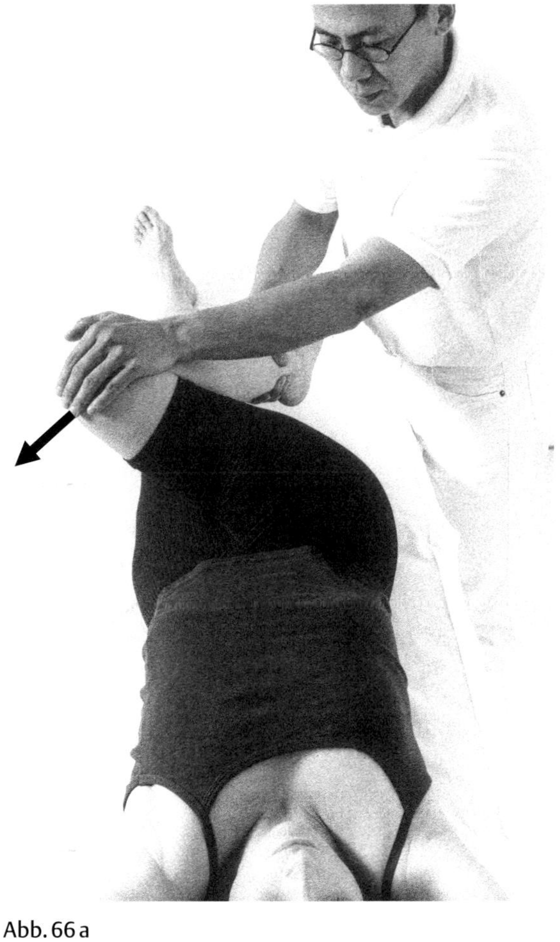

Abb. 66 a

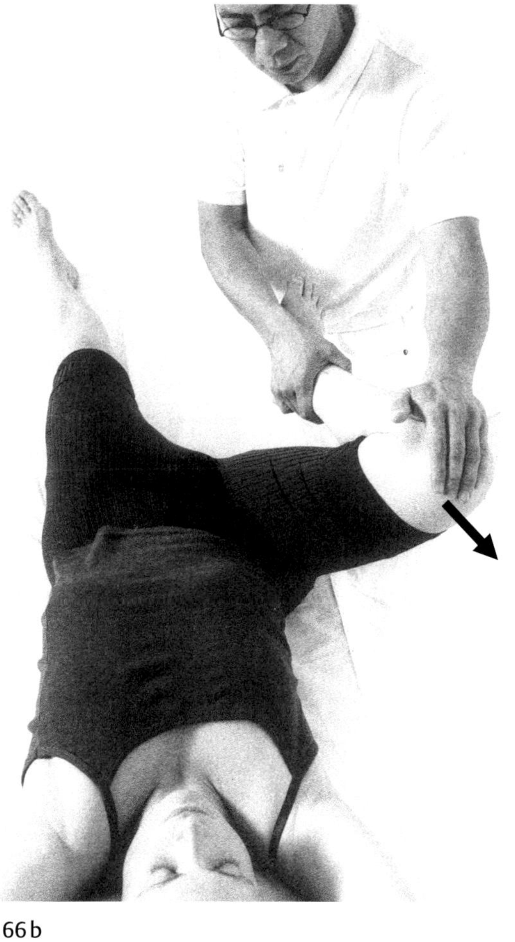

Abb. 66 b

QIAN YIN **Traktion**

Milde Traktion des M. quadriceps femoris und des Hüftgelenks

- in Rückenlage mit ca. 50° Hüft-, 100–110° Kniebeugung und aufgesetztem Fuß
- Der Behandler sitzt auf der Liege und fixiert den Vorfuß unter seinem Oberschenkel. Die Hände werden verschränkt und umfassen den distalen Abschnitt des Oberschenkels von ventral.
- Mit festem Griff wird das Weichgewebe langsam kniewärts gezogen, der Zug wird 3–5 Sek. gehalten und wieder gelöst.
- 5–10-mal

→ **Abb. 67**

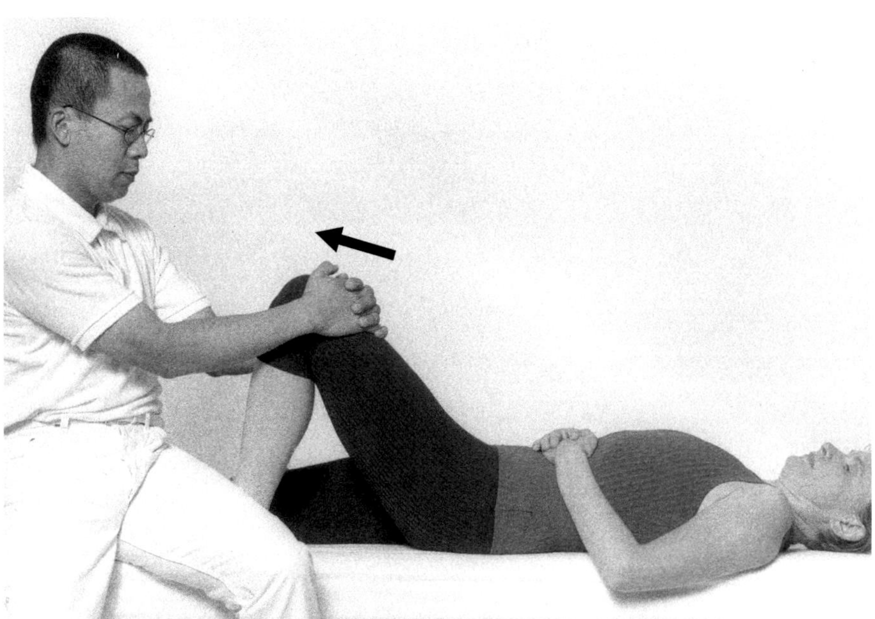

Abb. 67

SI ZI — Vier Zeichen

Dehnung der ventralen Hüftgelenkkapsel und Adduktorenmuskulatur

- in Rückenlage
- Das Hüftgelenk wird 90° gebeugt und maximal, außenrotiert und abduziert. Das Knie ist über 90° gebeugt und der Unterschenkel liegt auf Knie oder Oberschenkel der Gegenseite (Vier Zeichen).
- Mit einer Hand wird der quer liegende Unterschenkel fixiert, mit der anderen wird vorsichtig mit Druck (Herunterdrücken) auf die mediale Seite des Kniegelenks oder Oberschenkels die Abspreizung und Außenrotation der Hüfte verstärkt.
- die Spannung langsam aufbauen, in Endstellung 5–10 Sek. halten und wieder herausnehmen
- 1–2-mal

→ **Abb. 68**

QIAN YIN — Traktion des Beins

- in Rückenlage
- Oberhalb der Ferse werden die Achillessehne und die Region oberhalb des Knöchels umfasst. Der Daumen liegt längs der Fibula oder Tibia an (nicht kneifen). Die zweite Hand liegt auf dem Fußrücken.
- Die Traktion erfolgt am gestreckten Bein in 20° Abduktion und 30° Flexion der Hüfte. Der Zug wird langsam aufgebaut, 3–4 Sek. gehalten und wieder gelöst, etwa 3–5 Traktionen.

→ **Abb. 69**

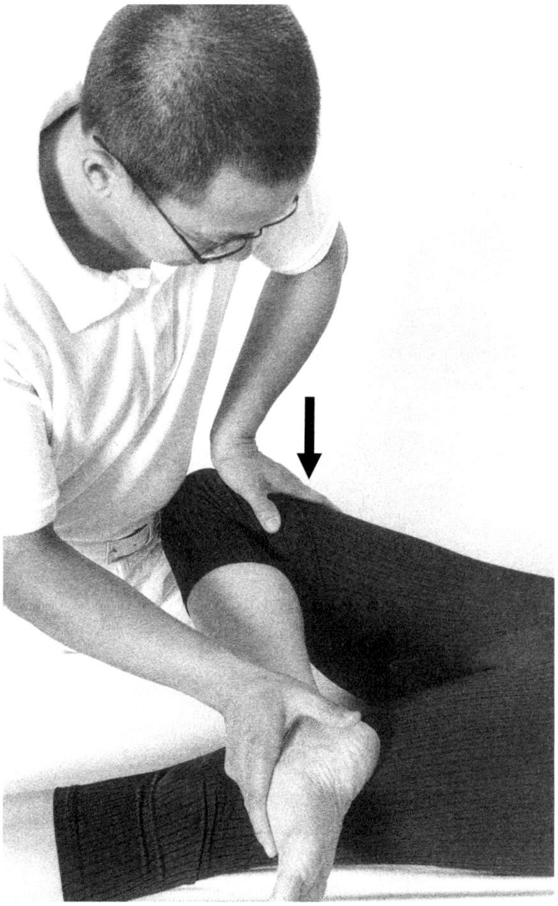

Abb. 68

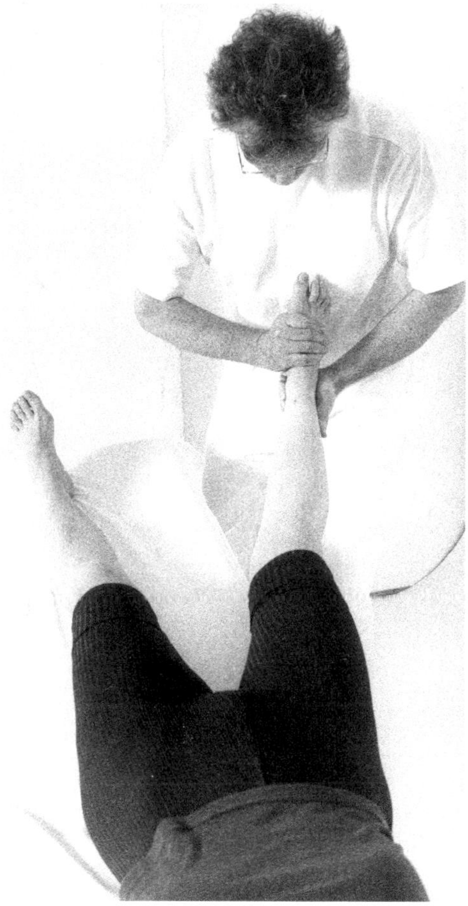

Abb. 69

BAN AN FA — Hebedrucktechnik, Forcierte Hüftextension

- in Bauchlage
- Wie bei mobilisierender Behandlung für das Kreuzdarmbeingelenk. Der fixierende Widerhalt wird nicht auf dem Sakrum, sondern auf der Wölbung des Gesäßes gegeben.
- mit kreisenden Bewegungen, rechts gegen und links im Uhrzeigersinn, 3–5-mal

→ **Abb. 70**

> ! Danach kann die Hüftextension mit Zugimpuls in Adduktion in Endstellung etwa 3–5 Sek. gehalten werden. Vergleiche BAN AN FA in Kapitel „Wirbelsäule" (S. 20).

TUI — Schieben

- mit dem Handballen
- in Seitlage
- auf der Gallenblasen-Leitbahn vom Gesäß bis zum Fußrücken
- Das Bein der Behandlungsseite ist angewinkelt.
- 5–10-mal

→ **Abb. 64 a, b**

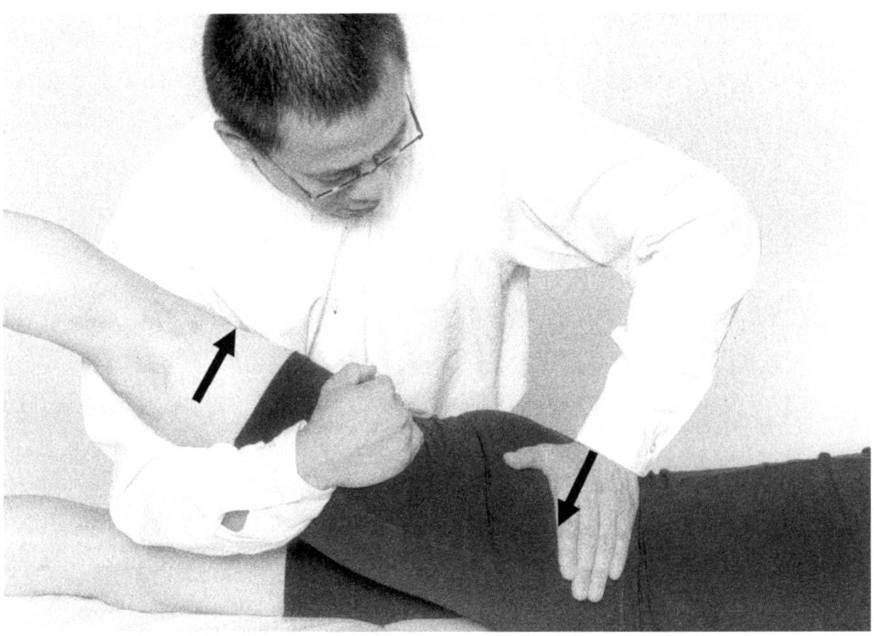

Abb. 70

TUI **Schieben**

- mit dem Handballen
- in Rückenlage
- über die Magen-Leitbahn abwärts von der Hüftregion bis zum Fußrücken
- 3–5-mal

→ **Abb. 71**

GUN **Rollen**

- mit der ulnaren Handkante
- in Seitlage
- Das Bein der Behandlungsseite ist angewinkelt, die Technik auf einem etwa handtellergroßen Areal auf der Trochanter-major-Wölbung ausführen, bis 3 Min.

→ **Abb. 72**

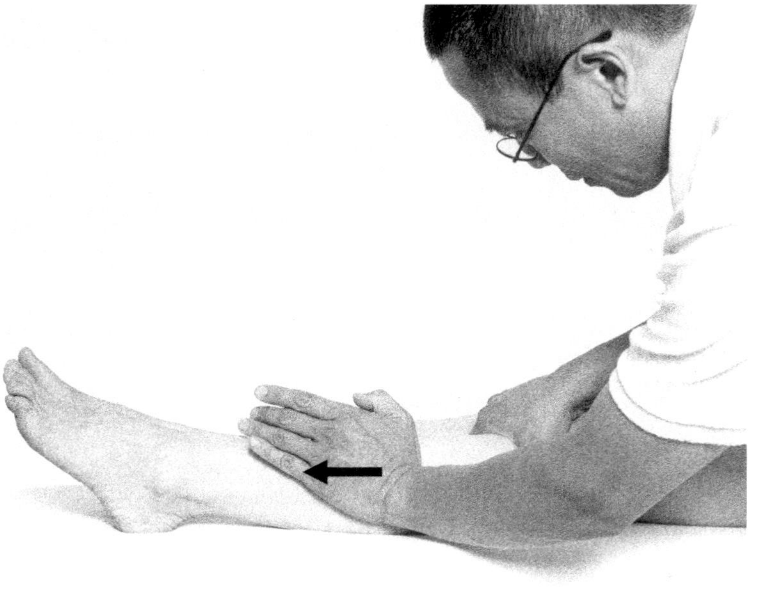

Abb. 71

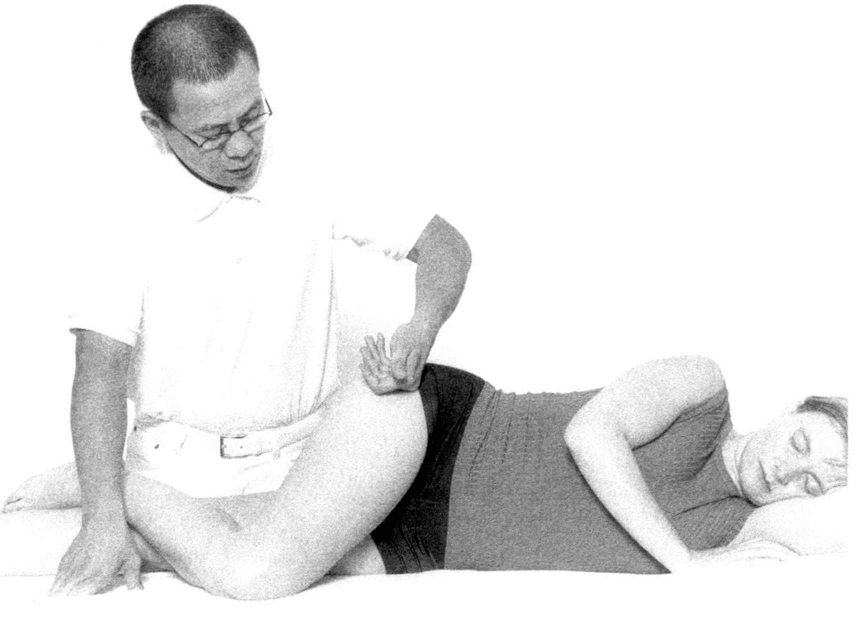

Abb. 72

QIAN YIN Mobilisation des Sprunggelenks

- in Rückenlage
- Der Behandler steht am Fußende in Blickrichtung zum Patienten. Die rechte Hand umfasst Achillessehne und Ferse von dorsal und übt einen Zug aus. Das Bein ist etwa 30° in der Hüfte gebeugt bzw. 30° über dem Niveau der Liege erhoben. Die linke Hand umfasst den Mittelfuß und die Zehenregion von medial, so dass das Großzehengrundgelenk in die Beugefalte der Fingergrundgelenke zu liegen kommt. Von plantar her wird mit dem Daumen und Daumenballen ein kräftiger Widerhalt am Großzehenballen und Großzeh gegeben.
- Aus Blickrichtung des Behandlers werden kleine Kreisbewegungen gegen den Uhrzeigersinn beschrieben, wobei in der Aufwärtsbewegung eine stärkere Traktion mit Hebung des Vorfußes und in der Abwärtsbewegung mit Senkung des Vorfußes ein stärkerer Zug am Vorfuß erfolgt.
- 5–8 Kreisbewegungen bds.

→ **Abb. 73 a, b**

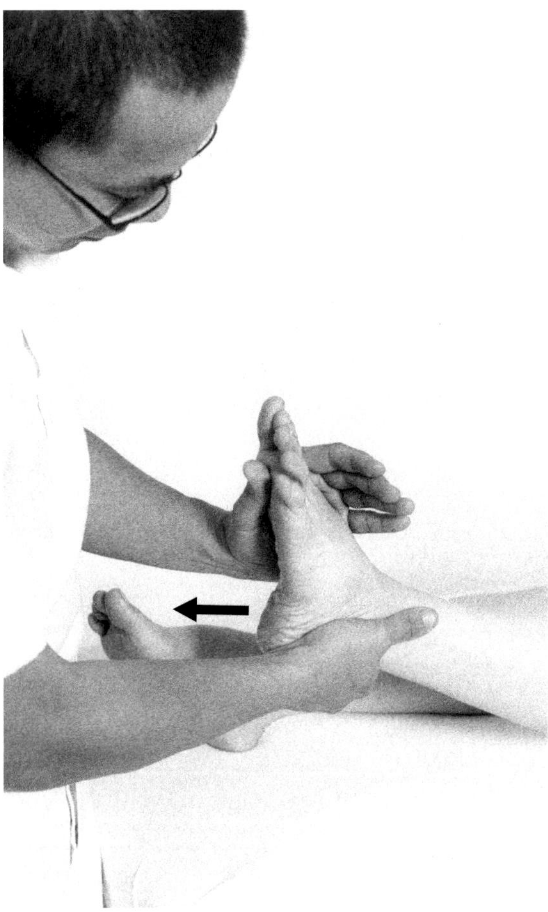

Abb. 73 a

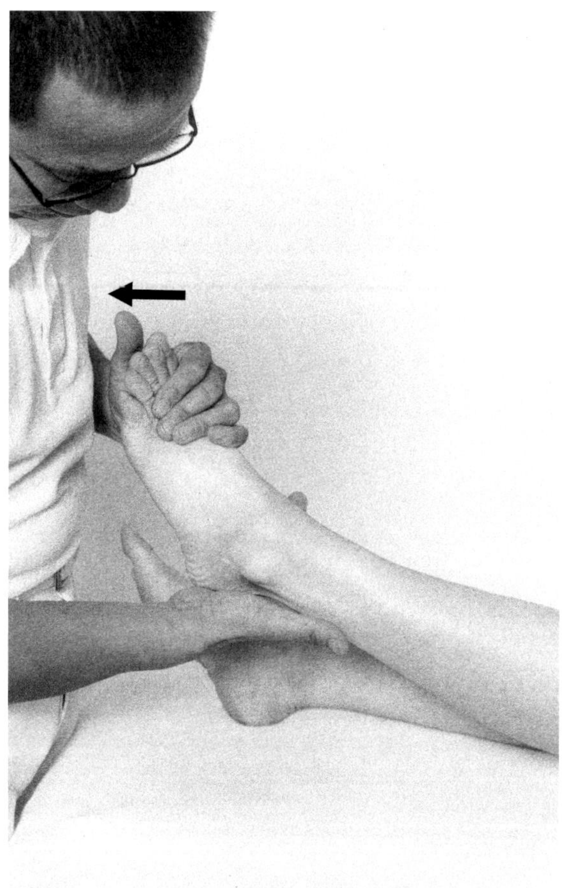

Abb. 73 b

QIAN YIN **Traktion der Zehen**

- in Rückenlage
- Die Zehen werden ein- oder beidseitig, beginnend am Kleinzeh, nacheinander von dorsal und plantar zwischen Daumen und Zeigefinger gefasst und mit mäßiger Kraft in Funktionsstellung gezogen.
- Eine Hand fixiert den Fuß in leichter Plantarflexion von dorsal an Ferse und Sprunggelenk, so dass bei der Traktion nicht das Sprunggelenk in Extension gezogen wird.
- je 1-mal

→ **Abb. 74**

Kniegelenk

Gonalgie, Schmerzen des Kapsel- und Bandapparats, Chondropathia patellae

Schmerzen, die dem Knie als funktionelle Einheit zugeordnet werden können

Allgemeine Behandlung

AN **Akupressur**

- mit der Ellenbogenspitze
- Bl 29
- Augenpunkte des Rückens (**Abb. 75**)
- mit dem Daumen
- Bl 54, 57

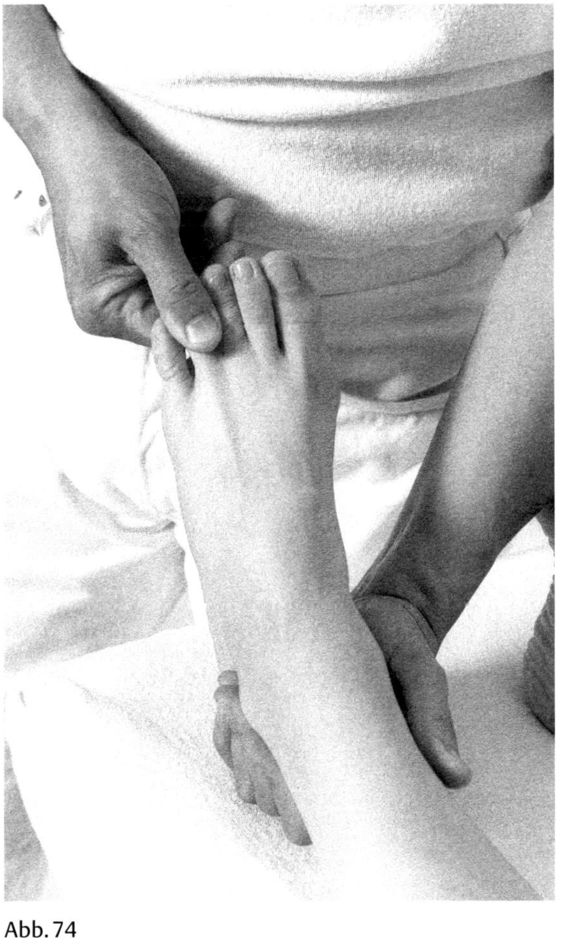

Abb. 74

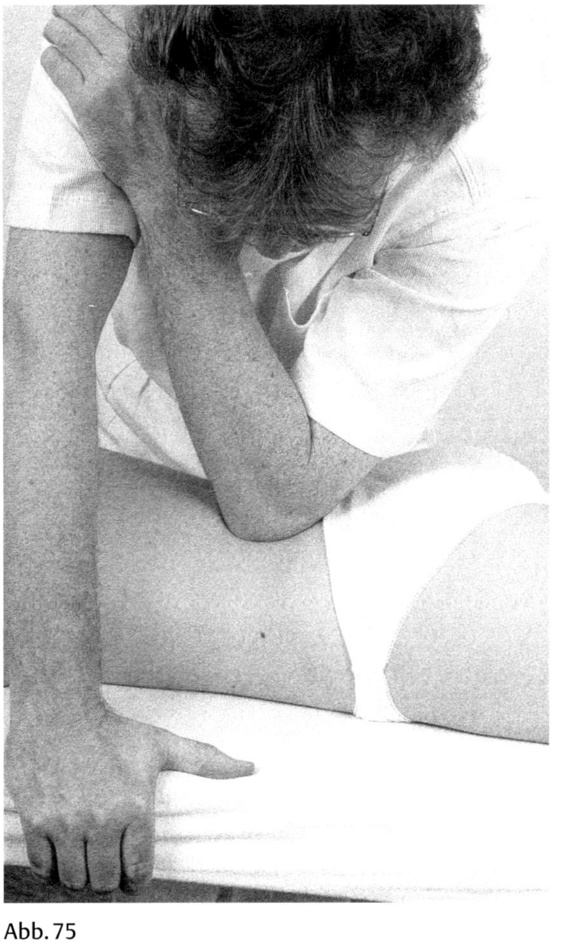

Abb. 75

TUI **Schieben**

- mit dem Handballen
- in Bauchlage
- auf der Blasen-Leitbahn bds. absteigend von der HWS zum Fuß
- 5–10-mal

→ **Abb. 35 a–d**

TUI **Schieben**

- mit dem Handballen
- in Rückenlage
- Ma-, Gb- (**Abb. 76**) und Mi-Leitbahn nach kaudal
- 3–5-mal

AN **Akupressur**

- mit dem Daumen
- Gb 31, 34
- auf der betroffenen Seite
- gleichfalls Ma 36
- Mi 10, 9, 6

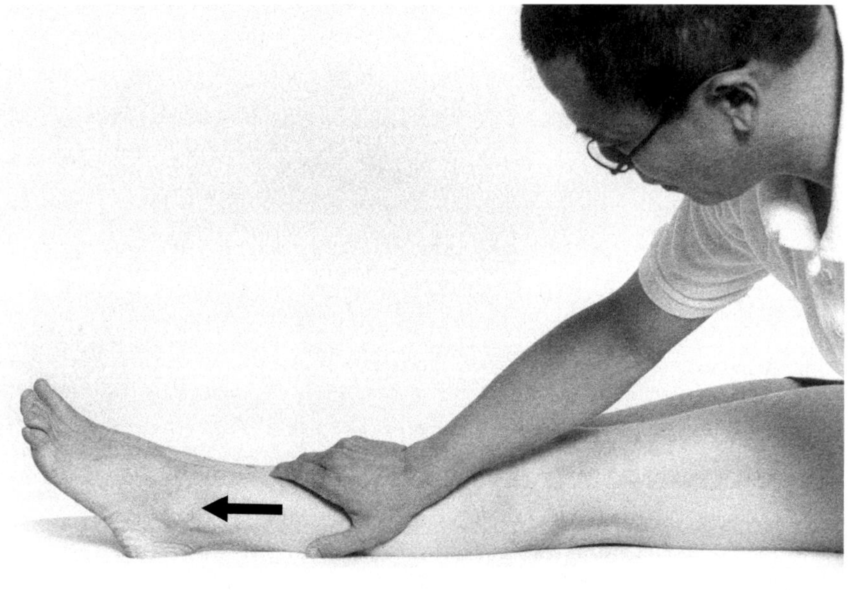

Abb. 76

QUAN ZHUAN — Traktion und rotierende Mobilisation, knienah

- In halb liegender Position mit bequem angelehntem Oberkörper halb aufgerichtet, die Beine sind gestreckt und der Behandler umfasst die Knöchelregion des Patienten mit Achselhöhle, seitlicher Brustwand und Oberarm. Der Schienbeinkopf wird mit 2 Händen umfasst.
- Es wird eine Traktion in leichter Flexion des Kniegelenks von 10–30° durchgeführt. Unter der Traktion werden varisierende und valgisierende Bewegungen des Kniegelenks durchgeführt, so dass das Knie fortlaufend eine liegende Acht beschreibt.
- bis 3-mal

→ **Abb. 77 a, b**

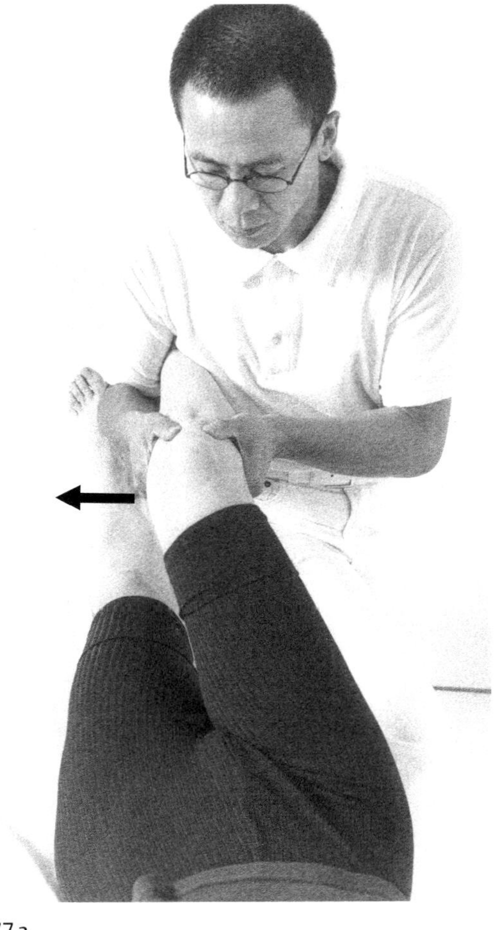

Abb. 77 a

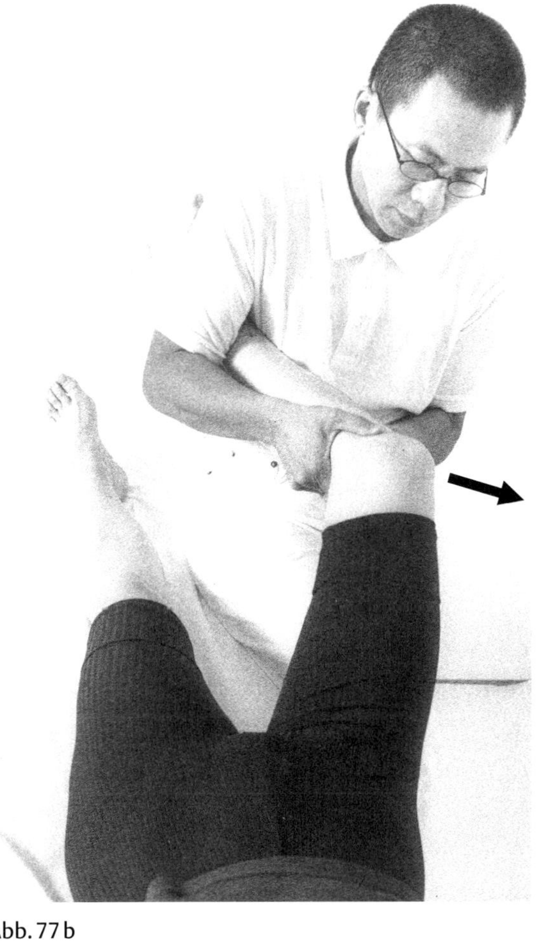

Abb. 77 b

Spezielle Behandlung

Chondropathia patellae, Retropatellararthrose

NA BIN **Patellamobilisation**

- in Rückenlage, das Knie ist leicht angewinkelt
- Die 5 Finger der Behandlerhand werden in leichte Oppositionsstellung mit nach innen weisenden Kuppen gebracht. Es entsteht eine kronenförmige Fingerstellung.
- Der Rand der Kniescheibe wird vorsichtig umfasst. Die Kniescheibe wird kurz angehoben und losgelassen. Das Greifen und Loslassen erfolgt rhythmisch, langsam ca. 10–20-mal.

→ **Abb. 78**

> ! Bei stärkerer synovialer Reizung und Druckempfindlichkeit des Gelenkflächenrands und des Periosts sollte diese Grifftechnik nur mit Vorsicht eingesetzt und die Anlage der Fingerkuppen variiert werden.

Gonarthrose, Chondropathie, chronischer globaler Knieschmerz

AN **Akupressur an den Augenpunkten des Kniegelenks**

- Der äußere Punkt liegt etwas lateral von Ma 35 und die Druckrichtung geht medial und lateral bds. mit den Daumen etwa auf das Zentrum des Hoffa'schen Fettkörpers.
- Die Punkte werden langsam rhythmisch mehrfach mit sanftem Druck behandelt.
- Mit beiden Daumenkuppen gleichzeitig werden etwa 3–5 Schübe ausgeführt.

→ **Abb. 79**

> ! Ausdrücklich sollen hierbei keine kreisenden Bewegungen ausgeführt werden.

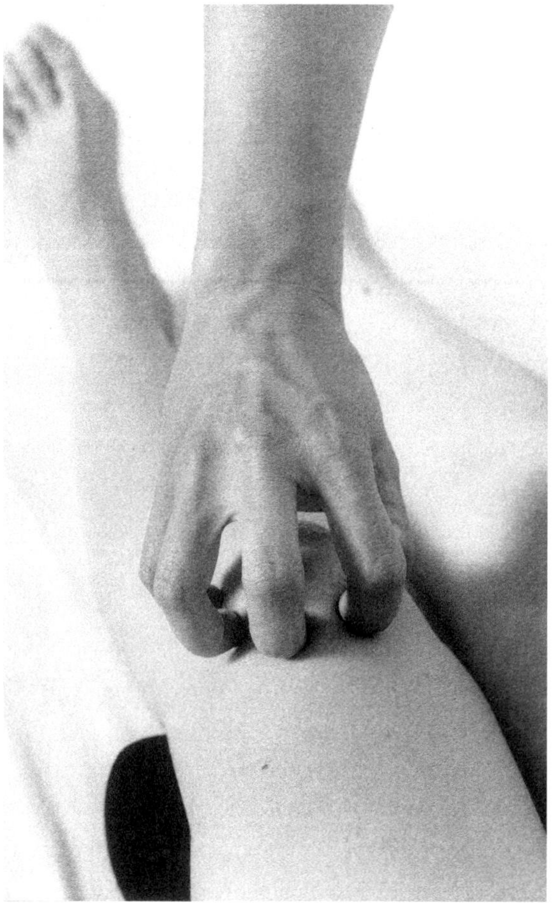

Abb. 78

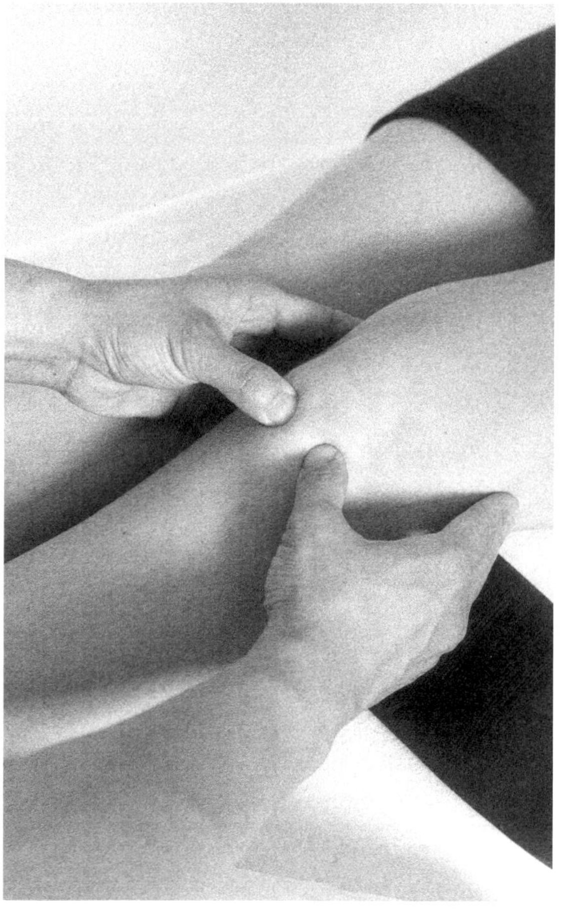

Abb. 79

Aktivierte Gonarthrose, abschwellende Behandlung

GUN **Rollen**

- mit der ulnaren Handkante
- Das Knie wird in leichter Beugung gelagert. Der Oberkörper des Patienten ist in leicht erhobener Rückenlage bequem positioniert.
- Entlang des vorderen oberen Recessus des Kniegelenks werden die fortlaufend rollenden Bewegungen mit langsamer Fortbewegung von lateral nach medial und zurück ausgeführt, 15–20 Min.

→ **Abb. 80**

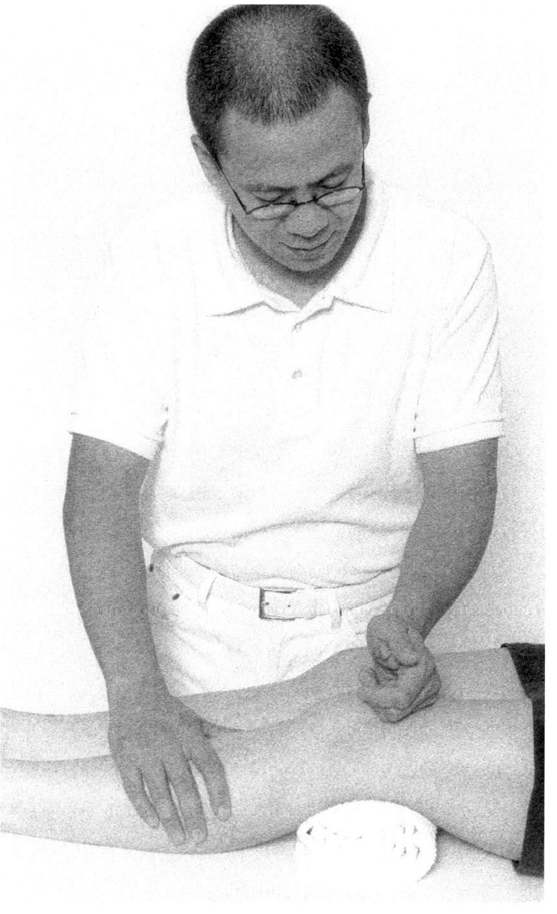

Abb. 80

Apex-patellae-Syndrom, Jumper's knee

AN **Akupressur**

- mit der Daumenkuppe
- Nach kranial gegen den Ansatz über die ganze Breite der Patellasehne beginnend, lateral oder medial. Am Apex patellae werden kleine Schübe mit kurzem Weg und kräftigem Andruck je einmal pro neu angelegter Position gegen die knöcherne Unterlage der Sehne geführt. Über die ganze Breite der Kniescheibe können zwischen 5 und 10 Druckpunkte angesetzt werden.
- Die Druckpunkte sollen in geordneter Richtung, d. h. von lateral nach medial oder umgekehrt, jeweils nur einmal ausgeführt werden. Dabei ist unbedingt darauf zu achten, dass die Kniescheibe keine Ausweichbewegungen vollführt. Daher muss der Kniescheibenoberrand mit der anderen Hand auf der Femurkondyle fixiert werden. Am besten eignet sich das Festhalten des Oberrands mit dem Daumen.
- Ziel der Behandlung ist es, mit der Daumenkuppe eine Reizung am Sehnenansatz (Mikrotraumatisierung) zu erreichen.
- bis 3 Durchgänge

→ **Abb. 81**

➡ Dehntechniken für die ischiokrurale Muskulatur werden S. 41 (**Abb. 43 a**) und S. 90 beschrieben.

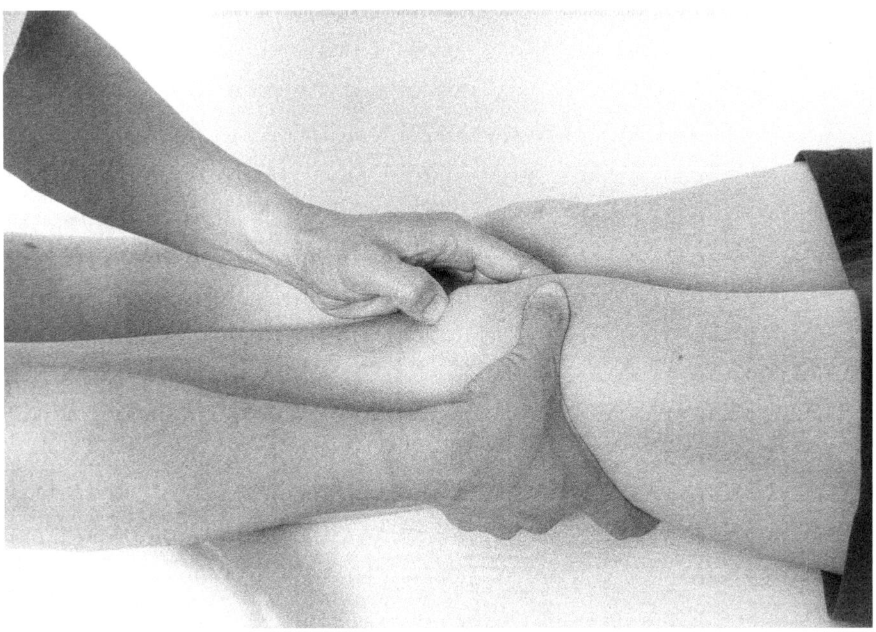

Abb. 81

Reizknie, chronische Synovitis

AN **Akupressur**

- sitzende Position oder halb liegend
- Ma 34 gegen Mi 10 im Zangengriff gegenseitig mit kreisenden Druckbewegungen in der Tiefe reiben
- Der Andruck muss vorsichtig dosiert werden, da beide Punkte generell sehr empfindlich sind.
- 3–5 Min.

→ **Abb. 82**

> ! Nicht bei akuter Gichtarthropathie, s. allgemeine Kontraindikationen (S. 7).

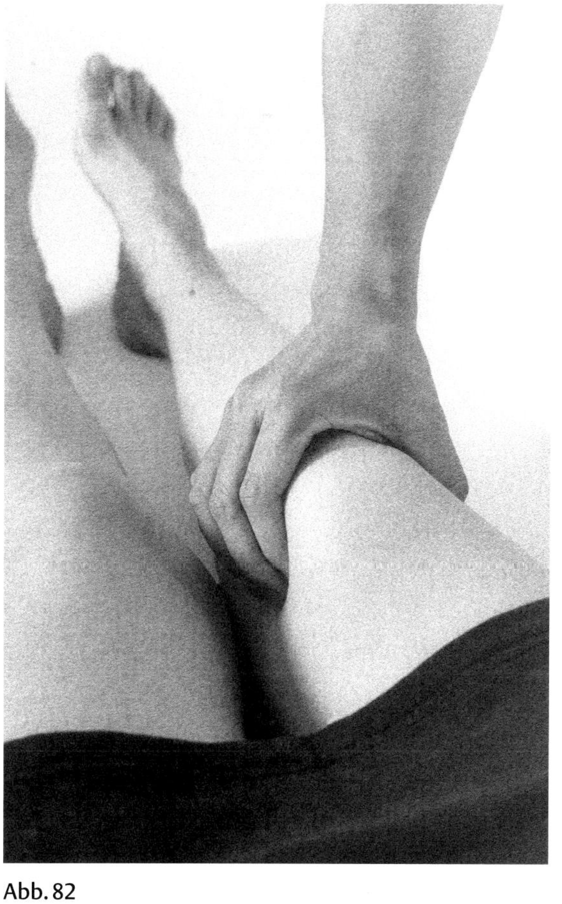

Abb. 82

Achillessehne

Achillodynie, tendomuskuläre Symptome von M. soleus, Mm. gastrocnemii und Zehenbeugemuskulatur

Behandlungsbeispiel für die linke Seite. Der Behandler steht mit Blickrichtung zum Kopf links neben der Liege und platziert das rechte Bein angewinkelt auf der Liege. An seinem Oberschenkel wird das Schienbein des Patienten bei leicht gebeugtem Knie angelehnt.

In dieser Lagerung werden ausgeführt:

ROU **Kreisende Schiebetechnik**

- mit dem Daumen
- Bl 57 (**Abb. 83**)

und anschließend

- mit beiden Daumen
- auf der Achillessehne und Wade in aufsteigender Richtung
- 3–5-mal

TUI **Schieben**

- mit übereinander gelegten Daumen
- Von der Ferse, auf der Achillessehne und weiter nach proximal auf dem M. soleus und den Mm. gastrocnemii werden kurze Schübe zu je 1–2 cm ausgeführt.
- 3–5 Durchgänge

→ **Abb. 84**

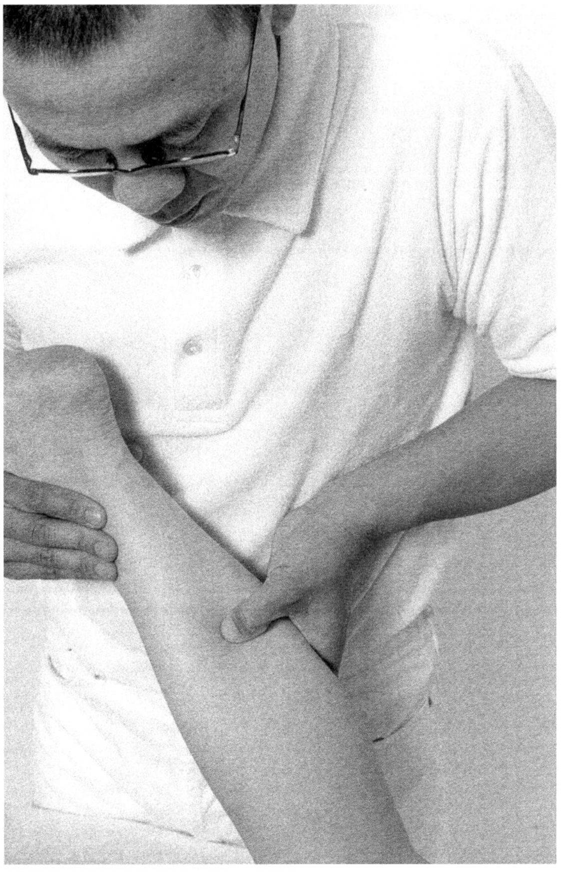

Abb. 83

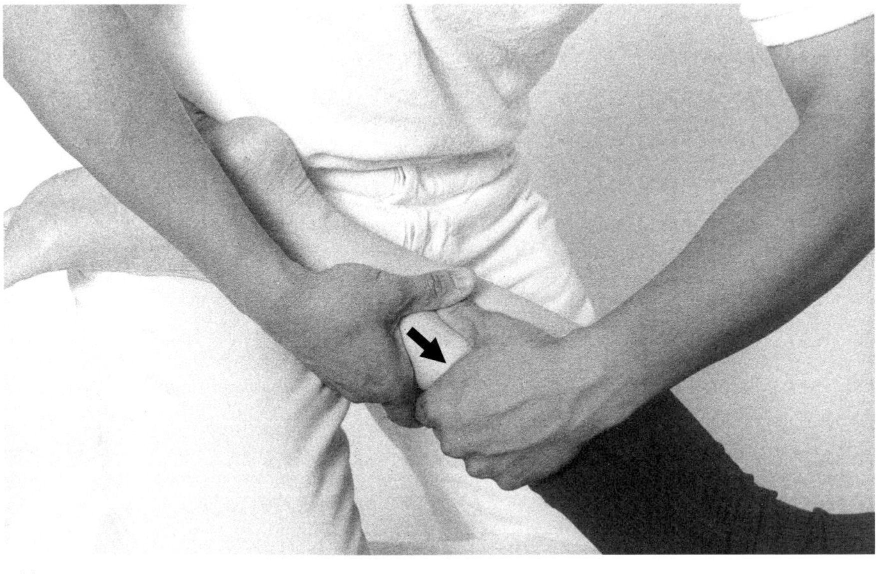

Abb. 84

QIAN YIN **Dehnen**

- in Bauchlage
- Der Behandler steht am Fußende der Liege. Das Knie wird etwa 30–40° gebeugt. Die Finger umgreifen den Vor- und Mittelfußrücken, die Daumen werden über der distalen Fußsohle gekreuzt. Der Fuß wird in dieser Haltung auf die Brust des Behandlers gesetzt.
- Die rhythmisch langsam ausgeführten Bewegungen werden über eine Beugung und Streckung in Behandlerhüfte, Knie- und Sprunggelenk gesteuert.
- 3–5-mal mit vorsichtiger Dehnung der Wadenmuskulatur

→ **Abb. 85**

TI DOU **Traktion und Rütteln**

- in Bauchlage
- Das Knie ist 90° gebeugt. Die weiter kopfwärts gelegene Behandlerhand wird von dorsal her angelegt. Das Sprunggelenk wird in leichter Spitzfußstellung 20–30° flektiert und mit der weiter fußwärts gelegenen Hand vom Fußrücken her unterstützt. Rüttelbewegungen, die eine rasch wechselnde Rotation in der Längsachse des Unterschenkels bewirken, werden von der kopfwärts gelegenen Hand über die Ferse ausgeführt.
- Wichtig ist hierbei die leichte Plantarflexion des Fußes zur Entspannung der dorsalen Unterschenkelmuskulatur, ca. 30 Sek.

→ **Abb. 86**

➡ Ergänzende Hinweise, s. Kapitel „Behandlung chronischer Schmerzen nach Sportschäden, Prävention" (S. 81 ff, 92).

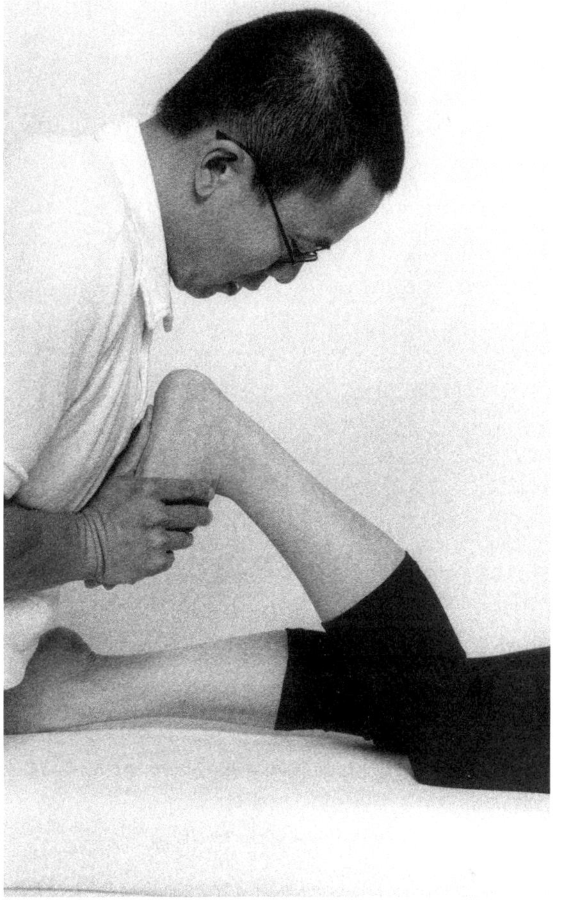

Abb. 85

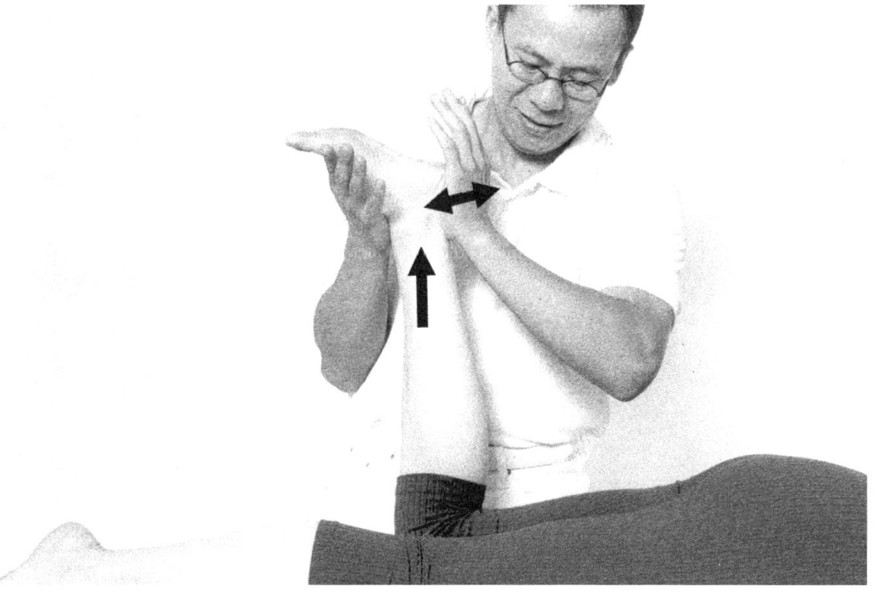

Abb. 86

Unterschenkel und Fuß

Tendomyotische Beschwerden der anterioren und posterioren Unterschenkelmuskulatur, des Sprunggelenks und der gelenkigen Verbindungen des Fußes

Allgemeine Behandlung

AN **Akupressur**

- mit dem Daumen
- Ma 41
- Le 4
- Ni 6
- Ni 3
- Ni 1 (**Abb. 87**)
- Gb 40
- Bl 62

Metatarsalgie, Überlastungssymptome des Fußquer- und Fußlängsgewölbes

MU JIAN AN **Drücken und Schieben**

- in Rückenlage
- Das Knie der Behandlungsseite ist 30–40° gebeugt. Der Behandler steht am Fußende.
- Die Greifflächen der Finger 2 bis 5 umfassen den distalen Fußrücken. Mit den aneinander gelegten Daumenendgliedrücken werden die Kuppen der Daumen auf den Vorfußballen gesetzt, und zwar beginnend zwischen dem 1. und 2. Mittelfußknochen.
- Es wird der Tiefenkontakt gesucht und mit langsamen aufwärts und abwärts reibenden Bewegungen jeweils 3–4-mal je Richtung werden die vier Zwischenräume nacheinander behandelt, bis 3 Durchgänge.

→ **Abb. 88**

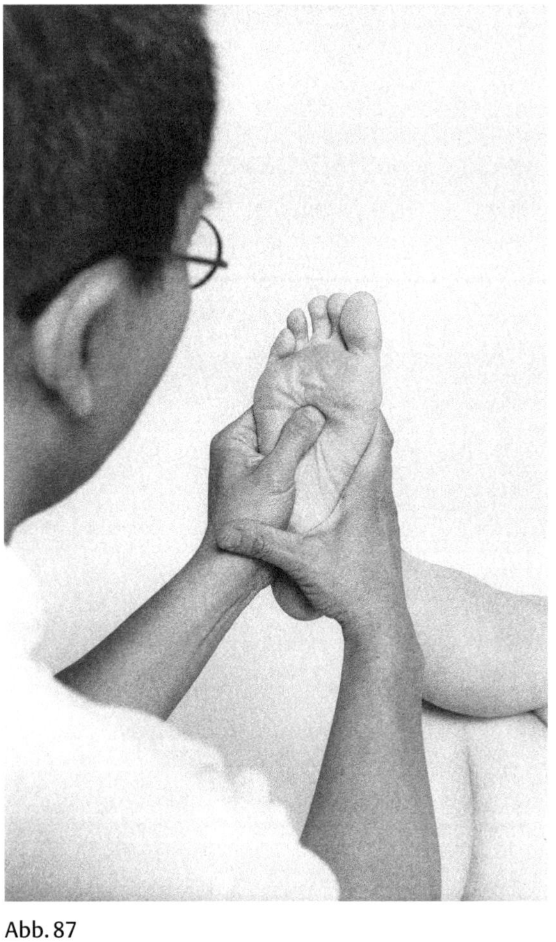

Abb. 87

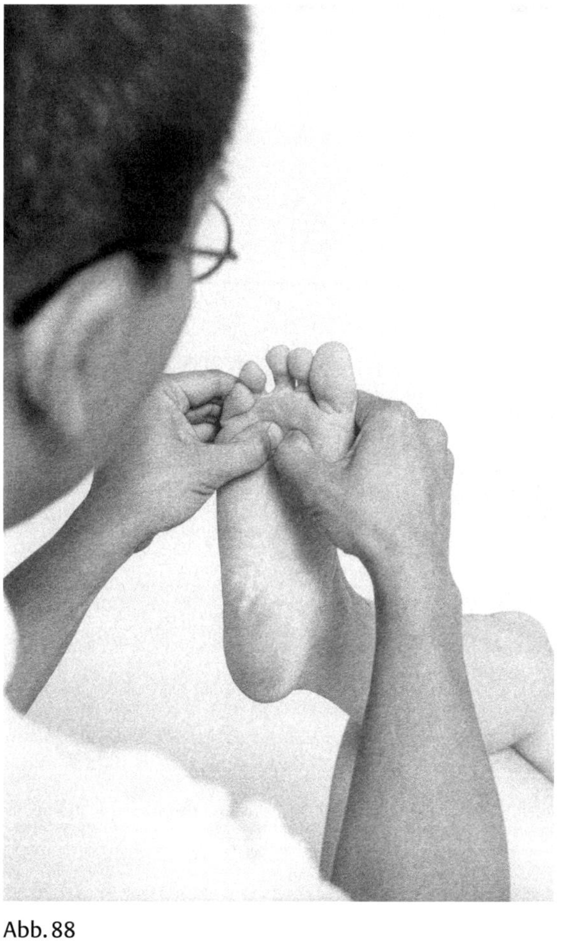

Abb. 88

DUI AN **Kneten**

- mit verschränkten Fingern
- Mittel- und Vorfuß werden vom Fußrücken her umfasst. Die Daumen kreuzen auf der Fußsohle ohne besonderen Andruck. Die laterale und mediale Fußkante werden in der Art zusammengedrückt, dass sich das quere Gewölbe verstärkt.
- Der Druck wird langsam aufgebaut, 3 Sek. gehalten und wieder herausgenommen, bis 3-mal.

→ **Abb. 89**

QIAN YIN **Dehnen**

Wadenmuskulatur, Plantarfaszie und Fußquergewölbe

- in Bauchlage
- Der Vorfuß wird so umfasst, dass auch das Längsgewölbe aufgedehnt werden kann. Der so fixierte Vorfuß wird vor die Brust des Behandlers gesetzt. Die Spannung wird langsam aufgebaut, 3 Sek. gehalten und wieder herausgenommen.
- 1–3-mal

→ Griffanlage **Abb. 85**

Fersensporn und Schmerz der Plantarfaszie

TUI **Schieben**

- mit dem Daumen
- in Bauchlage
- Die patientennahe Hand umgreift das Sprunggelenk, der Daumen der anderen Hand schiebt auf der Plantarfaszie vom Fersenballen nacheinander 3 Bahnen zum Vorfuß mit kräftigem Andruck.
- 2–3 Durchgänge

→ **Abb. 90**

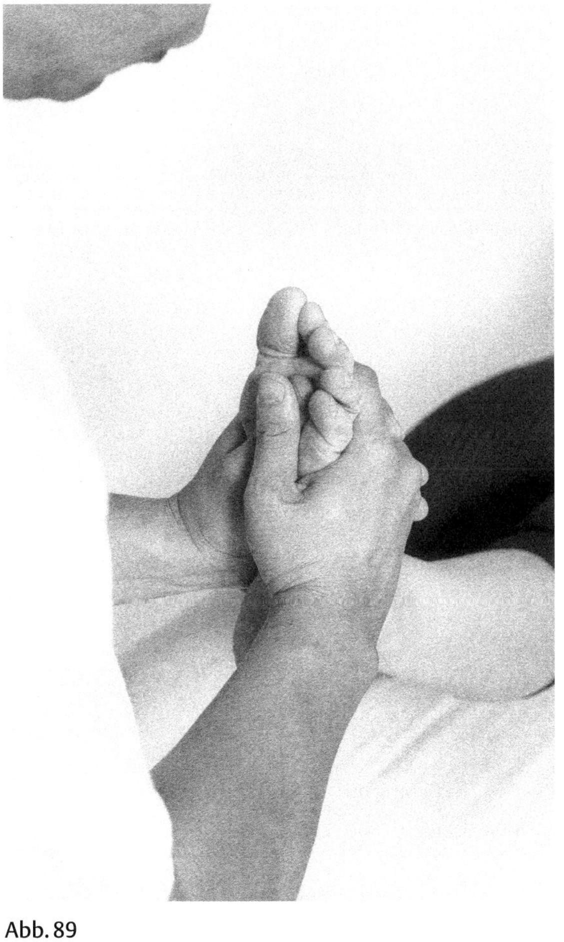

Abb. 89

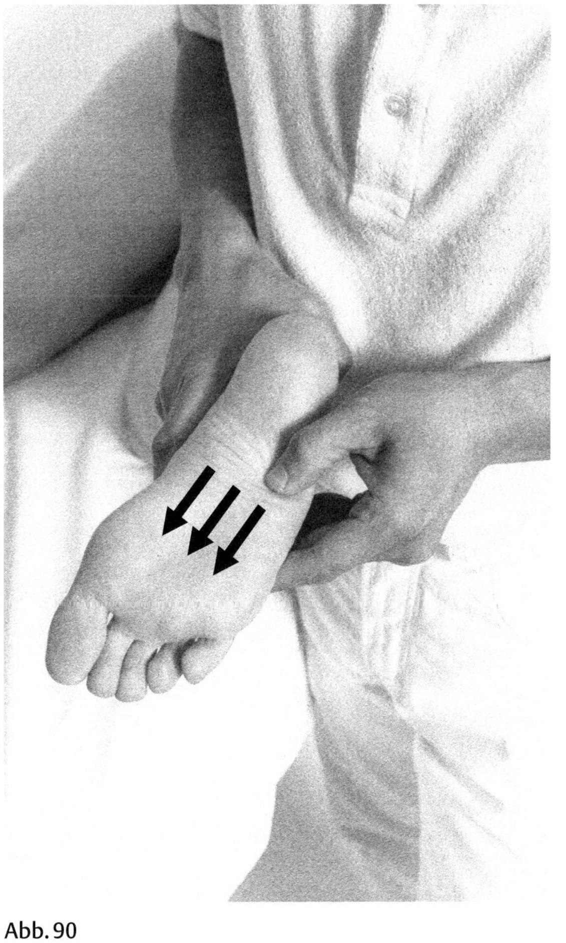

Abb. 90

JI **Klopfen**

- mit der ulnaren Seite bei geschlossener Faust
- in Bauchlage mit rechtwinklig gebeugtem Knie, die andere Hand fixiert Rückfuß und Sprunggelenk
- Die Schläge werden locker und etwas federnd ausgeführt.
- 5–10-mal

→ **Abb. 91**

AN **Akupressur**

- mit den Daumenkuppen
- in Bauchlage mit rechtwinklig gebeugtem Knie
- Die Finger geben einen Widerhalt auf dem Vorfuß, der Andruck wird, ausgehend von der Fersenspitze gleichzeitig über den lateralen und medialen Rand des Ballens nach vorn fortschreitend in ca. 1-Zentimeter-Abständen immer wieder angesetzt.
- 3–5 Durchgänge

→ **Abb. 92**

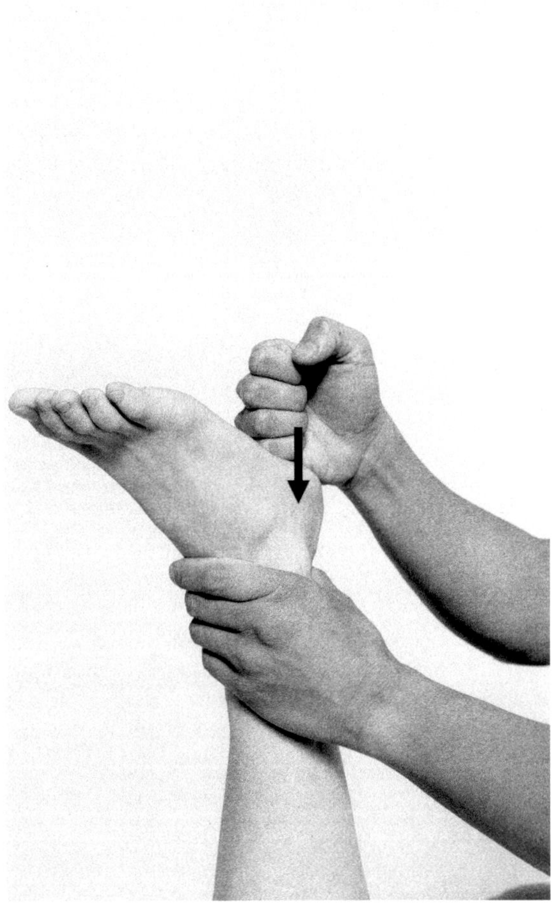

Abb. 91

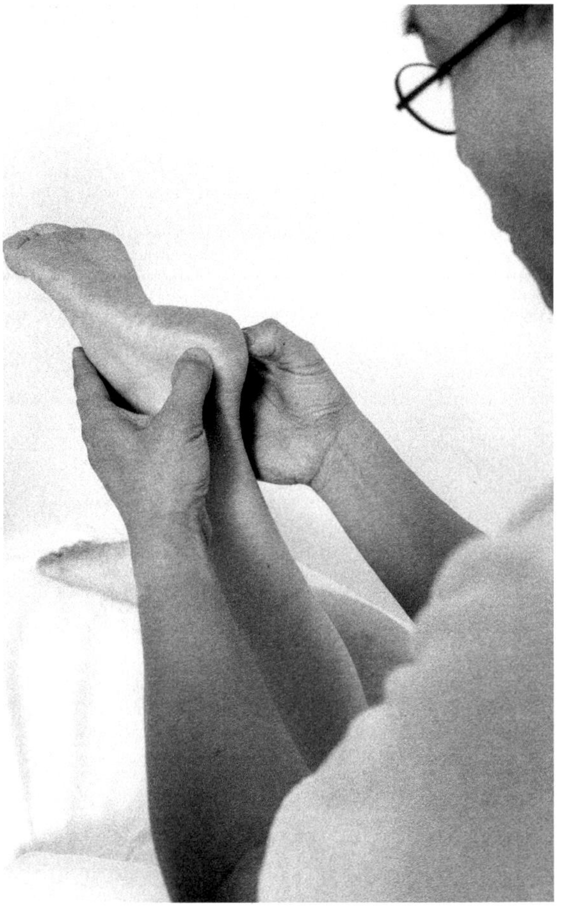

Abb. 92

QIAN YIN **Traktion der Zehen**

- in Rückenlage
- Die Zehen werden ein- oder beidseitig, beginnend am Kleinzeh, nacheinander von dorsal und plantar zwischen Daumen und Zeigefinger gefasst und mit mäßiger Kraft in Funktionsstellung gezogen.
- Eine Hand fixiert den Fuß in leichter Plantarflexion von dorsal an Ferse und Sprunggelenk, so dass bei der Traktion nicht das Sprunggelenk in Extension gezogen wird.
- je 1-mal

→ **Abb. 93**

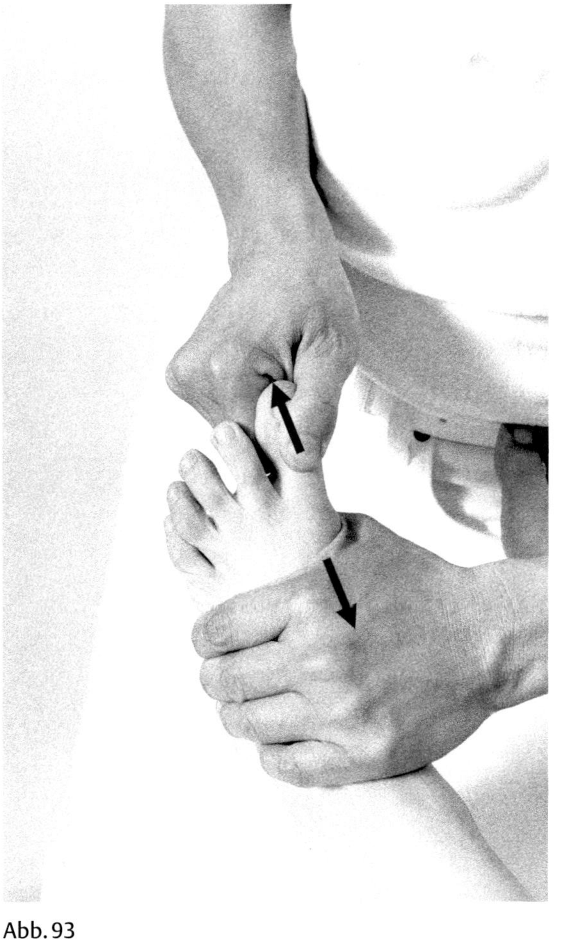

Abb. 93

Indikationsgebiet Sport: Behandlung chronischer Schmerzen nach Sportschäden, Prävention

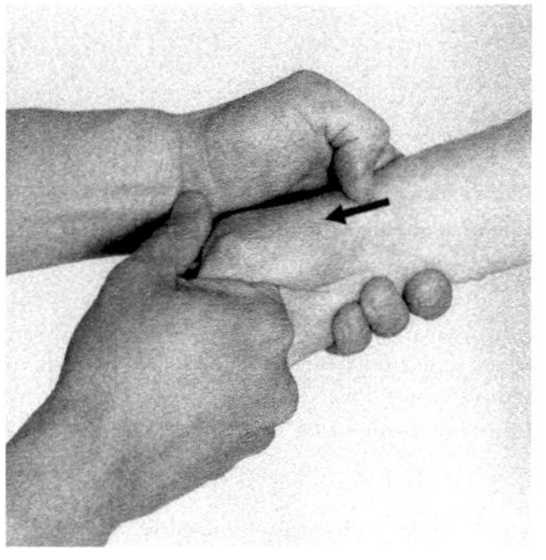

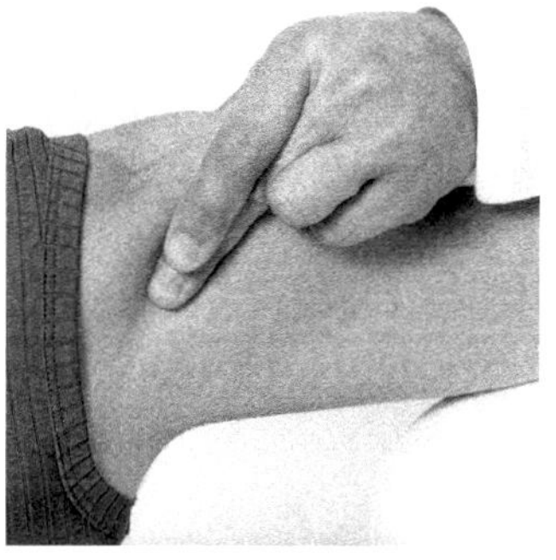

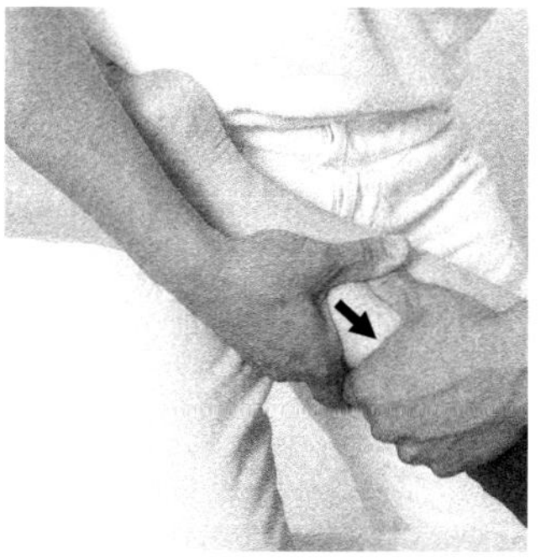

Chronifizierte Schulterschmerzen

Subakromiale Bursitis

Tendinose der langen Bizepssehne (z. B. bei Werfern, Fechtern und Schwimmern)

Die Vorbehandlungen sind Kapitel „Obere Extremitäten" (S. 44) zu entnehmen.

AN BAN FA **Dehnen**

- im Sitzen mit maximaler Elevation vor und seitlich in der Schulter zu 160–180° bei gebeugten Ellenbogen

→ **Abb. 94 a, b**

- Die Rückseite des distalen Oberarms wird gefasst und das Schultergelenk wird in weitere Abduktion gebracht.
- 3–5-mal

! Die Behandlung ist beispielsweise auch an einem Türrahmen möglich, wobei darauf zu achten ist, dass der passive Schub auf die Rückseite des distalen Oberarms nicht von ventral, sondern mehr lateroventral kommt.

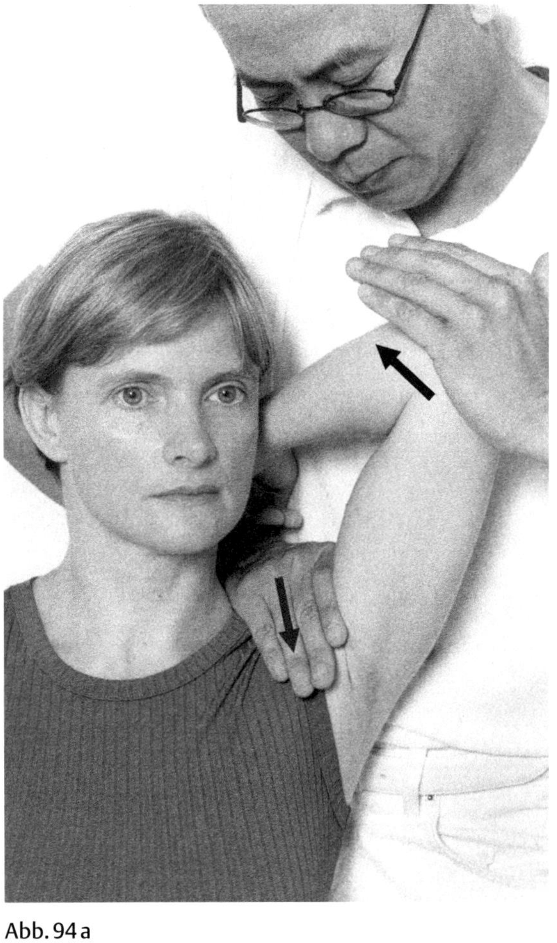

Abb. 94 a

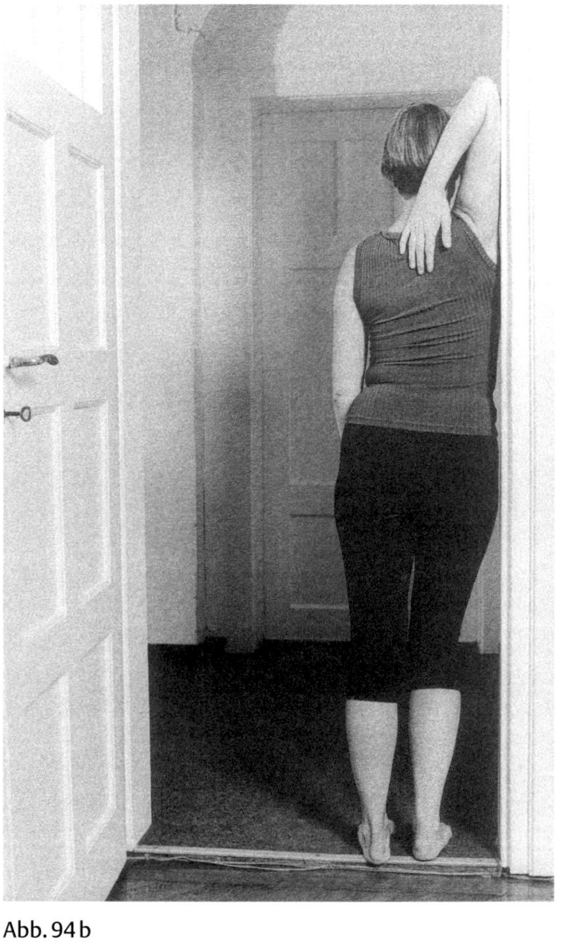

Abb. 94 b

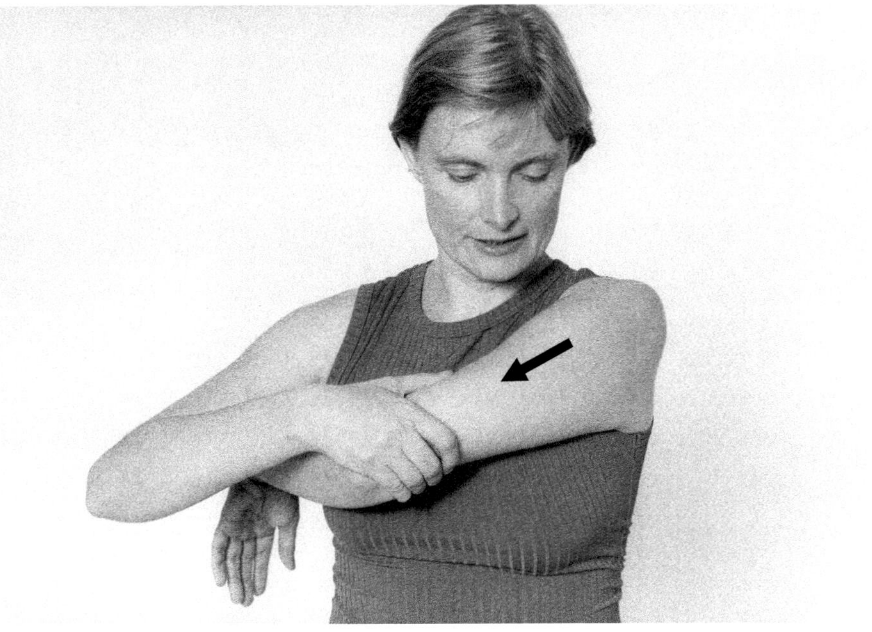

Abb. 95 a

QIAN LA FA **Dehnen**

- Selbstbehandlung im Sitzen
- Dehnen der dorsalen Schultermuskulatur am 70–80° nach vorn erhobenen Oberarm (Schulter), gebeugtem Ellenbogengelenk und Verstärkung der Adduktion, über Handanlage am distalen, dorsalen Oberarm
- 3–5-mal

→ **Abb. 95 a, b**

> **!** Eine Selbstbehandlung mit Abstützung am Türrahmen ist möglich.
>
> Es ist darauf zu achten, dass keine ruckartige Hyperadduktion bei senkrecht erhobenem oder nach vorn erhobenem Arm und horizontaler Adduktion erfolgt. Die Dehnung in Endstellung wird langsam mit sanftem Krafteinsatz erreicht und auch langsam wieder herausgenommen.

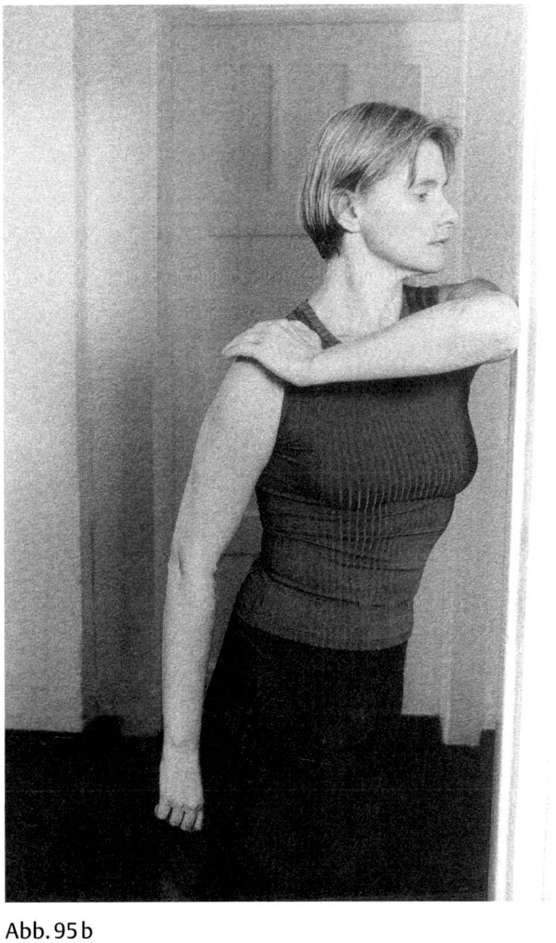

Abb. 95 b

Stauchungsverletzungen der Fingergelenke (z. B. Volleyballverletzungen)

Tendinosen der Hand und des Unterarms

AN **Akupressur**

- Di 11
- He 3

GUN **Rollen**

- mit der ulnaren Handkante
- Am sitzenden Patienten mit leichter Ellenbogenflexion und gestrecktem Handgelenk, wird von distal nach proximal über die radiale und ulnare Handgelenkbeugergruppe behandelt, ca. 2–3 Min.

→ **Abb. 22**

NA **Kneifen**

- In leichter Streckstellung oder Funktionsstellung des Fingers wird im Zangengriff zwischen Daumen- und Zeigefingerkuppe in rascher Folge von proximal nach distal und umgekehrt, die radiale und ulnare Seite eines Fingers vom Grundgelenk bis zur Kuppe und wieder zurück bearbeitet.
- in gleicher Weise auf der Volar- und Dorsalseite
- 2–3-mal

→ **Abb. 96**

QIAN YIN LÜ **Traktion mit Abstreifen**

- am sitzenden Patienten
- Die Finger werden nacheinander sanft zwischen Zeige- und Mittelfinger eingespannt und gezogen, wobei der Griff so gelockert wird, dass der Finger hindurch gleitet.
- Eine Hand fixiert das Handgelenk, je Finger 3–5-mal.

→ Griffanlagen **Abb. 28 a, b.**

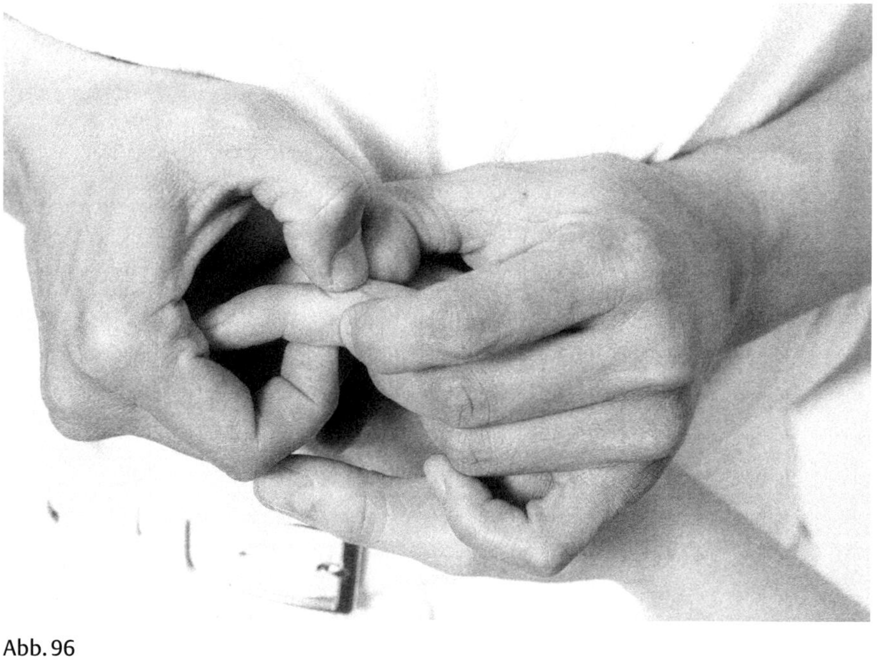

Abb. 96

QIAN LA LÜ — Traktion mit Schieben an den Daumenextensorensehnen

- Der Daumen wird mit den 3 radialen Fingern in der Hohlhand fixiert und Daumen und Zeigefinger umschließen den Daumenballen. Es wird ein milder Zug ausgeübt.
- Die Daumenkuppe der anderen Behandlerhand streicht tief und langsam über Sehnen und Gleitlager der Extensorensehnen nach distal zum Sattelgelenk.
- 3–5-mal

→ **Abb. 97**

QIAN YIN — Traktion mit Durchbewegen des Handgelenks

- am angelehnt aufrecht sitzenden Patienten
- Der Arm der betroffenen Seite wird in der Schulter etwa 50–60° nach vorn gehoben und ca. 45° abduziert. Der Unterarm ist in Pronation (Innenrotation), der Ellenbogen ist gestreckt.
- Die Mittelhand und Handwurzel des Patienten werden mit beiden Händen umschlossen. Wechselrhythmisch wird langsam unter mildem Zug das Handgelenk in Extension und Flexion sowie in ulnarer und radialer Richtung jeweils bis zur Endstellung bewegt.
- 3–5 Durchgänge

→ **Abb. 98**

> **!** Wesentlich ist, dass die Schulter- und Oberarmpartie des Patienten weitgehend entspannt sind. Als Widerhalt zur Traktion dient nur das angelehnte Oberkörpergewicht in leichter Rückneigung.

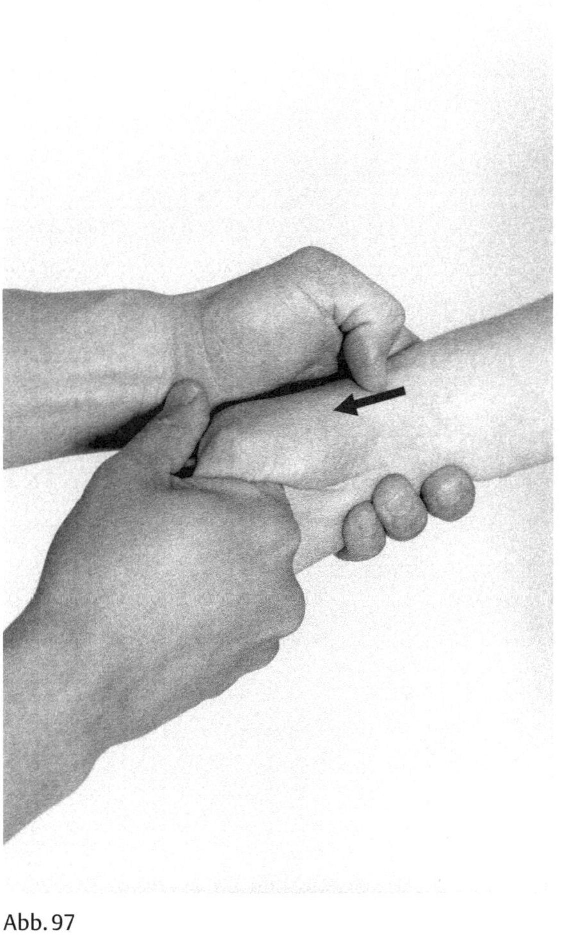

Abb. 97

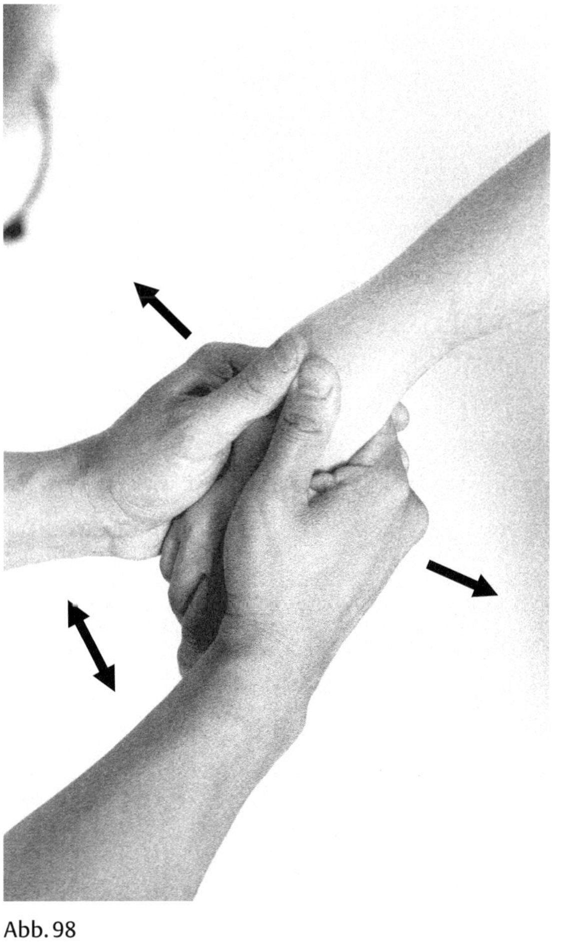

Abb. 98

Adduktorentendopathie des Oberschenkels

TUI **Schieben**

- in Bauchlage
- absteigend mit den Handballen bds. über der Blasen-Leitbahn vom Nacken bis zum Fuß
- 3–5-mal

AN **Akupressur**

- mit dem Ellenbogen
- Bl 23
- Gb 29 (**Abb. 99**)
- Gb 30

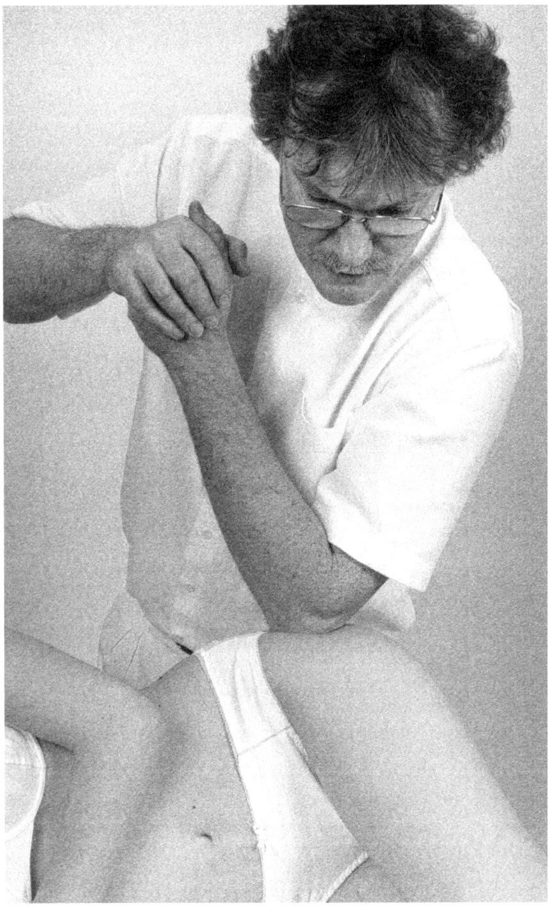

Abb. 99

AN **Akupressur**

- in Rückenlage
- mit den übereinander gelegten Daumen und Abstützung mit den Fingern auf dem Oberschenkel
- Man steht auf der Gegenseite des zu behandelnden Beins. Mit kräftigem, langsam aufgebautem Druck über den Adduktoren, aufsteigend von distal nach proximal, vom Ursprung zum Ansatz, 5–6-mal eingehen.
- Die Strecke wird 5–6-mal hintereinander bearbeitet.

→ **Abb. 100**

SI ZI **Vier Zeichen**

Mit Dehnung der ventralen Hüftgelenkkapsel und Adduktorenmuskulatur

- in Rückenlage
- Das Hüftgelenk wird 90° gebeugt und max. außenrotiert und abduziert. Das Knie ist über 90° gebeugt und der Unterschenkel liegt auf Knie oder Oberschenkel der Gegenseite (Vier Zeichen).
- Mit einer Hand wird der quer liegende Unterschenkel fixiert, mit der anderen wird vorsichtig mit Druck (Herunterdrücken) auf die mediale Seite des Kniegelenkes oder Oberschenkels die Abspreizung und Außenrotation der Hüfte verstärkt.
- Die Spannung langsam aufbauen, in Endstellung 3 Sek. halten und wieder herausnehmen.
- 1–2-mal

→ **Abb. 68**

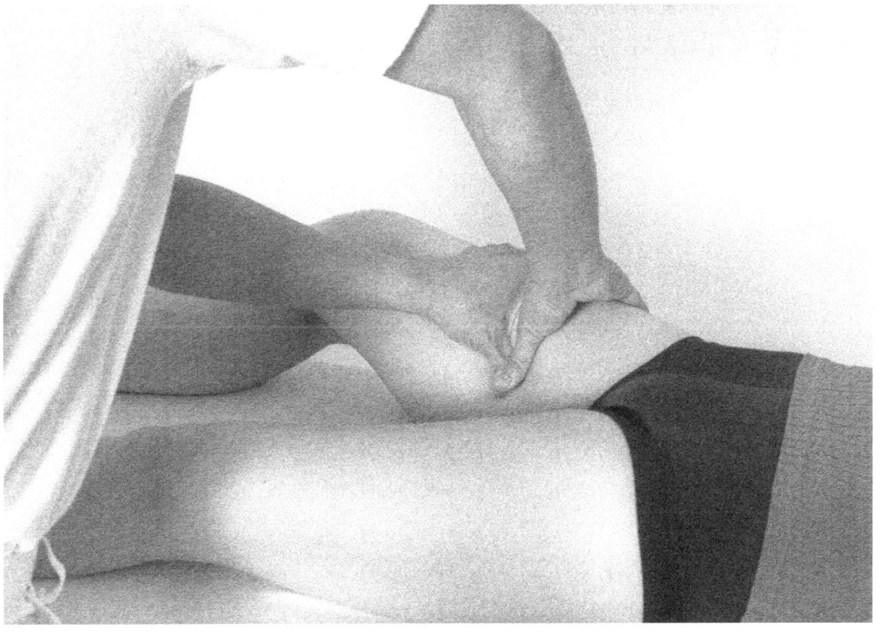

Abb. 100

TUI **Schieben**

- mit dem Handballen
- in Bauchlage
- über der Blasen-Leitbahn vom Nacken zum Fuß
- 3–5-mal

AN **Akupressur**

- mit dem Ellenbogen
- in Seitlage
- auf Gb 29 langsam aufbauen und wieder herausnehmen
- 1–2-mal

GUN **Rollen**

- mit der ulnaren Handkante
- in Seitlage mit angewinkelter Hüfte und Knie auf dem Trochanter major, bis 5 Min.

TUI **Schieben**

- mit dem Handballen
- in Seitlage, absteigend über der Gallenblasen-Leitbahn von der Hüfte zum Fuß
- 5–10-mal

→ **Abb. 101 a, b**

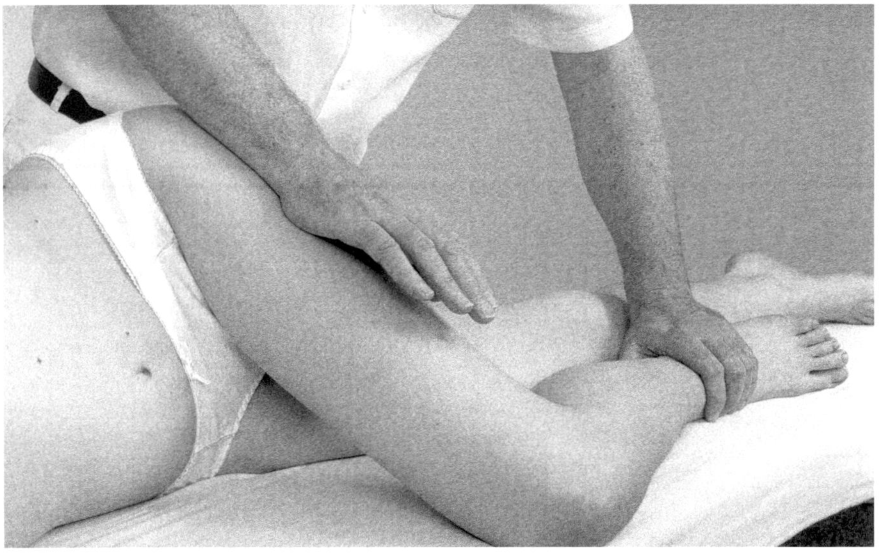

Abb. 101 a

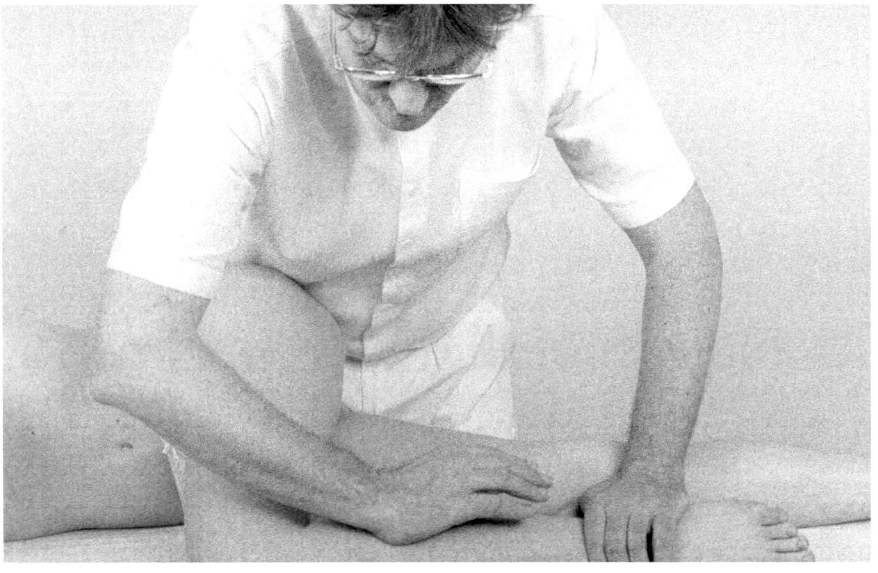

Abb. 101 b

Schmerzen am proximalen Drittel des M. biceps femoris und der proximalen ischiokruralen Muskulatur (z. B. bei Mittel- und Kurzstreckenläufern)

TUI **Schieben**

- in Bauchlage
- über der Blasen-Leitbahn vom Nacken bis zum Fuß
- 3–5-mal

AN **Akupressur**

- mit dem Ellenbogen
- auf den Augenpunkten des Rückens (s. Kap. „Wirbelsäule", [S. 30, **Abb. 32**])
- Gb 29, 30

AN **Akupressur**

- mit den übereinander gelegten Daumen oder dem Ellenbogen
- in Bauchlage
- auf dem M. biceps femoris absteigend vom Tuber ischiadicum auf der Rückseite des Oberschenkels, von proximal nach distal, etwa 5–6-mal eingehen.
- 1–2-mal

→ **Abb. 102 a, b**

> ! Die Behandlung kann sehr schmerzhaft sein. Die Kraftdosierung und Balance des Behandlers wird durch Abstützung am Liegenrand erleichtert.

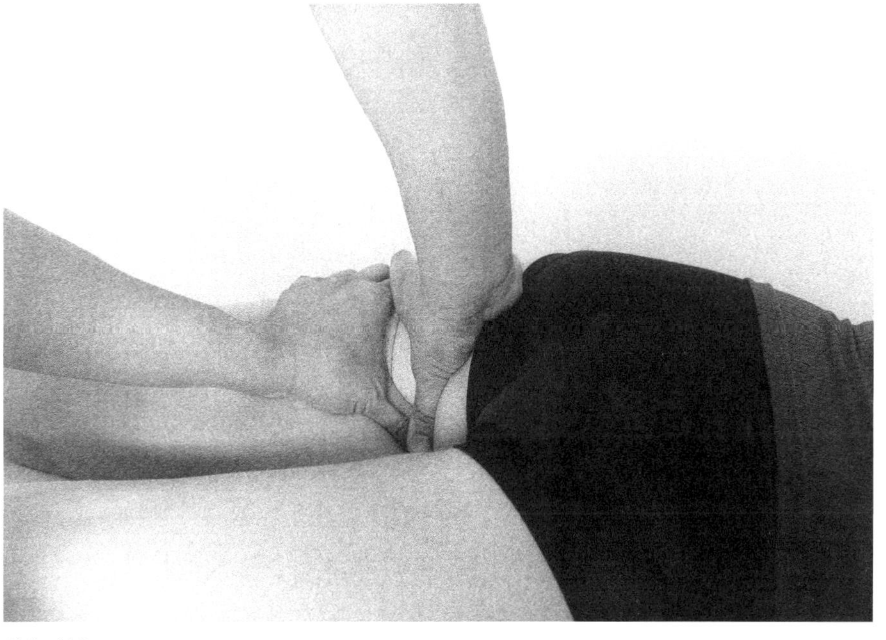

Abb. 102 a

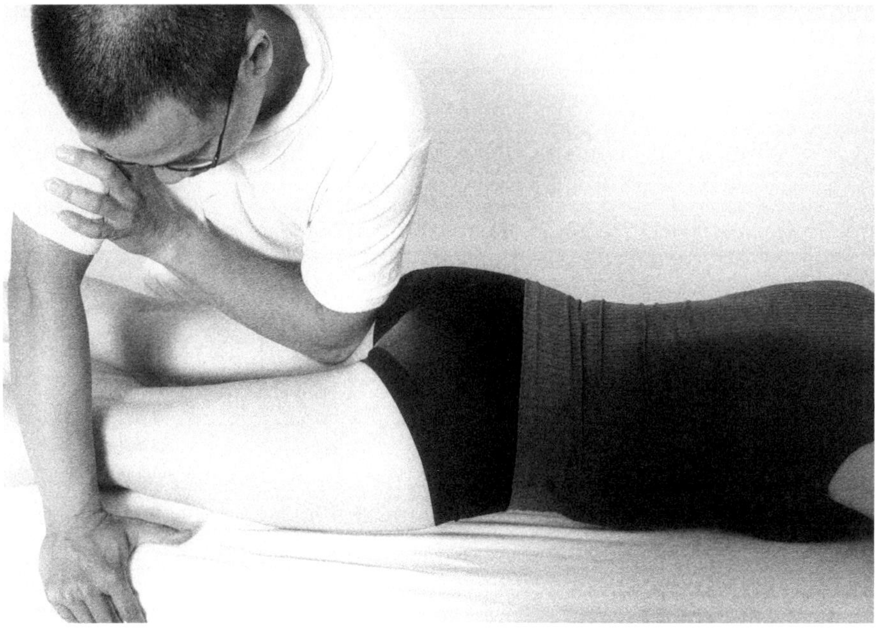

Abb. 102 b

QIAN YIN **Dehnen der Ischiokrural- und Wadenmuskulatur**

- Der Behandler steht neben dem Fußteil der Liege mit Blick zum Kopfteil.
- In Rückenlage wird das Bein, im Knie gestreckt, so weit wie möglich passiv gehoben nach Art des Staight-Leg-raising-Tests. Die Wade wird vor die Behandlerschulter platziert. Die Hände mit verschränkten Fingern bieten einen Widerhalt am distalen Oberschenkel. Das Sprunggelenk des Patienten bleibt zunächst gestreckt. Der Rumpf des Behandlers bleibt aufrecht.
- Die Spannungszu- und -rücknahme wird über eine Vor- und Rückwärtsbewegung des Rumpfes erzeugt, die ausschließlich aus einer Hüft-, Knie- und Sprunggelenkbeugung bzw. -streckung entsteht.
- bds. 3–5-mal
- Bei genügender Verträglichkeit kann die Methode durch langsamen Spannungsaufbau mit Ein- und Auswärtsrotation sowie forcierte Dehnung der Wadenmuskulatur über das Sprunggelenk variiert werden, bis 3 Rotationsbewegungen je Richtung.

→ **Abb. 43 a–c**

! Vor allem die Drehempfindlichkeit des Sprunggelenks kann der Methode enge Grenzen setzen.

Apex-patellae-Syndrom

Chondropathia patellae

JING DUN **Isometrische Kräftigung**

- Selbstbehandlung im Stehen
- Die Füße werden in Schulterbreite aufgesetzt, parallel gestellt und gleichmäßig über Ferse und Vorfuß belastet. Die Knie werden ca. 10° gebeugt, das Becken wird aufgerichtet und die LWS etwas entlordosiert.
- Man bleibt ohne Gewichtsverlagerung stehen, bis die Muskulatur leicht zittert, hält dann noch 10–20 Sek. die Spannung und lockert anschließend die Beine.
- Diese Übung soll 2-mal täglich ausgeführt werden.

→ **Abb. 103**

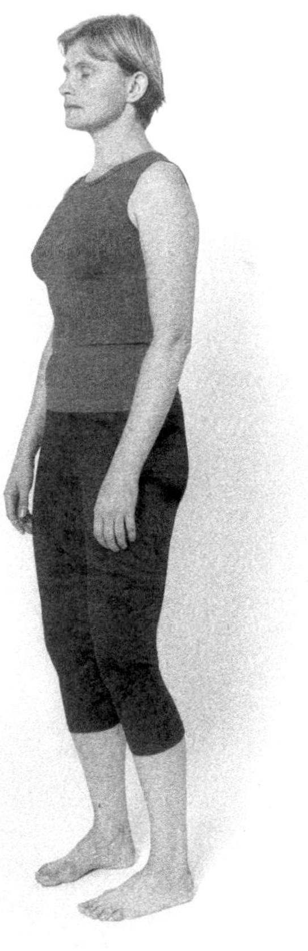

Abb. 103

Achillodynie

Ergänzende Behandlungstechniken sind Kapitel „Untere Extremitäten“ (S. 57 ff, 75) zu entnehmen.

QIAN YIN **Dehnen**

- Selbstbehandlung im Stehen
- Ein Bein wird leicht vorgestreckt, in leichter Knie- und Hüftbeugung werden die Zehen und der Vorfußballen gegen einen Türpfosten oder die Wand gelehnt, die Ferse steht fest auf, die Dorsalflexion des Fußes wird durch leichte Beugung und Vorschieben des Kniegelenks verstärkt (Dehnen der Wadenmuskulatur).
- Die Spannung wird langsam bis zur Grenze der Erträglichkeit aufgebaut, 3–5 Sek. gehalten und langsam wieder herausgenommen, bds. 3–5-mal.
- Diese Übung soll vor und nach einer Trainingseinheit ausgeführt werden.

→ **Abb. 104**

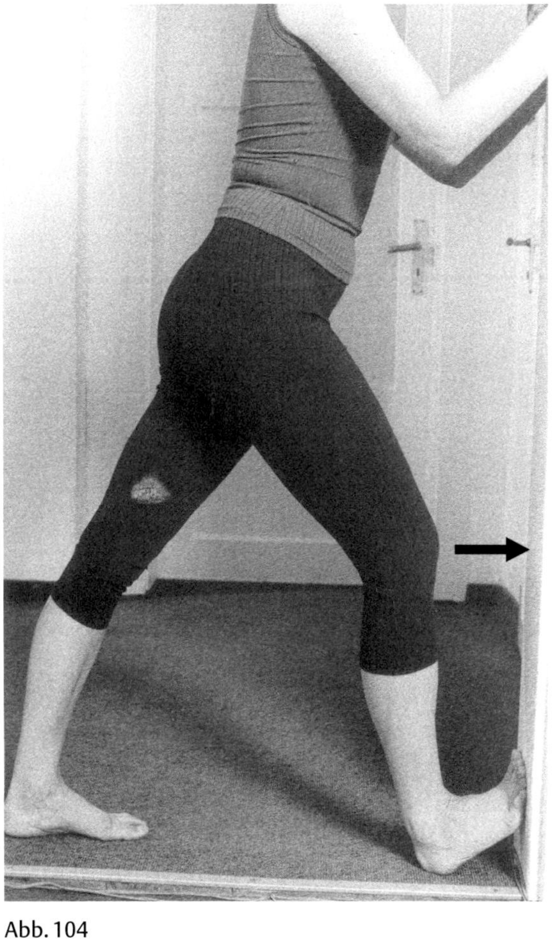

Abb. 104

Vorbereitung auf einen sportlichen Wettkampf

Mit den nachfolgenden Methoden kann am Wettkampfvortag eine ausgeglichene Stimmung erreicht werden. Sie können auch bei einer Prüfungsvorbereitung helfen. Die Techniken verbessern das Durchschlafvermögen.

TUI **Schieben**

- mit dem Handballen
- in Bauchlage
- auf der Blasen-Leitbahn vom Scheitel bis zur oberen BWS, getrennt auf beiden Seiten 3–5-mal, betont langsames Schieben
- Es können auch beide Seiten gleichzeitig behandelt werden.

ROU **Kreisende Schiebetechnik**

- mit den Daumen
- Gb 20 (**Abb. 105**)

und

- Extrapunkt 5 (An Mian)
- 1–2 Min.

TUI **Schieben**

- mit dem Handballen
- in Bauchlage
- Auf der Blasen-Leitbahn vom Nacken zum Fuß, betont langsames Schieben, die Leitbahnen werden bds. nacheinander behandelt.
- 3-mal

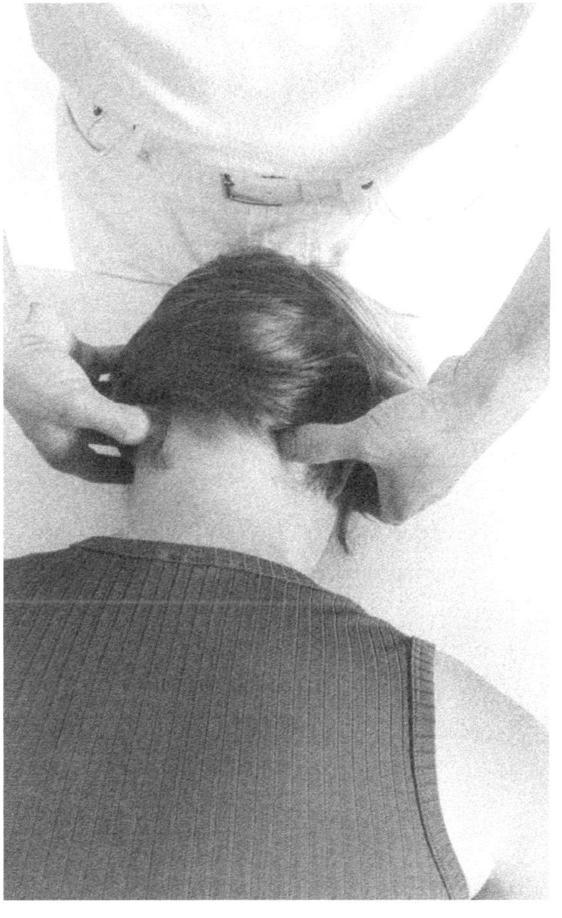

Abb. 105

AN **Akupressur**

- mit der Daumenkuppe
- in Rückenlage
- bds. auf der Blasen-Leitbahn, beginnend am Haaransatz bei Bl 4 aufwärts bis zum Scheitel
- Danach in gleicher Technik mit einer Hand auf der LG-Leitbahn aufwärts von LG 24 bis zum Scheitel und Hinterkopf.
- jeweils 3–5-mal

FEN TUI **Divergierendes Schieben**

- mit den radialen Daumenkanten
- auf der Stirnhaut parallel oberhalb der Augenbrauen zum Extrapunkt 2 (Tai Yang) streichen
- 3–5-mal

→ **Abb. 106**

GUA **Kratzen**

- in Rückenlage
- Die Finger 2 bis 5 werden in leichte Funktionsstellung (Beugung) gebracht, die Kuppen gehen mit den kurzen Nägeln senkrecht auf die Kopfhaut ein und bestreichen vor, über und hinter dem Ohr die Gallenblasen-Leitbahn und ihre Umgebung.
- 3–5-mal

→ **Abb. 107**

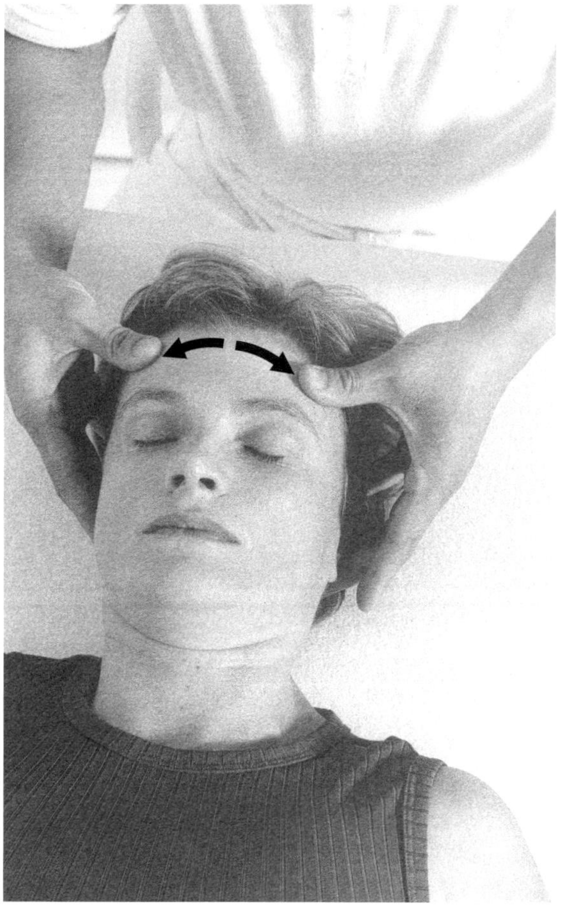

Abb. 106

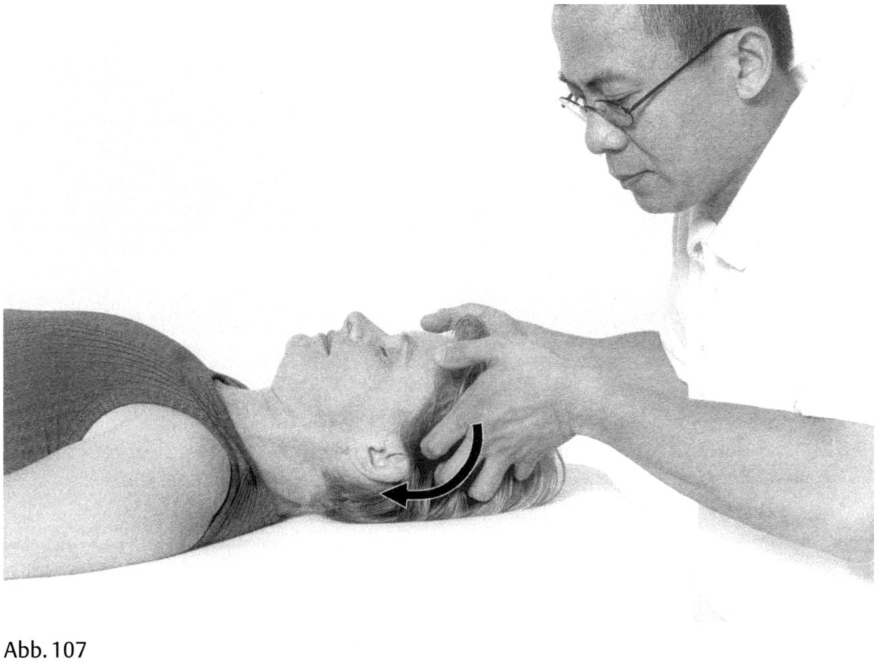

Abb. 107

AN — Akupressur

- in Rückenlage
- Wichtig ist eine langsam ausgeführte, beruhigende Behandlung.
- Die Seiten werden getrennt behandelt, zunächst an den oberen Extremitäten, dann an den unteren Extremitäten.
- Lu 1
- Ma 36
- Mi 6
- Gb 34
- Gb 43
- Le 3

YI SHOU — Konzentration und Entspannung

- in Rückenlage
- Der Körper wird zum Abschluss bequem gelagert. Der Behandler sitzt neben der Liege und legt eine Hand ohne wesentlichen Andruck auf die Mitte des Bauchs in Höhe des Nabels.
- Der Proband soll eine langsame Zwerchfellatmung ausführen und darf dabei auch einschlafen, 15–20 Min.

→ **Abb. 108**

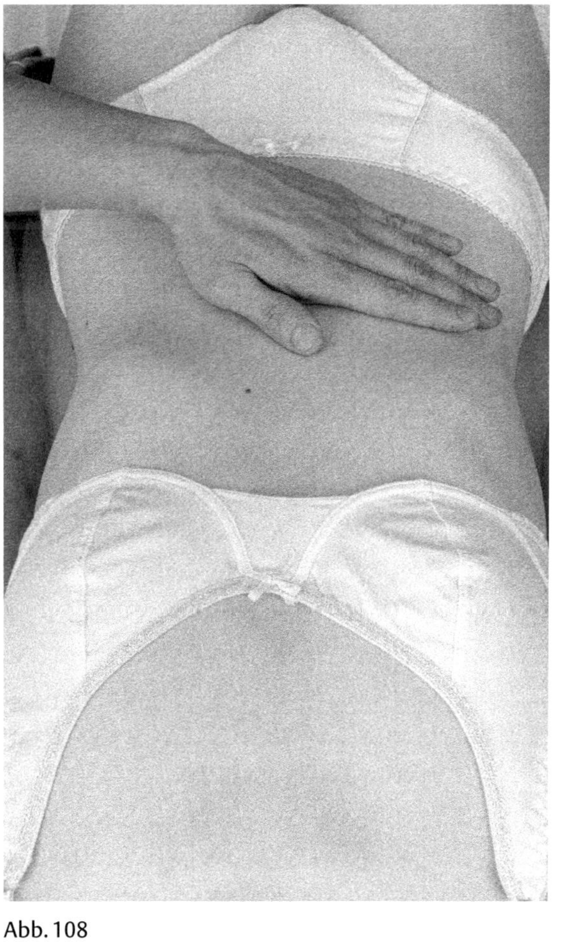

Abb. 108

Indikationsgebiete Innere Medizin, psychovegetative Störungen, Kopfschmerzen

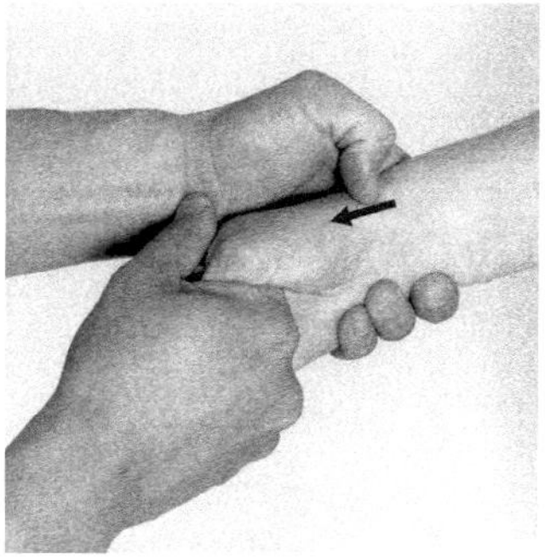

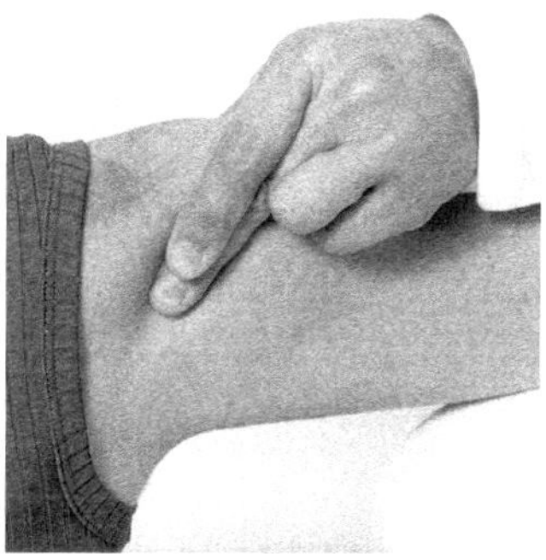

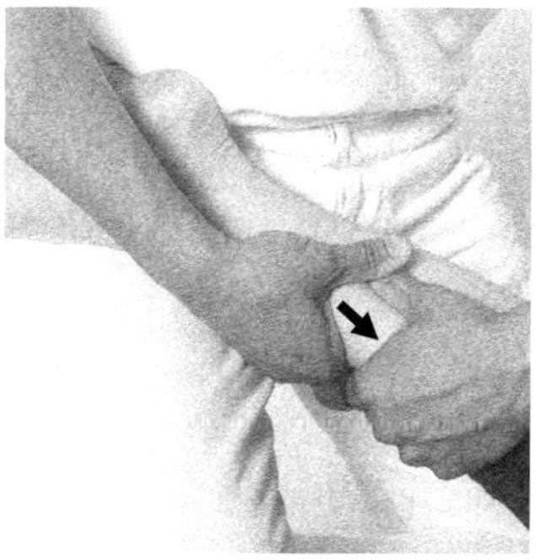

Erkältungskrankheiten

Erkrankungen der oberen Luftwege

Leitsymptom: Kältegefühl

Dazu Frösteln, Kopfschmerzen, Benommenheit, kein Durst, kein Schwitzen

Leitsymptom: Hitzegefühl

Dazu Schwitzen, Halsschmerzen, Kopfschmerzen, Mundtrockenheit

Bei Kältegefühl:

AN Akupressur

- Bl 12
- Lu 7

Bei Hitzegefühl:

AN Akupressur

- LG 14
- Di 4 bds. (**Abb. 11**, S. 13)
- Gb 20 bds.

Chronische Bronchitis

Asthma bronchiale

Symptome der Leere

Kraftloser Husten, blasse Gesichtsfarbe, Neigung zum Schwitzen auch in Ruhe, subjektives Kältegefühl und Kälteempfindlichkeit, weicher Stuhlgang, trockener Mund und Hals, Zunge dunkelrot und ohne Belag, feuchte Hände und Füße, Puls tief und gespannt

Symptome der Fülle

Kraftvoller Husten, lautes Atemgeräusch, ungeduldiges Auftreten, laute Stimme, geblähter Bauch, fester Stuhlgang, Kombination aus trockenem Mund und bitterem Geschmack, Zunge weiß belegt, gelb getönter Bronchialschleim, Puls gespannt und gleitend

Allgemeine Behandlung

TUI **Schieben**

- mit beiden Handballen
- in Bauchlage
- Der Behandler steht am Kopfende, von HWK 6 wird gleichzeitig bds. abwärts die Blasen-Leitbahn bis zum Sakrum behandelt.
- Es werden 3 Schübe jeweils in der Ausatemphase ausgeführt.

→ **Abb. 3**

TUI **Schieben**

- mit übereinander gelegten Daumen
- auf der Blasen-Leitbahn nacheinander (re./li.) ebenfalls nach kaudal
- Hier genügt eine Behandlung zwischen der unteren HWS und mittleren BWS, je Seite 3-mal.

→ **Abb. 109**

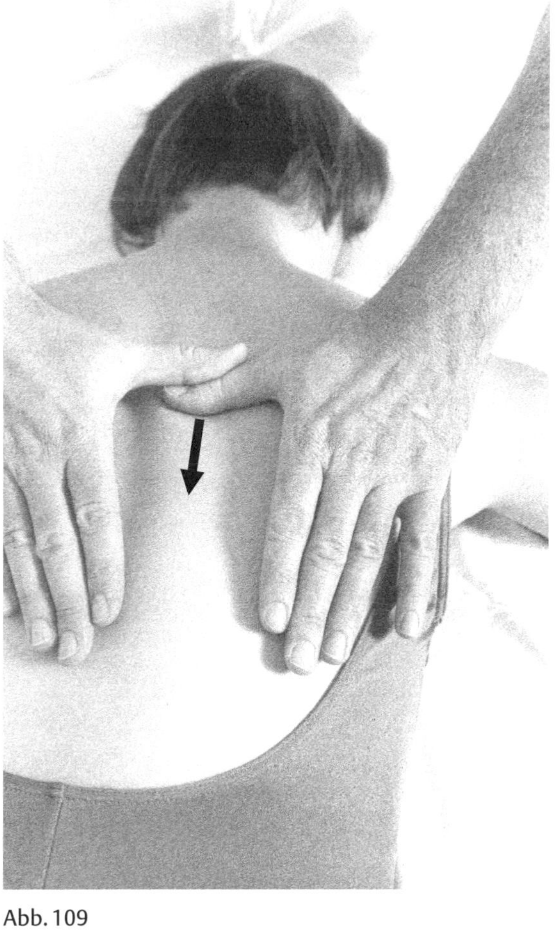

Abb. 109

HENG CA **Quer Reiben**

- mit dem flachen Handteller
- in Rückenlage
- auf der Brust im Bereich zwischen der 2. und 4. Rippe mit hohem Tempo 100–200-mal

→ **Abb. 110**

HENG CA **Quer Reiben**

- mit dem flachen Handteller
- in Bauchlage
- auf dem oberen Rücken im Bereich zwischen dem 7. Hals- und dem 3. Brustwirbel mit hohem Tempo 100–200-mal

→ **Abb. 111**

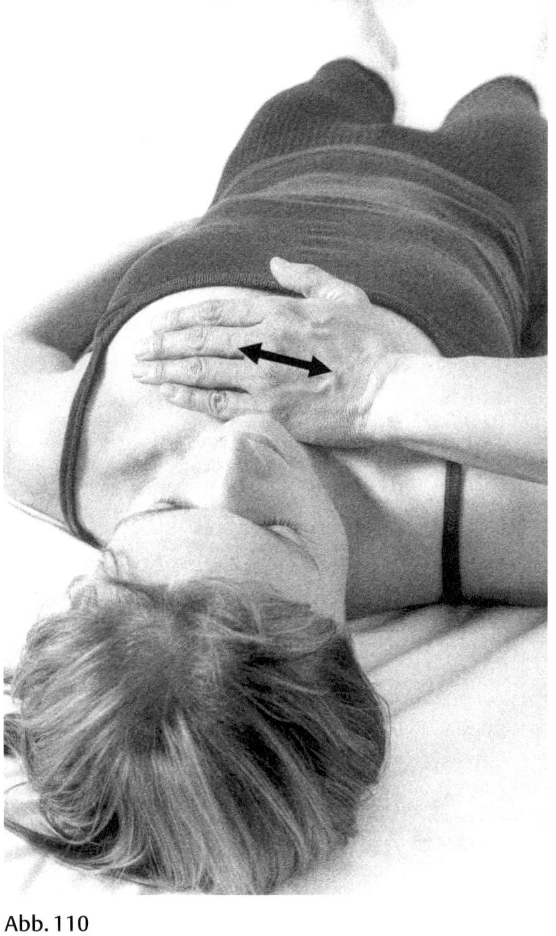

Abb. 110

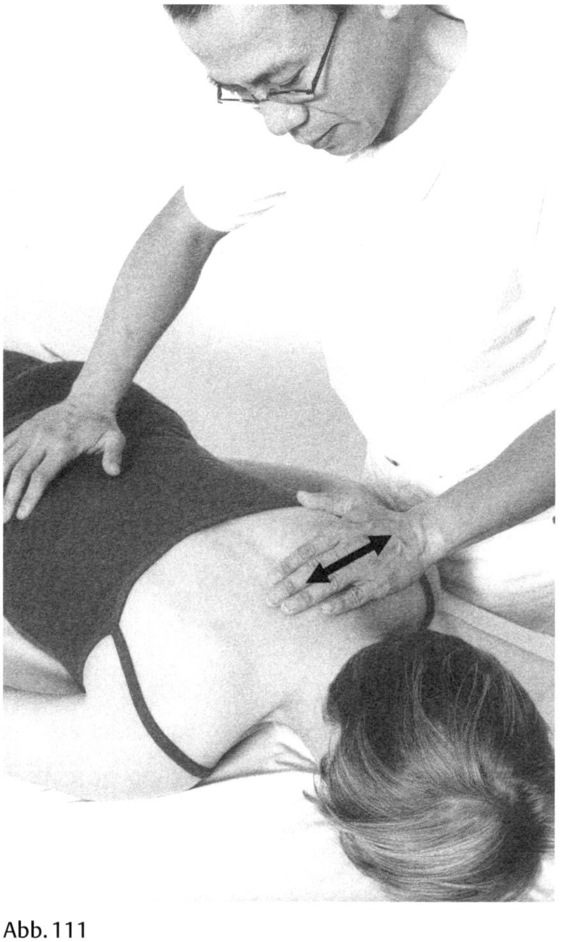

Abb. 111

ROU **Kreisende Schiebetechnik**

- mit dem Daumen
- Der Behandler steht am Kopfende und macht langsam kreisende Bewegungen mit den Daumen 0,5 Cun bds. vom Dornfortsatz des HWK 7, 1 Min.
- Extrapunkt 17

→ **Abb. 112**

ROU **Kreisende Schiebetechnik**

- mit den Daumen
- auf Bl 13 bds.
- 3 Min.

TUI **Schieben**

- mit den übereinander gelegten Daumen
- in Rückenlage auf dem Brustbein vom Manubrium bis zum Xiphoid
- 3–5-mal jeweils in der Ausatemphase

→ **Abb. 113**

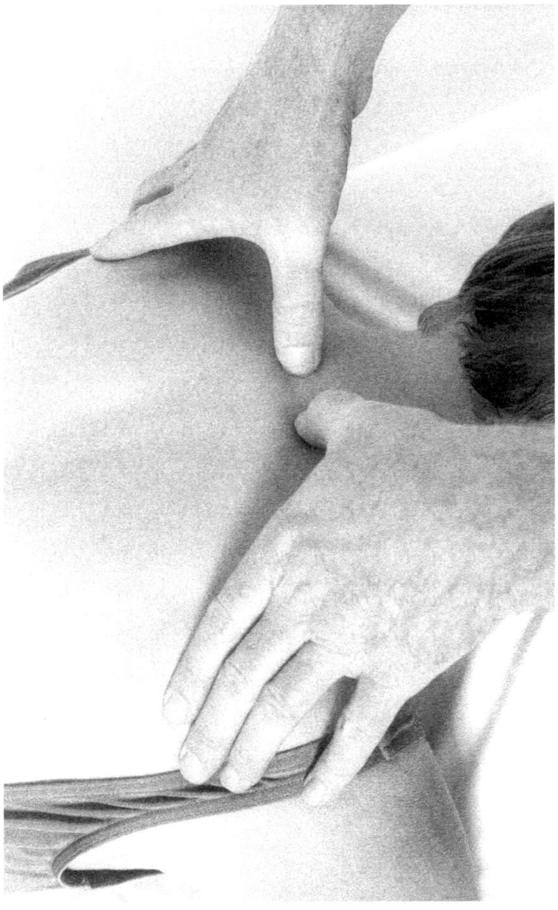

Abb. 112

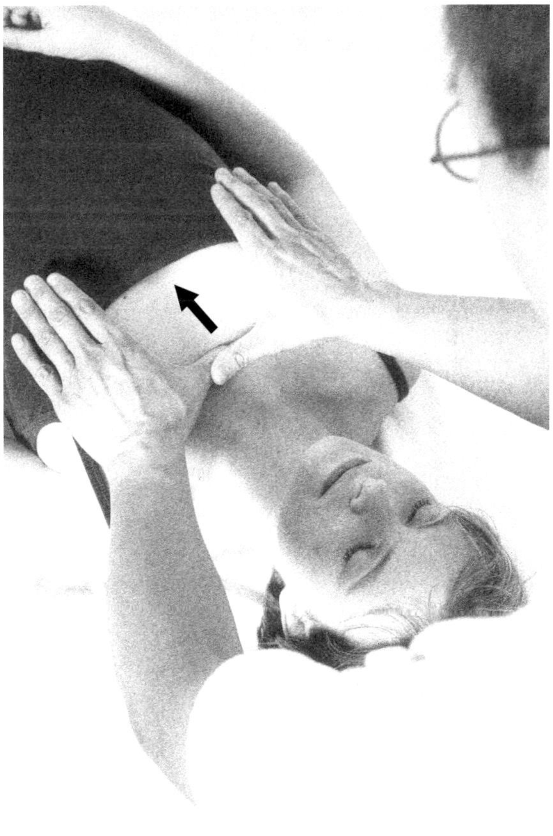

Abb. 113

FEN TUI **Divergierendes Schieben**

- mit den Daumen
- Der Interkostalraum wird bds. ertastet und dann wird symmetrisch vom Brustbein nach lateral geschoben. Beginnend mit dem Interkostalraum 1–2 und nacheinander bis zum Interkostalraum 7–8 wird jeweils ein Schub zu beiden Seiten geführt.
- 3–5 Durchgänge

→ **Abb. 114**

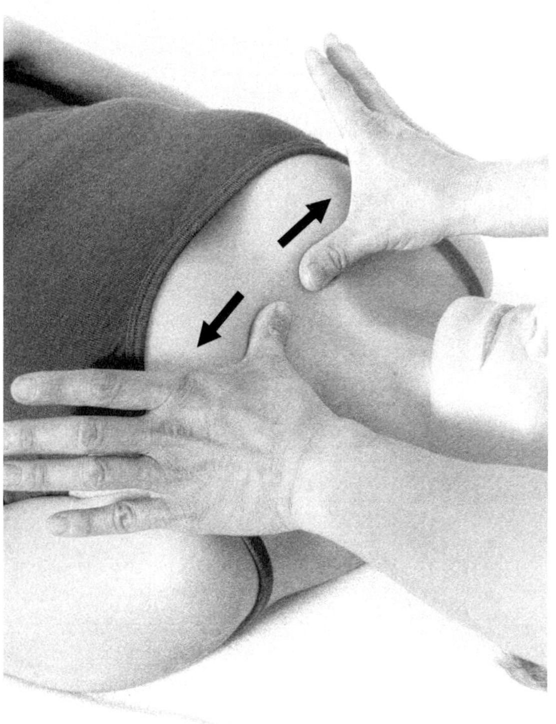

Abb. 114

ROU **Kreisende Schiebetechnik**

- mit dem Daumen bei leichtem Andruck
- in Rückenlage
- KG 22
- KG 17
- je 5 Min.

Bei Symptomen der Leere:

AN **Akupressur**

- mit dem Daumen
- am sitzenden Patienten
- Ma 36
- Ni 3

AN **Akupressur**

- in Bauchlage
- Bl 23

Bei Symptomen der Fülle:

AN **Akupressur**

- mit dem Daumen
- am sitzenden Patienten
- Di 4
- Ma 40
- Die Punkte können bds. gleichzeitig gedrückt werden, bis 1 Min.

Arterielle Hypertonie

Symptome der Leere

Kopfschmerz, Schwindel, Tinnitus, Vergesslichkeit, innere Unruhe, unruhige Träume, Schwächegefühl in den Beinen und Muskelkater im Rücken, Müdigkeit, Kurzatmigkeit

Symptome der Fülle

Kopfschmerz, Schwindel, rotes Gesicht, entzündete Augenlidränder, leicht erregbar, Zorngefühl, bitterer Mundgeschmack, fester Stuhlgang, Schweregefühl des Kopfs

Allgemeine Behandlung

AN **Akupressur**

- Di 11
- Dü 8
- Ma 36

TUI **Schieben**

- mit den Handballen
- Blasen-Leitbahn bds. vom Nacken zum Fuß
- 3–5-mal

→ **Abb. 35**

NA **Greifen und Ziehen**

- am sitzenden Patienten
- mit beiden Händen
- im Zangengriff über dem horizontalen Trapeziusmuskel langsam einen Wulst hochziehen und loslassen bds.
- je Seite bis 3-mal

→ **Abb. 115**

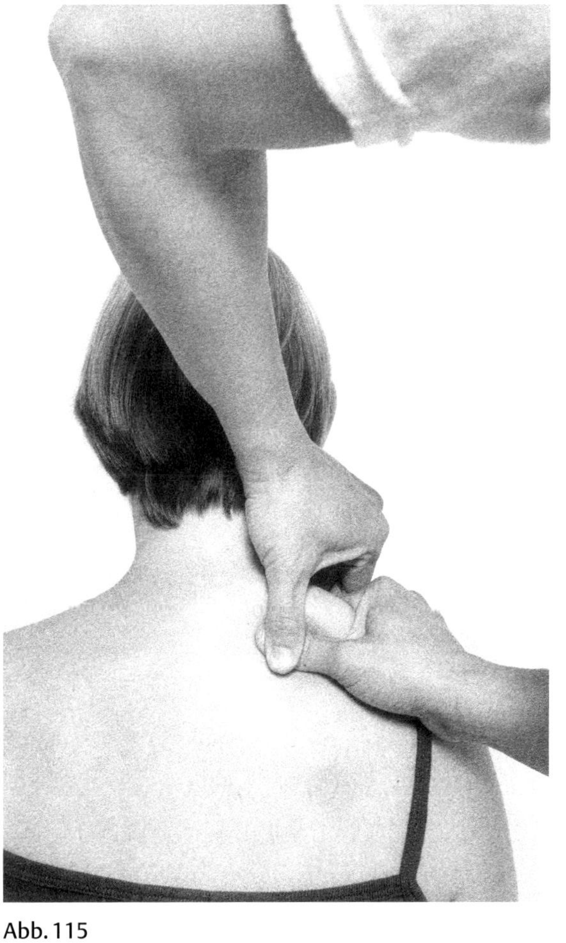

Abb. 115

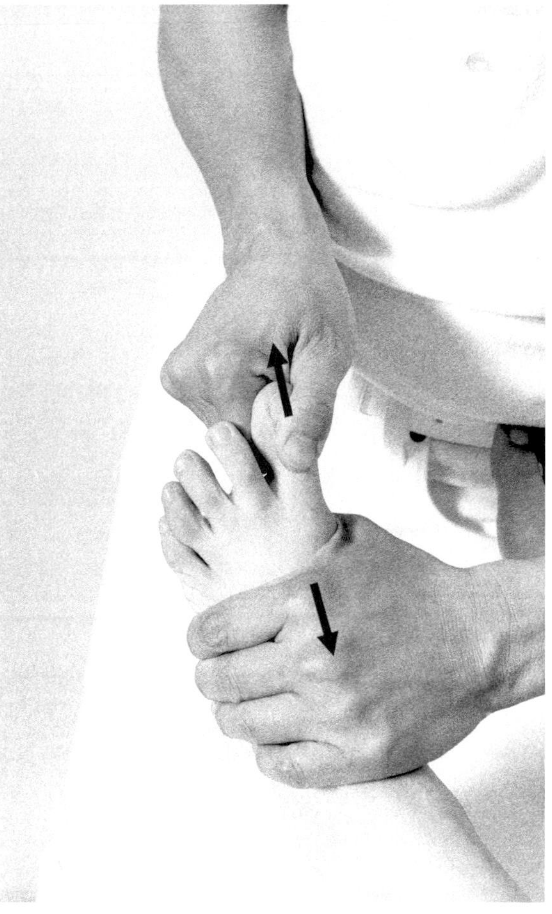

Abb. 116 a

MO FU **Bauchreiben**

- in Rückenlage
- im Uhrzeigersinn 5–10 Min.

QIAN YIN **Traktion**

- in Rückenlage
- an Fingern und Zehen bds.
- je 1-mal

→ Abb. 116 a, b

Bei Symptomen der Leere:

AN **Akupressur**

- Mi 6
- Ni 3
- KG 6
- KG 3

Bei Symptomen der Fülle:

AN **Akupressur**

- Le 3
- Pe 6
- Ma 40

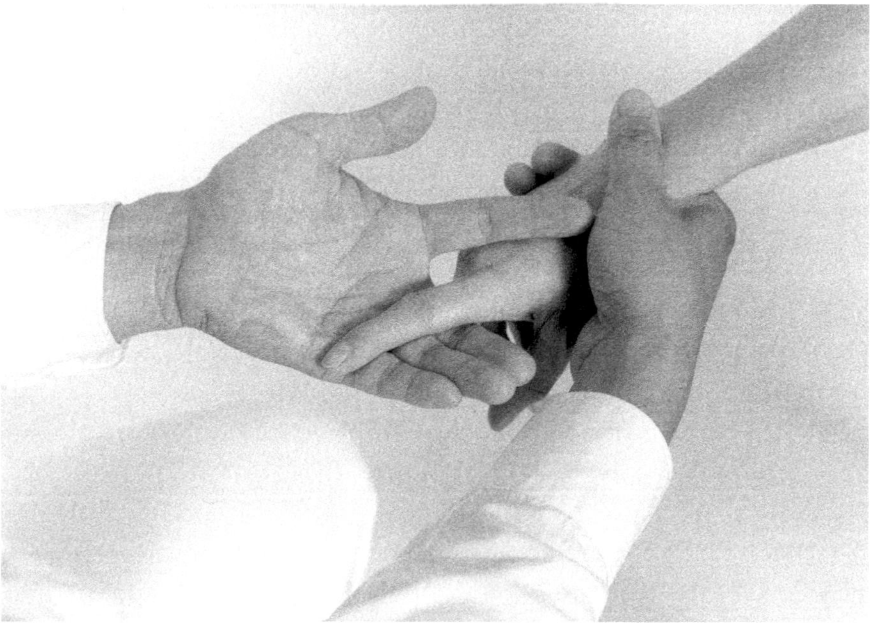

Abb. 116 b

Refluxösophagitis

Gastritis

Begleitende Behandlung bei Ulkusleiden

Symptome der Leere

Ziehender Schmerz im Oberbauch, an der Stelle des Missempfindens wird die Handauflage als angenehm empfunden, Zugluft und Kälte verschlimmern den Schmerz, weicher Stuhl und Durchfall, innere Unruhe, trockener Mund, feuchte Handflächen und Fußsohlen

Symptome der Fülle

Oberbauchschmerzen mit Blähungsgefühl und ziehende Schmerzen unter den Rippenbogen, Säureüberschuss mit Aufstoßen, Sodbrennen. Schmerz, der auch mit Ärger verbunden ist und durch Aufregung und Ärger verschlimmert wird, das Trinken kalter Flüssigkeiten erleichtert den Schmerz, trockener Mund und fauler Mundgeruch, fester Stuhlgang

Allgemeine Behandlung

TUI — Schieben

- mit den Handballen
- in Bauchlage, bds.
- auf der Blasen-Leitbahn von der unteren HWS zum Sakrum
- 5-mal

→ **Abb. 117**

ROU — Kreisende Schiebetechnik

- mit den Handballen
- in Bauchlage
- gleichzeitig bds. auf den Blasen-Leitbahnen, absteigend vom mittleren BWS-Bereich bis zur unteren LWS
- 3–5 Durchgänge

→ **Abb. 8**

Bei Symptomen der Leere:

AN — Akupressur

- Bl 18
- Bl 21

ROU — Kreisende Schiebetechnik

- mit dem Daumen
- in Rückenlage
- KG 4
- Ma 41
- Mi 6

Bei Symptomen der Fülle:

AN — Akupressur

- in Rückenlage
- Le 3
- KG 6

FEN TUI — Seitliches Schieben

- mit dem Handballen
- in Bauchlage oder im Sitzen
- gleichzeitig bds. auf den Rippen nach lateral streichen, vom oberen BWS-Abschnitt bis zur LWS, 3 Min.

→ **Abb. 182**

Obstipation

Symptome der Leere

Schwache Konstitution bei älteren Personen, glanzlose Haut und Lippen, psychisch erschöpft mit Müdigkeit, keine Kraft zu pressen, weicher Stuhlgang

Symptome der Fülle

Trockener Mund, fauliger Mundgeruch, konzentrierter Urin, Spannungsgefühl unter dem Rippenbogen, Kurzatmigkeit, fester Stuhlgang

Allgemeine Behandlung

AN — **Akupressur**

- Ma 25
- Ma 37
- Bl25

TUI — **Schieben**

- in Bauchlage
- auf der Blasen-Leitbahn abwärts vom Nacken bis zum Fuß
- 3–5-mal

→ **Abb. 35a–d**

MO FU — **Bauchreiben**

- in Rückenlage
- mit der flach aufgelegten Hand
- im und gegen den Uhrzeigersinn 5–10 Min.

→ **Abb. 119**

Bei Symptomen der Leere:

AN — **Akupressur**

- Bl 20, 21
- KG 6

Bei Symptomen der Fülle:

AN — **Akupressur**

- 3 E5
- Di 11

Harnweginfektionen

Begleitende Behandlung der Zystitis

Begleitende Behandlung der Pyelonephritis

Begleitende Behandlung der Inkontinenz und deren Prävention

Symptome der Leere

Häufiger Harndrang und Gefühl der nicht vollständigen Entleerung der Blase, zunehmender Harndrang bei körperlicher Anstrengung, Schwächegefühl im Rücken, Schwindel, Ohrenrauschen, Vergesslichkeit, Unruhe, Erregbarkeit, Schlafstörung, trockener Mund, blasse Gesichtsfarbe, weicher Stuhlgang, Neigung zu kalten Händen, kalte Füße

Symptome der Fülle

Häufiges Wasserlassen mit Schmerzen, intensive Gelbfärbung des Urins, Wärmegefühl des Körpers, Spannungsgefühl und Schmerzen im Unterbauch, trockener Mund, fester Stuhlgang

Allgemeine Behandlung

AN **Akupressur**

- Bl 23
- Bl 28

ROU **Kreisende Schiebetechnik**

- mit dem Daumen
- KG 3
- Mi 6
- je 3–5 Min.

TUI **Schieben**

oder

ROU **Kreisende Schiebetechnik**

- mit den Handballen
- in Bauchlage
- bds. über der Blasen-Leitbahn, absteigend von der oberen LWS zum Sakrum bds.
- 3–5-mal

→ **Abb. 117**

Bei Symptomen der Leere:

AN **Akupressur**

- mit dem Daumen
- KG 6
- Ma 36
- Di 4

Bei Symptomen der Fülle:

AN **Akupressur**

- 3E 5
- Le 3
- Mi 9

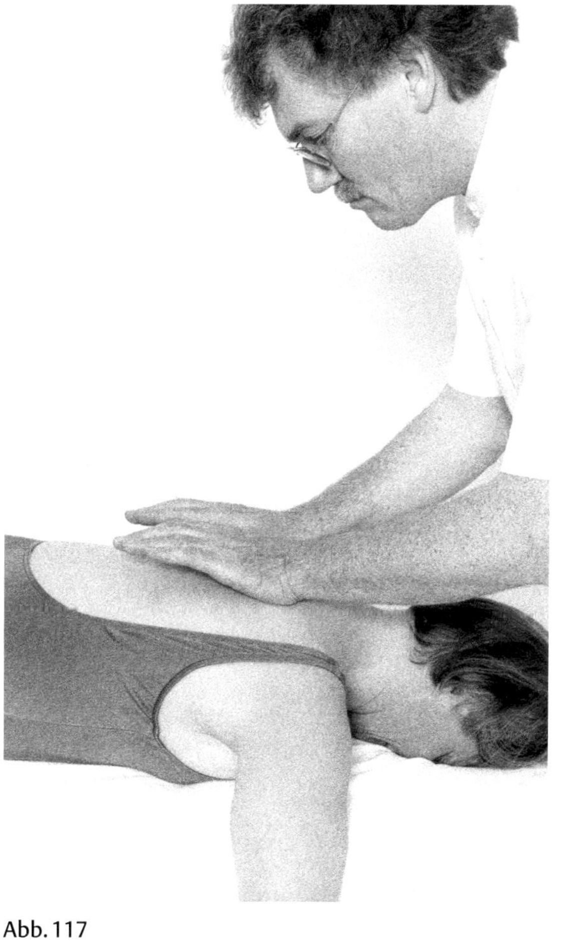

Abb. 117

Psychovegetative Stresssymptome

Erschöpfung

Nach traditioneller Auffassung sind damit nur *Symptome der Leere* verbunden:

Schlafstörung, leicht weckbar, viele Träume, Herzrasen, Vergesslichkeit, Schwindel, Ohrenrauschen, Muskelkatergefühl im Rücken, müde Beine

Symptome der Fülle werden mit o.g. Störung nicht in Verbindung gebracht.

AN **Akupressur**

- in Bauchlage
- Gb 20
- Gb 21
- Dü 14
- Dü 11
- Bl 15
- Bl 20
- Bl 23

SHU CA **Schnelles Reiben**

- in Bauchlage
- auf der Haut in der Längsachse über dem Sakrum, bis ein Wärmegefühl auftritt, ca. 1 Min.

→ **Abb. 118**

TUI **Schieben**

- mit den Daumen am Kopf, sonst mit den Handballen, bds. 5–8-mal
- in Bauchlage auf der Blasen-Leitbahn von der Scheitelregion zum Fuß

→ **Abb. 35a–d**

AN **Akupressur**

- in Rückenlage
- Extrapunkt 2 (Tai Yang) bds.

AN **Akupressur**

- in Rückenlage
- Die Finger einer Hand werden in Oppositionsstellung zueinander gebracht, mit den Kuppen und Fingernägeln wird langsam an wechselnden Orten gleichzeitig mit beiden Händen auf die Kopfhaut gedrückt, dabei sollen die Fingerkuppen möglichst senkrecht auf die Kopfhaut drücken.
- Das Einkrallen der Fingernägel ist zu vermeiden, 2 Min.

→ **Abb. 128**

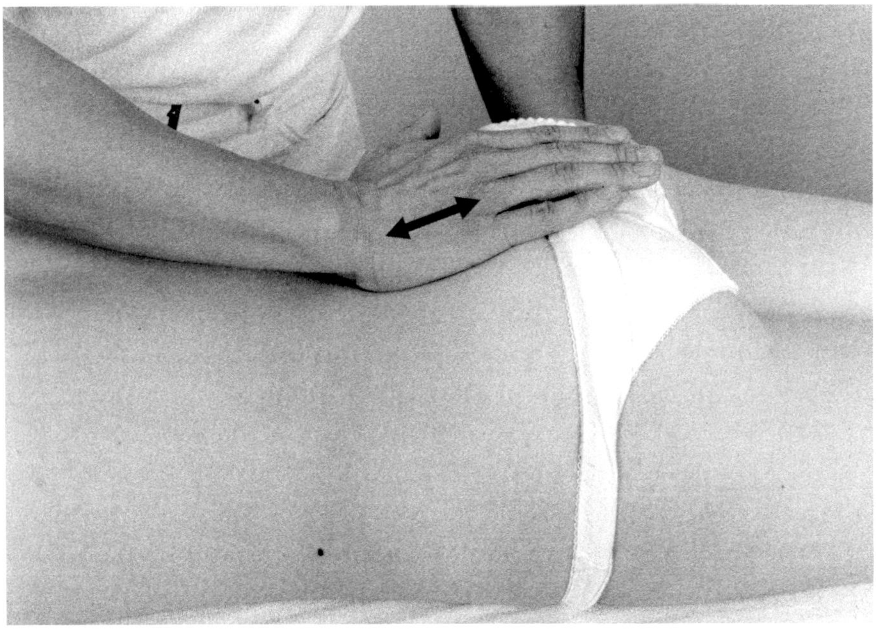

Abb. 118

MO FU **Bauchreiben**

- in Rückenlage
- mit der flachen Hand langsam im Uhrzeigersinn 5–10 Min.

→ **Abb. 119**

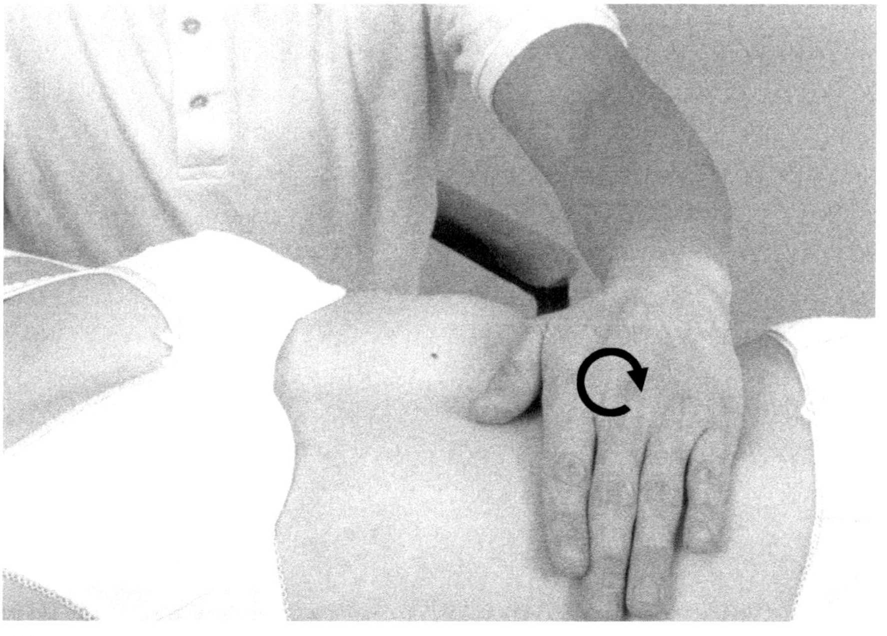

Abb. 119

Schlafstörungen

Symptome der Leere

Viel träumen, leicht weckbar, Herzrasen, Vergesslichkeit, Schwindel, Ohrenrauschen, Nachdenklichkeit, Muskelkatergefühl im Rücken, müde Beine

Symptome der Fülle

Kopfschmerz, Schwindel, Spannungsgefühl unter dem Rippenbogen, Erregbarkeit, zornige Stimmung, Aufstoßen und Völlegefühl

Allgemeine Behandlung

An **Akupressur**

- He 7
- Mi 6
- Extrapunkt 1 (Yin Tang)
- Extrapunkt 5 (An Mian) zwischen Gb 20 und 3E 17

MO FU **Bauchreiben**

- mit der flachen Hand
- in Rückenlage
- im Uhrzeigersinn in Abstimmung mit der Atmung, bei Aufstrich rechts bei Inspiration, bei Abstrich links bei Exspiration
- 10-mal

→ **Abb. 119**

TUI **Schieben**

- mit dem Handballen
- in Bauchlage
- auf der Blasen-Leitbahn bds. vom Nacken zum Fuß
- 3–5-mal

→ **Abb. 35a–d**

Bei Symptomen der Leere:

An **Akupressur**

- Bl 15
- Bl 19
- Bl 20, 23
- Ni 3

Bei Symptomen der Fülle:

An **Akupressur**

- Bl 18
- Bl 21
- Le 3
- Ma 36

Kopfschmerzen

Symptome der Leere

Diffuser Kopfschmerz, bei körperlicher Anstrengung vermehrter Kopfschmerz, glanzloses Gesicht, Kälteempfindlichkeit

Symptome der Fülle

Gut lokalisierbarer Schmerz, starkes Schmerzempfinden, rotes Gesicht und bitterer Geschmack im Mund, Erregbarkeit, zorniges Gefühl, Schwindel

Allgemeine Behandlung

TUI **Schieben**

- mit dem Handballen
- im Liegen oder Sitzen
- auf der Blasen-Leitbahn vom Nacken zum Sakrum
- 3–5-mal

→ **Abb. 120**

> ! Wir empfehlen vor allem die Behandlung im Sitzen und dabei die Abstützung des Ellenbogens am Beckenkamm zur Bekräftigung des Schubs in Höhe der Brust- und Lendenwirbelsäule.

NA **Greifen und Ziehen**

- mit beiden Händen
- Trapeziusregion und M. splenius cervicis bds.
- 3–5-mal

→ **Abb. 121**

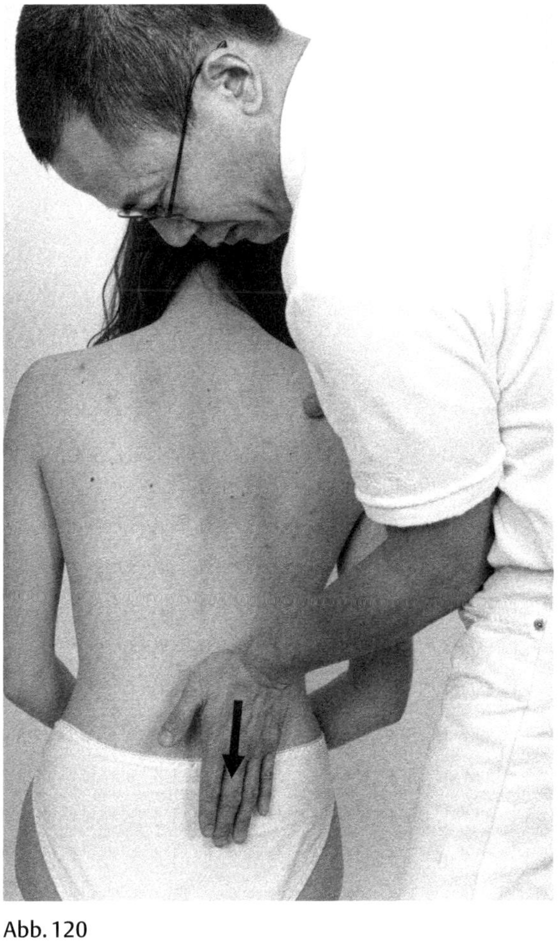

Abb. 120

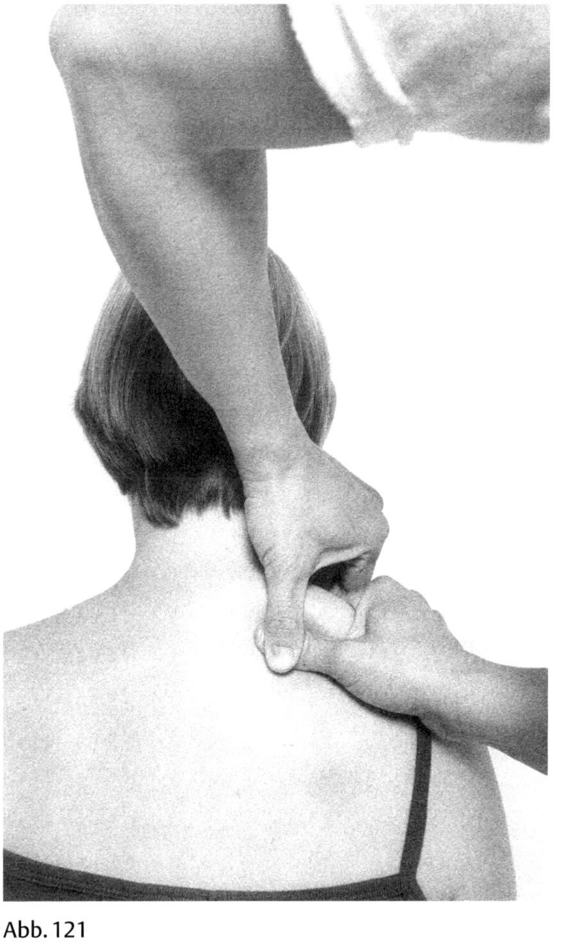

Abb. 121

Bei Symptomen der Leere:

AN — **Akupressur**

- KG 4
- Ma 36

MO FU — **Bauchreiben**

- im Liegen
- mit der flachen Hand
- im Uhrzeigersinn, 3–5 Min.

Bei Symptomen der Fülle:

AN — **Akupressur**

- Le 3
- Gb 43

Frontale Kopfschmerzen

AN — **Akupressur**

- Extrapunkt 1 (Yin Tang) zwischen den Augenbrauen
- LG 23

TUI — **Schieben**

- mit beiden Daumenkuppen im Wechselrhythmus
- von Extrapunkt 1 (Yin Tang) zum vorderen Haaransatz
- 5–10-mal

→ **Abb. 122**

FEN TUI — **Seitliches Schieben**

- mit den Daumen
- Von der Stirnmitte zur Schläfenregion. Begonnen wird auf den Augenbrauen und dann etwa 1 cm jeweils nach kranial versetzt, bis zum vorderen Haaransatz.
- 3–5 Durchgänge

→ **Abb. 123**

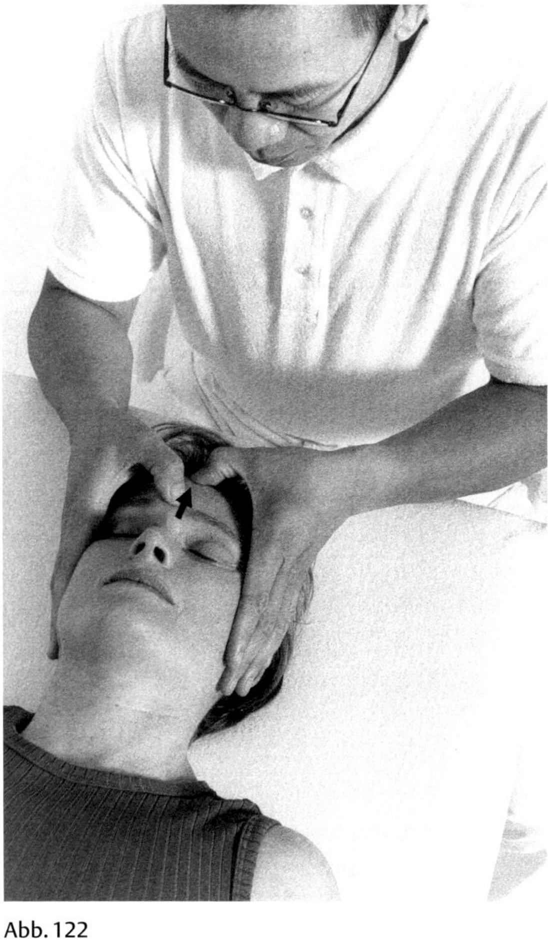

Abb. 122

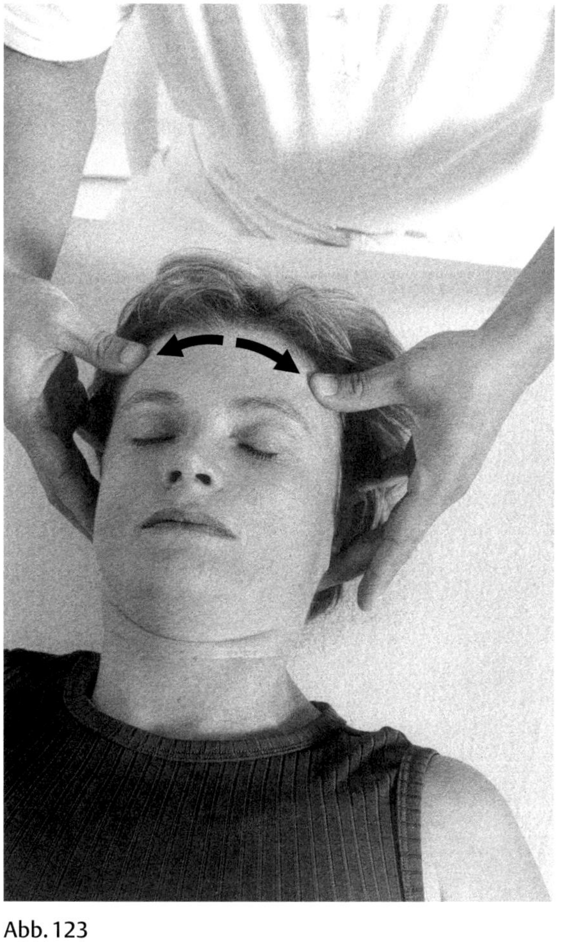

Abb. 123

Seitliche Kopfschmerzen, Schläfenkopfschmerz

AN **Akupressur**

- Gb 20
- 3E 5

TUI **Schieben**

- mit der radialen Daumenkante
- beginnend ca. 4 cm oberhalb des Extrapunkts 2 (Tai Yang) auf diesen zu
- langsames Schieben bis 5-mal

→ **Abb. 124**

GUA **Kratzen**

- Die Kuppen der Finger 2 bis 5 mit kurzen Nägeln gehen senkrecht auf die Kopfhaut ein und bestreichen vor, über und hinter den Ohren die Gallenblasen-Leitbahn und seine Umgebung.
- 3–5-mal

→ **Abb. 125**

AN **Akupressur**

- in Rückenlage
- Mit den Kuppen aller Finger mit kurz geschnittenen Nägeln wird auf der Kopfhaut der Schläfenregion an wechselnden Orten wiederholt gedrückt.
- den Druck langsam aufbauen, 3–5 Sek. halten und herausnehmen
- 3–5-mal

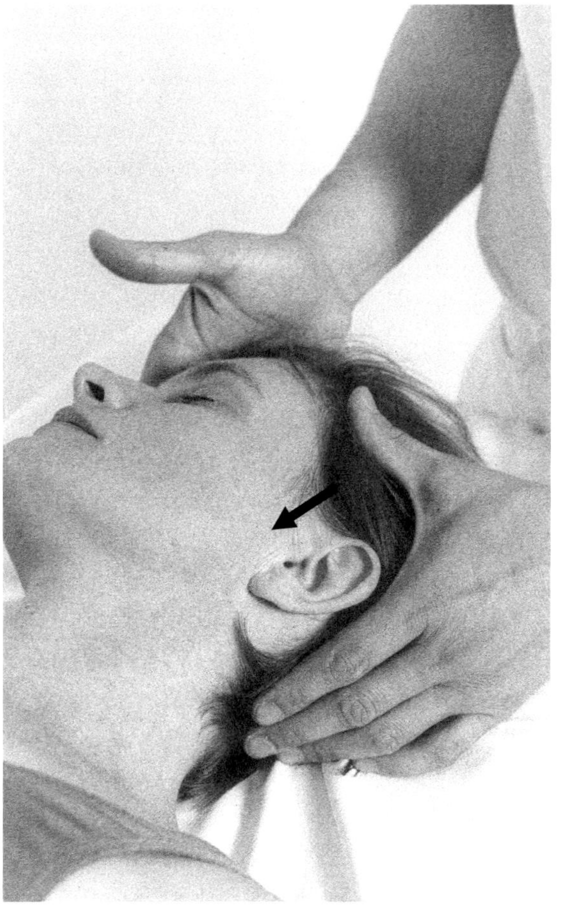

Abb. 124

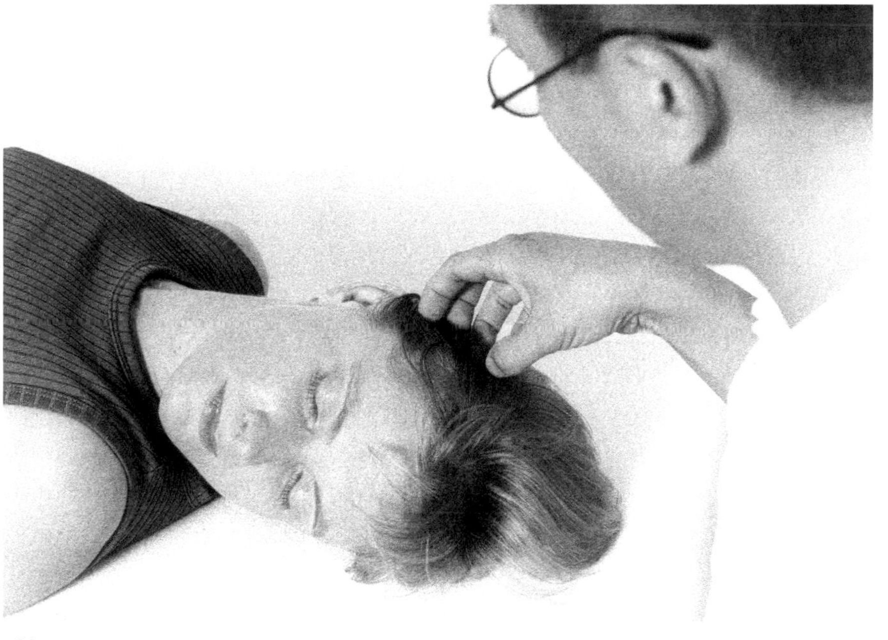

Abb. 125

Hinterkopfschmerzen

AN **Akupressur**

oder

ROU **Kreisende Schiebetechnik**

- LG 19
- Gb 20
- Bl 9, 10
- Extrapunkt 2 (Tai Yang)
- Dü 3

FEN TUI **Seitliches Schieben**

- in Rückenlage
- mit den Daumenkuppen auf den Augenbrauen
- 5–10-mal

→ **Abb. 126**

FEN TUI **Seitliches Schieben**

- mit den Daumen bei nur leichtem Andruck auf den geschlossenen Oberlidern
- 3-mal

→ **Abb. 127**

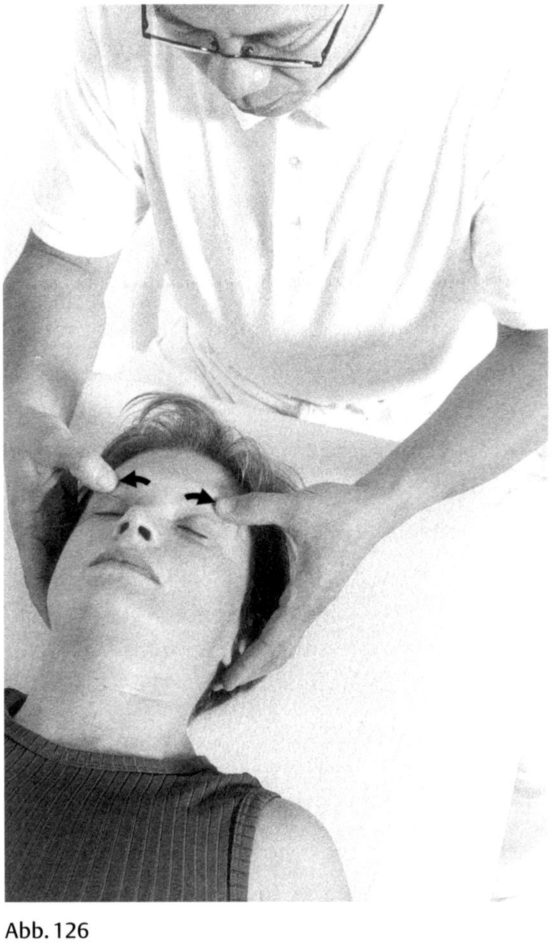

Abb. 126

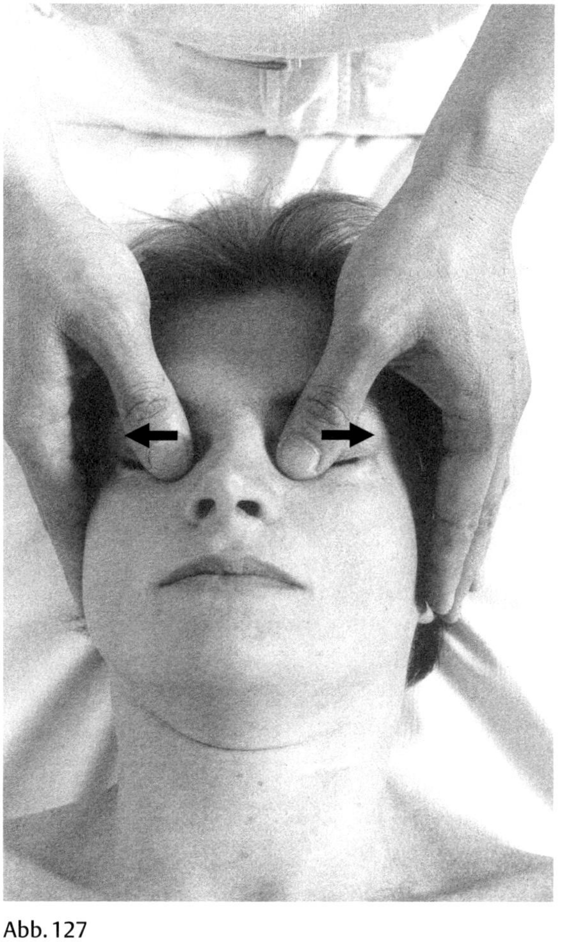

Abb. 127

Scheitelkopfschmerzen

AN **Akupressur**

- LG 20
- Bl 7 bds.
- Le 2
- Ni 1

AN **Akupressur**

- in Rückenlage
- Mit den Kuppen aller Finger wird auf der Kopfhaut in der Scheitelregion an wechselnden Orten wiederholt gedrückt.
- den Druck langsam aufbauen, 3–5 Sek. halten und herausnehmen
- 3–5-mal

→ **Abb. 128**

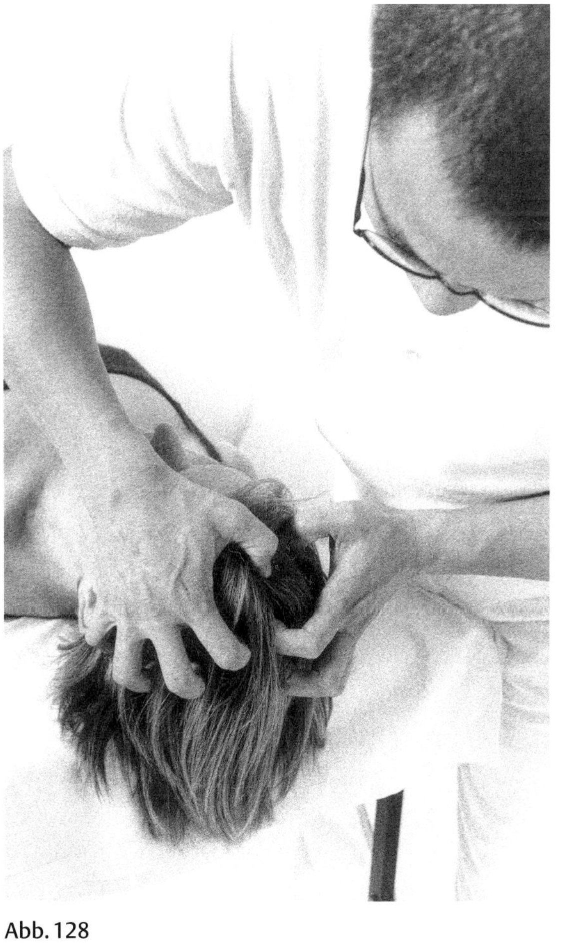

Abb. 128

Indikationsgebiet Gynäkologie und Geburtshilfe

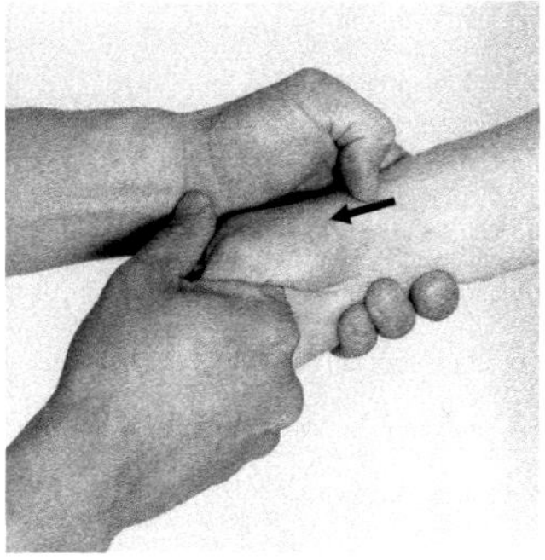

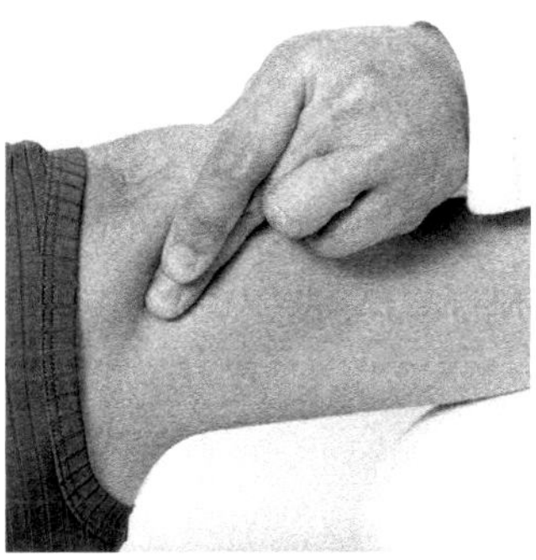

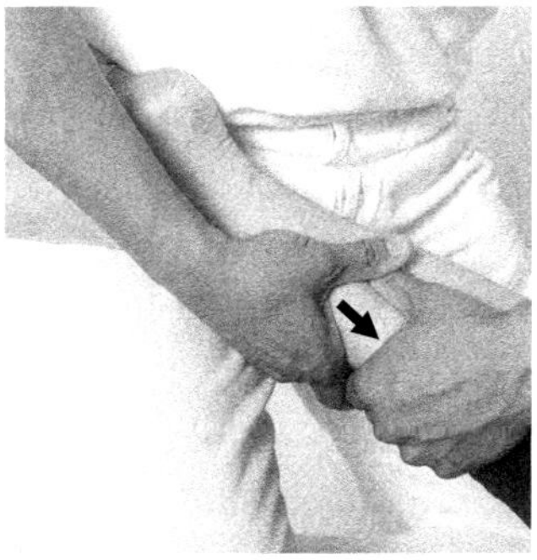

Unregelmäßige Menses

Periodenverschiebung

Symptome der Leere

Tendenz zur Periodenverspätung, geringe Menge, schwache Blutfarbe, dünne Konsistenz, blasse Gesichtsfarbe, Müdigkeit, Kraftlosigkeit, Herzrasen und Schwindelgefühle, Rückenschwäche wie Muskelkater, Beinschwäche, wenig Appetit, weicher Stuhlgang

Symptome der Fülle

Frühzeitiger Periodeneintritt, dunkelrote Färbung des Blutes, dichte Konsistenz, rotes Gesicht, Lippen rot, Bauchschmerzen, trockener Mund

Allgemeine Behandlung

HENG CA **Quer Reiben**

- mit der flachen Hand
- in Bauchlage
- schnelles Reiben über dem Sakrum
- 100- bis 200-mal

→ **Abb. 129**

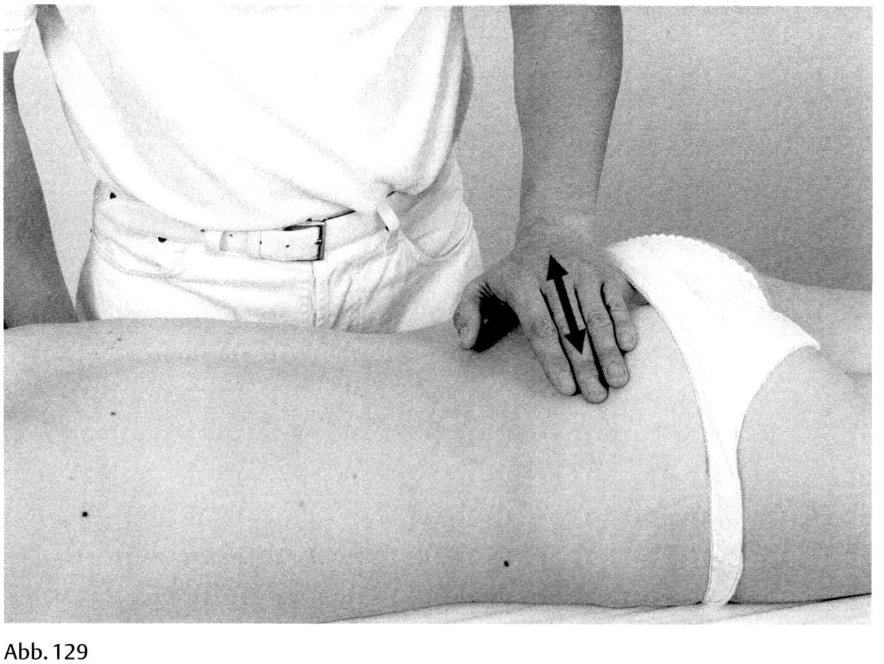

Abb. 129

SHU CA **Längs Reiben**

- mit der flachen Hand
- in Rückenlage
- über den Oberschenkelinnenseiten bds. in mittlerem Tempo, jeweils bis 1 Min.

→ **Abb. 130**

TUI LIANG LEI **Schieben**

- mit den Handballen
- im Sitzen
- Der Behandler steht hinter der Patientin.
- Vom lateralen Brustkorb wird zum Mittel- und Unterbauch bds. geschoben, bis 3 Min.

→ **Abb. 182**

Bei Symptomen der Leere:

AN **Akupressur**

- KG 6
- Ma 36
- Di 4
- Bl 23

Bei Symptomen der Fülle:

AN **Akupressur**

- Mi 10
- Le 3
- Mi 6
- KG 3

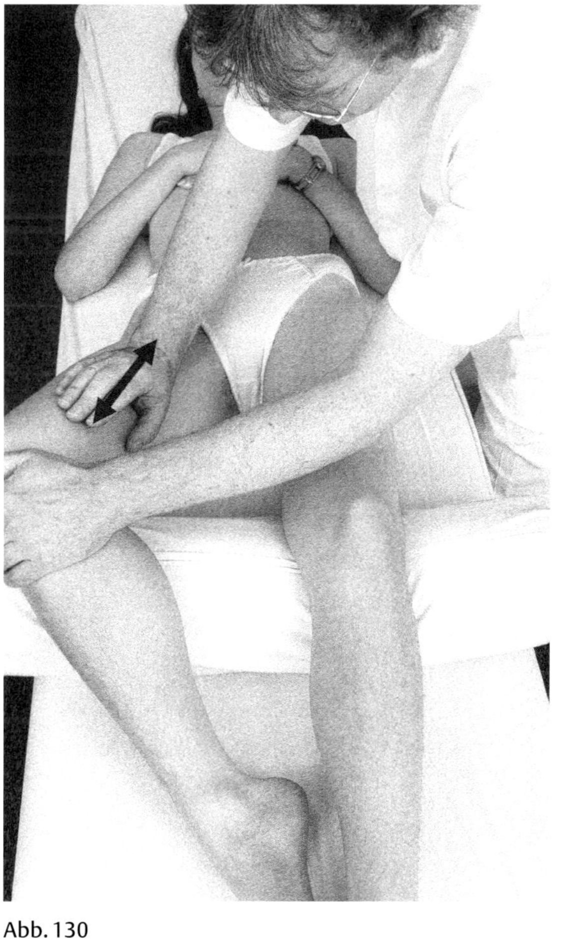

Abb. 130

Betont schmerzhafte Regelblutung

Symptome der Leere

Regelmäßiges Auftreten, schmerzhaft, leichterer Schmerz, unbestimmter Schmerz, Müdigkeit, blasse Gesichtsfarbe. Kalte Hände, kalte Füße, weicher Stuhlgang

Symptome der Fülle

Der Bauch ist gespannt und sehr schmerzhaft, Schmerzen bis unter die Rippenbogen, Berührungsempfindlichkeit, dunkles Blut, klumpige Konsistenz, Entlastungsgefühl nach Abgang von Koageln, trockener Mund, kein Durst, fester Stuhlgang

Allgemeine Behandlung

AN **Akupressur**

- KG 3
- Mi 6
- Le 3

Bei Symptomen der Leere:

AN **Akupressur**

- Ma 36
- Bl 23
- Bl 20
- LG 4

Bei Symptomen der Fülle:

AN **Akupressur**

- Mi 10
- Bl 32

Amenorrhöe

Symptome der Leere

Kalte Hände, kalte Füße, blasses Aussehen, Kopfschmerz, Schwindel, allgemeine Erschöpfung, Kurzatmigkeit

Symptome der Fülle

Dunkelrotes Gesicht, trockene Haut, schuppende Haut, trockener Mund, kein Durst, gespannt schmerzhafter Bauch, berührungsempfindlich, fester Stuhlgang

Allgemeine Behandlung

AN **Akupressur**

- KG 3
- Mi 6

TUI AN **Quer Reiben**

- mit den flachen Händen
- in Rückenlage
- auf dem Bauch im mittleren Tempo gegenläufig im Rhythmus, ca. 2 Min.

→ **Abb. 131**

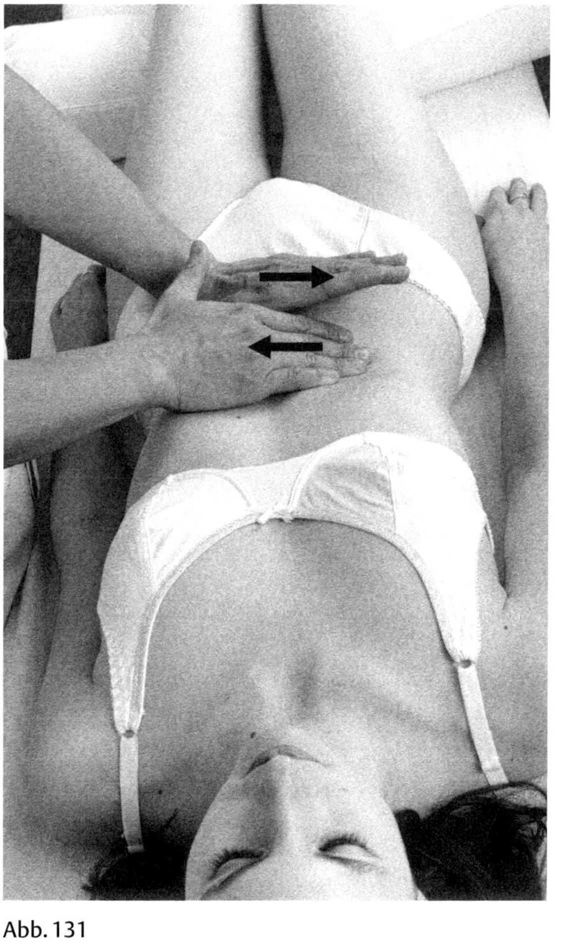

Abb. 131

NA **Greifen und Ziehen**

- mit beiden Händen
- in Rückenlage
- Vom Unterbauch zum Oberbauch werden ca. 10-mal Querfalten der Bauchdecke gefasst und hochgezogen, 2–3 Sek. gehalten und losgelassen.
- bis 2 Durchgänge

→ **Abb. 132**

Bei Symptomen der Leere:

AN **Akupressur**

- Ma 36
- Bl 23
- KG 6
- KG 17

Bei Symptomen der Fülle:

AN **Akupressur**

- Mi 10
- Le 2

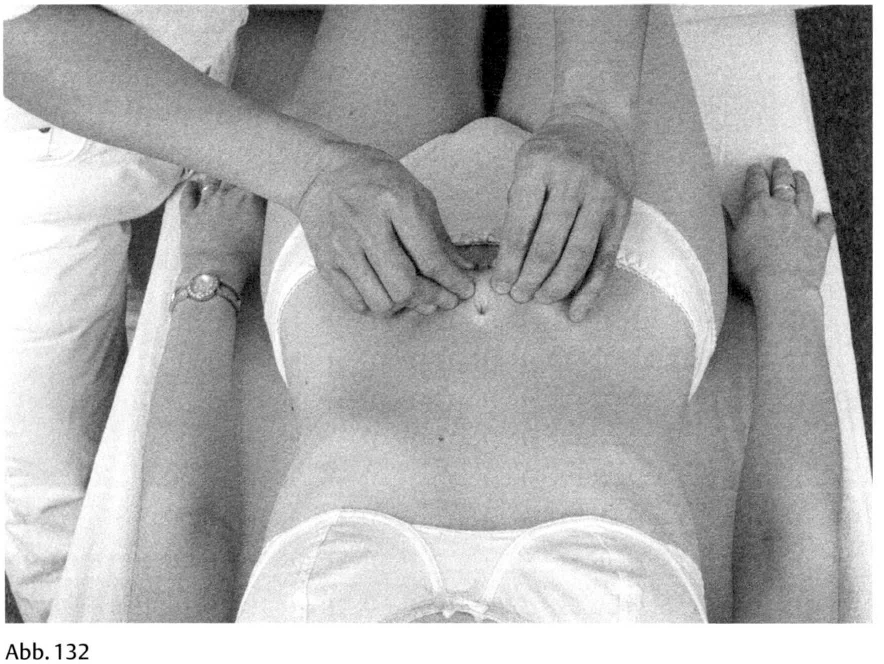

Abb. 132

Geburtshilfliche Maßnahmen im Kreißsaal bei Terminüberschreitung

Symptome der Leere

Allgemeines Schwächegefühl, Gesichtsblässe, Erschöpfung, Herzrasen, Kurzatmigkeit

Symptome der Fülle

Nervosität, depressive Stimmung, Nachdenklichkeit, starke Leibschmerzen, unangenehmes Gefühl im Brustkorb

Allgemeine Behandlung

SHU CA **Längs Reiben**

- mit dem Handballen
- am sitzenden Patienten
- auf dem Sakrum im mittleren Tempo nur nach kaudal reiben, 10 Min.

→ **Abb. 133**

Bei Symptomen der Leere:

AN **Akupressur**

- Ma 36
- Mi 10

Bei Symptomen der Fülle:

AN **Akupressur**

- Di 4
- Mi 6
- Bl 67

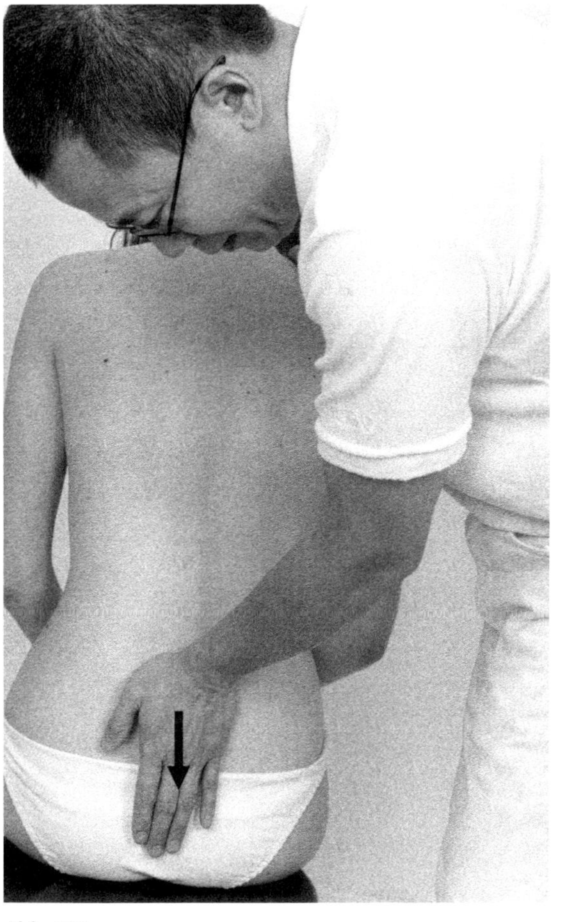

Abb. 133

Geringe oder fehlende Laktation

Symptome der Leere

Wenig Milch, dünne Konsistenz, blasses Gesicht, stumpfe Haut, Schwindel, Ohrenrauschen, Herzrasen, Kurzatmigkeit, kein Appetit, weicher Stuhlgang

Symptome der Fülle

Spannung in der Brust, Schwellung und Schmerzhaftigkeit der Brust, unangenehmes Gefühl am Rippenbogen, Blähungen, Appetitlosigkeit, Kälteempfindlichkeit oder Hitzegefühl

Allgemeine Behandlung

AN **Akupressur**

- KG 17
- Ma 18

Bei Symptomen der Leere:

AN **Akupressur**

- Bl 20
- Ma 36

Bei Symptomen der Fülle:

AN **Akupressur**

- Bl 18
- Mi 6
- Dü 1

Selbstbehandlung des Erwachsenen

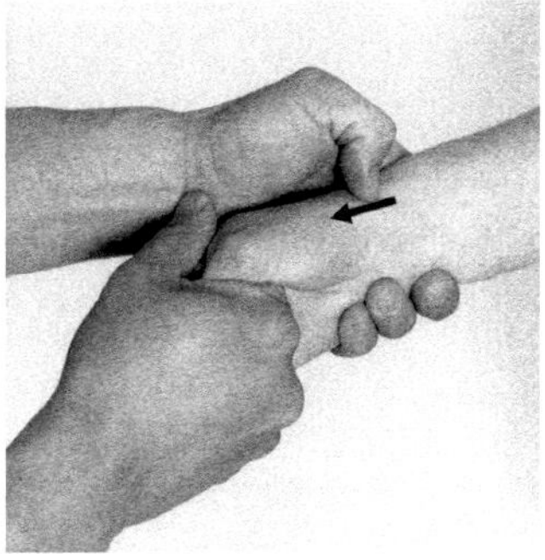

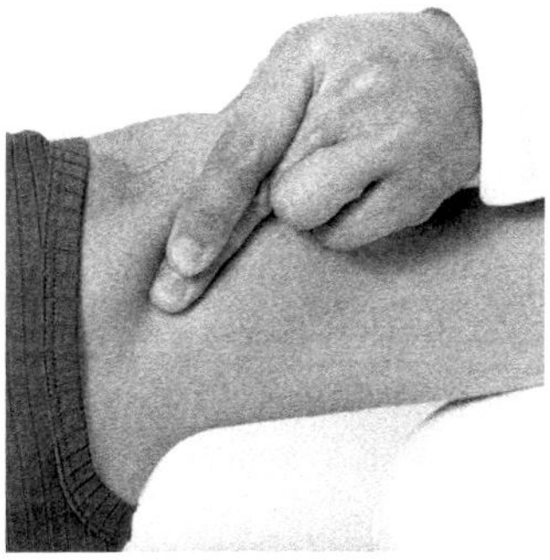

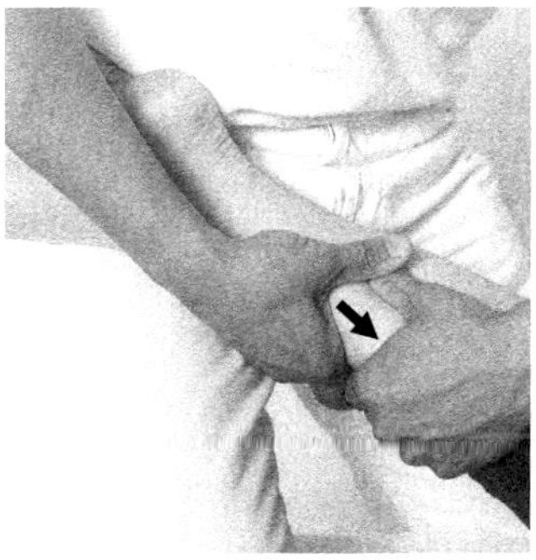

Konzentrationsschwäche

Ermüdung der Sehkraft

AN **Akupressur**

- im Zangengriff zwischen Daumen und Zeigefinger
- Bl 1 in Höhe der Nasenwurzel, etwas medial vom inneren Augenwinkel
- Der Druck wird langsam aufgebaut und wieder herausgenommen.
- 3–5-mal

→ **Abb. 134**

ROU **Kreisende Schiebetechnik**

- mit Zeige- oder Mittelfingern
- zwischen Ma 2 und Ma 3 gleichzeitig zentral auf den Wangen, ca. 1 Min.

→ **Abb. 135**

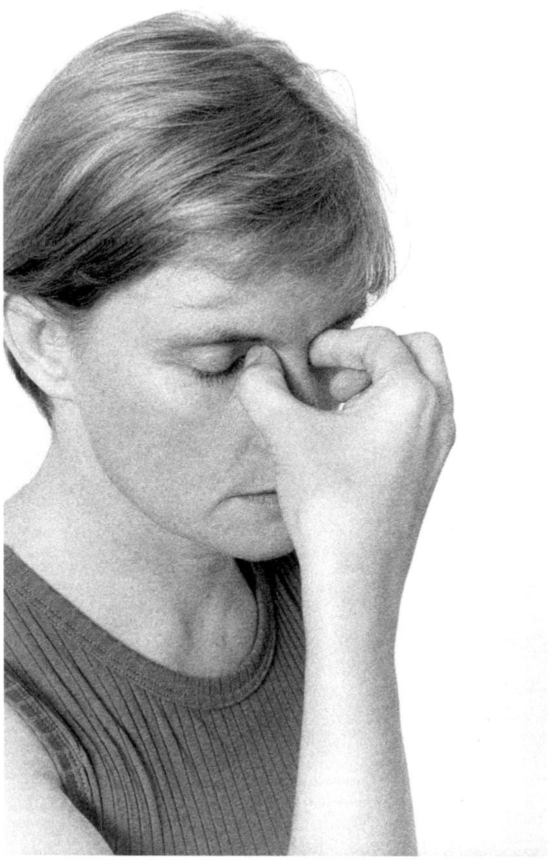

Abb. 134

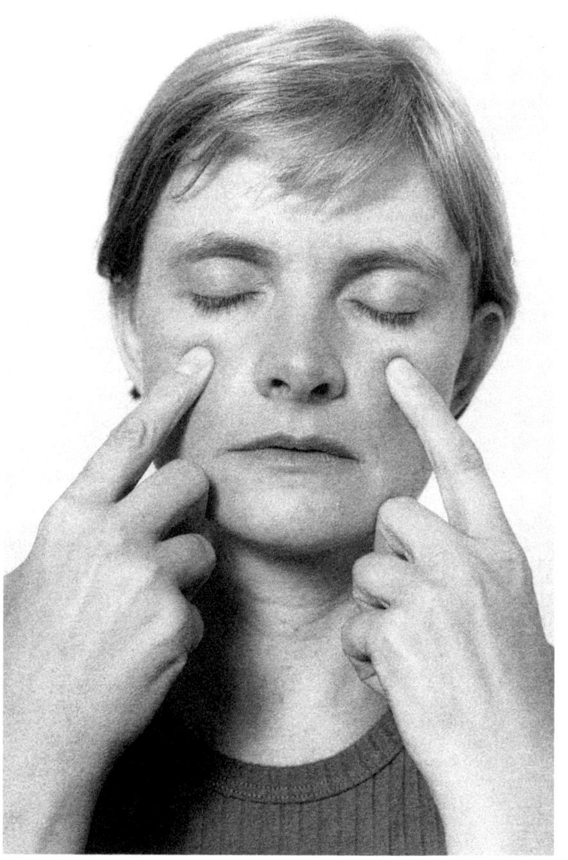

Abb. 135

ROU **Kreisende Schiebetechnik**

- mit den Daumenkuppen
- im Sitzen
- Auf den medialen Ansätzen der Augenbrauen (Bl 2). Die Daumenkuppen werden bei gefalteten Händen bds. gleichzeitig auf die Punkte gesetzt.
- Mit leichtem Druck werden bei geschlossenen Augen langsam kleine kreisende Bewegungen ausgeführt, 3–5 Min.

→ **Abb. 136**

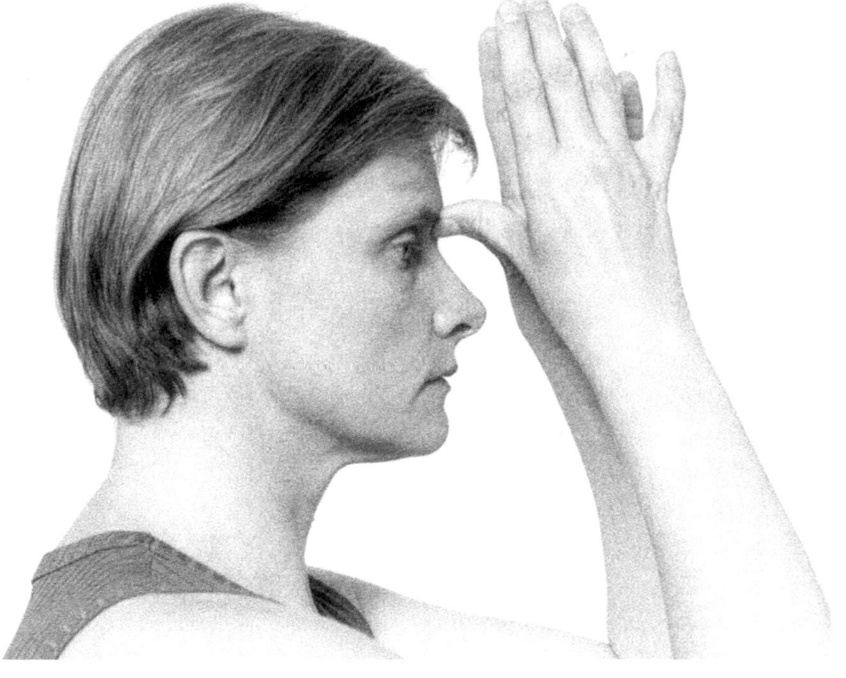

Abb. 136

AN **Akupressur**

und

ROU **Kreisende Schiebetechnik**

- mit den Daumenkuppen
- Die gespreizten Finger werden auf den Hinterkopf gesetzt, die Daumenkuppen schieben an den entsprechenden Punkten in die Muskelansätze der proximalen Nackenpartie.
- Dazu können auch kreisende Bewegungen ausgeführt werden.
- Einen günstigen Effekt hat auch die Akupressur, wenn der Kopf dabei langsam rhythmisch unter Beibehaltung des Andrucks auf Gb 20 in den Nacken gelegt wird. Bewegungsanschläge nach dorsal etwa 20°
- Gesamtbehandlungsdauer ROU 2–3 Min., AN 2–4 Behandlungsrhythmen in Kombination aus Akupressur mit Rückneigung des Kopfs

→ **Abb. 137**

AN **Akupressur**

und

TUI **Schieben**

- im Sitzen
- Der Daumen wird bds. auf den Extrapunkt 2 (Tai Yang) gesetzt. Mit der radialen Kante des Zeigefingermittelglieds wird von medial nach lateral symmetrisch die Augenbraue im 2-3-Sekundenrythmus mit mittlerem oder etwas stärkerem Druck behandelt, im Wechsel nach jeweils einer halben Minute wird dabei die Zeigefingerkante in gleicher Weise auch über die obere Wangenpartie von medial nach lateral bestrichen. Der Daumendruck verbleibt auf Extrapunkt 2.
- Gesamtbehandlungsdauer 3–5 Min.

→ **Abb. 138 a** u. **c**

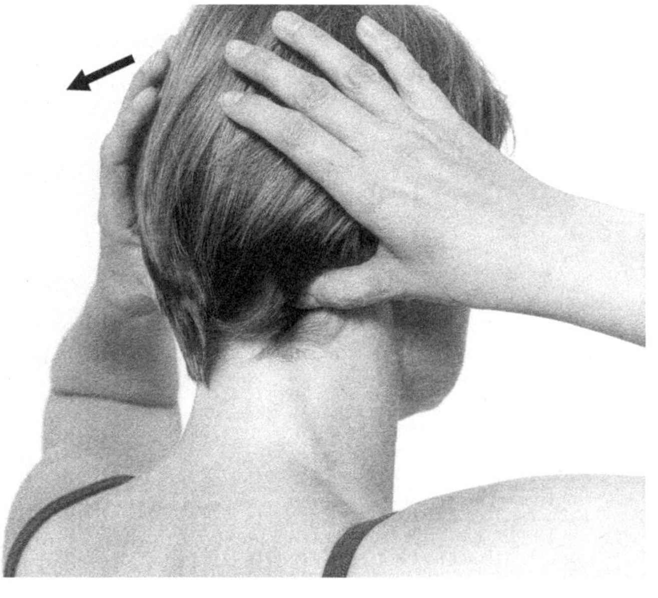

Abb. 137

Seitlicher Kopfschmerz

Frontaler Kopfschmerz

TUI **Schieben**

- Die Daumenkuppen werden auf Extrapunkt 2 (Tai Yang), an der vorderen Schläfenpartie gesetzt. Die radialen Mittelgliedkanten der Zeigefinger streichen von medial nach lateral bds. auf den Augenbrauen, danach auf der Stirn oberhalb der Augenbrauen und anschließend auf der oberen Wangenpartie.
- je 3–5-mal

→ **Abb. 138a–c**

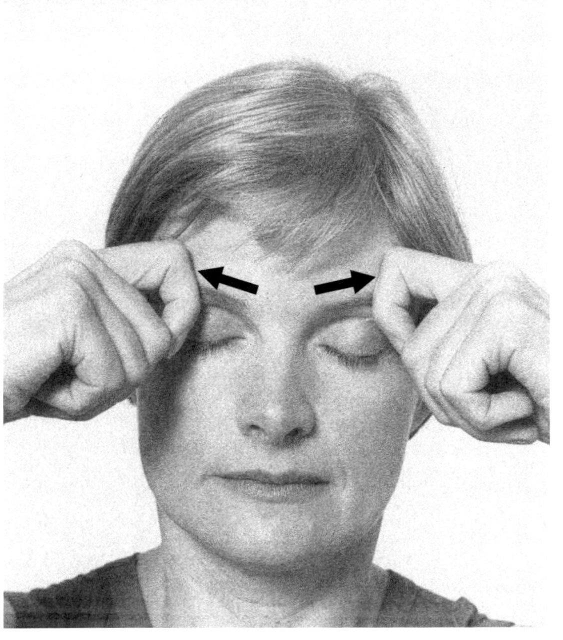

Abb. 138 a

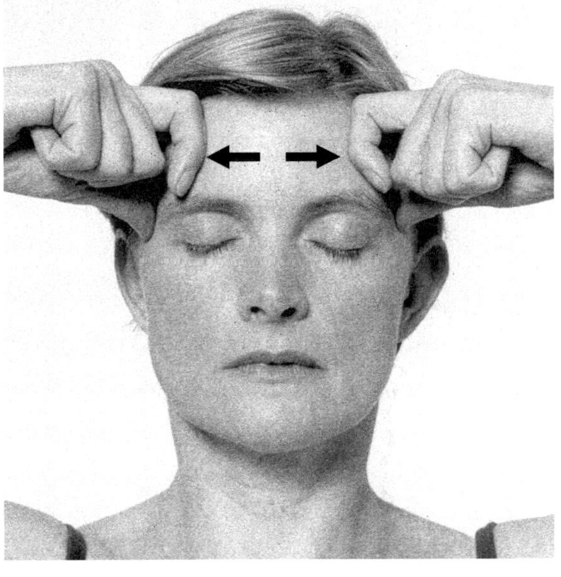

Abb. 138 b

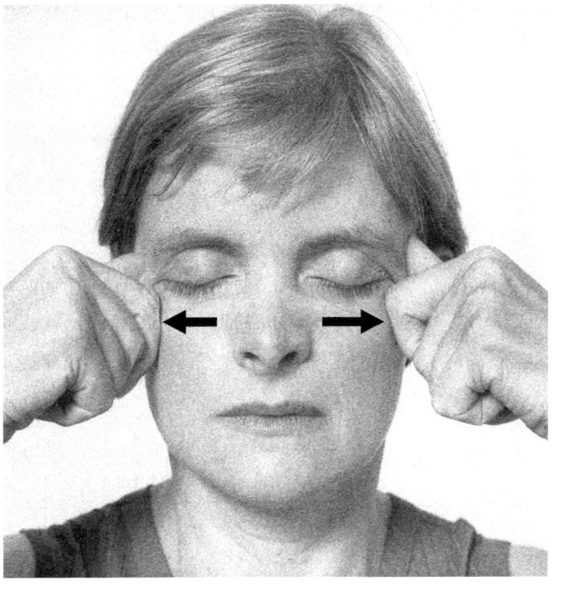

Abb. 138 c

Schulterarmschmerzen

NA **Greifen und Ziehen**

- Mit der gegenseitigen Hand wird die Oberseite der Schulter gefasst. 4 Finger und Handfläche greifen ohne Gegengriff des Daumens die horizontale Trapeziuspartie, ziehen diese hoch und lassen ruckartig los.
- 3–5-mal

→ **Abb. 139**

AN **Akupressur**

- Mit Zeige- und Mittelfinger der gegenseitigen Hand wird die zu behandelnde Schulter umfasst.
- Zeige- und Mittelfinger drücken auf Dü 10 über dem dorsalen Rand des Labrum glenoidale.

→ **Abb. 140**

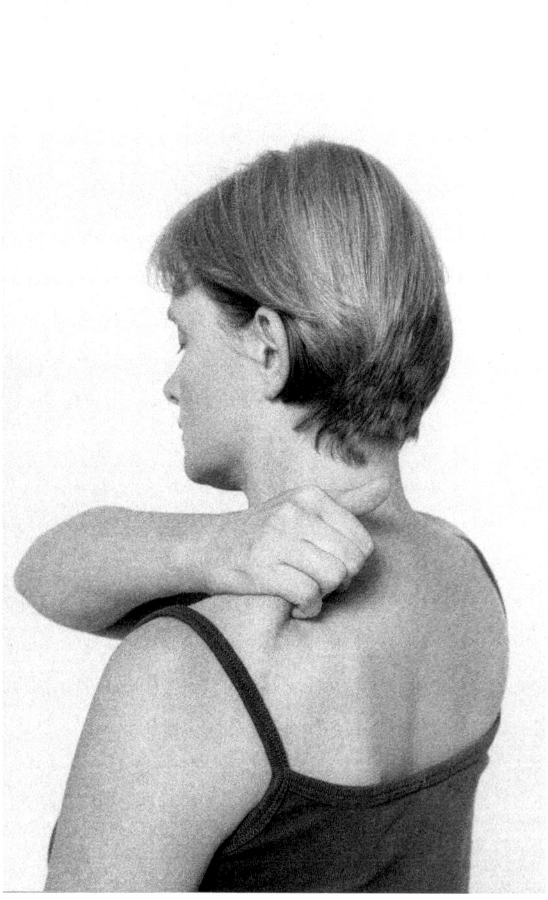

Abb. 139

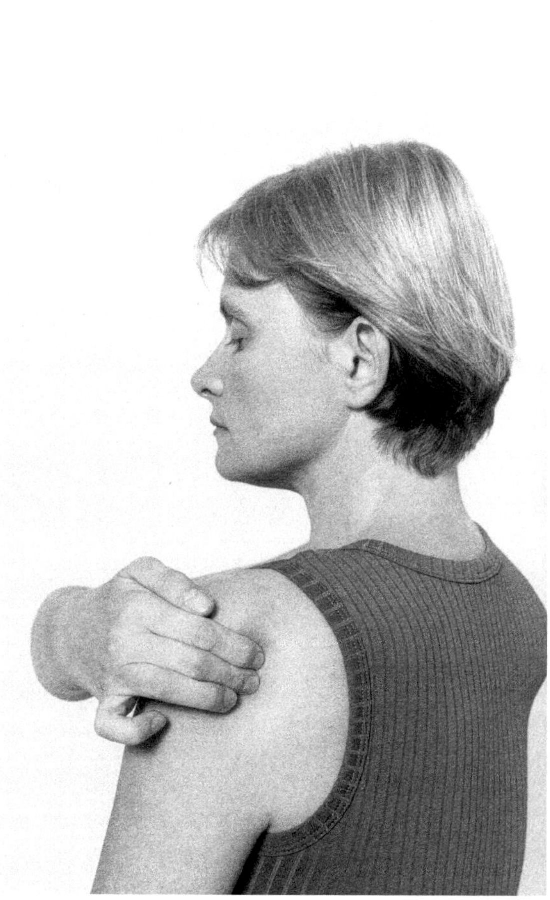

Abb. 140

AN **Akupressur**

- mit Zeige- oder Mittelfinger auf 3E 14, lateral von der seitlichen Akromionkante
- 2-mal den Druck langsam aufbauen und wieder herausnehmen

→ **Abb. 141**

! Etwas dorsal oder ventral von 3E 14 kann auch ein Triggerpunkt aufgesucht werden, der in gleicher Weise behandelt wird. Bei isolierten Schulterschmerzen kann diese Technik allein eingesetzt werden.

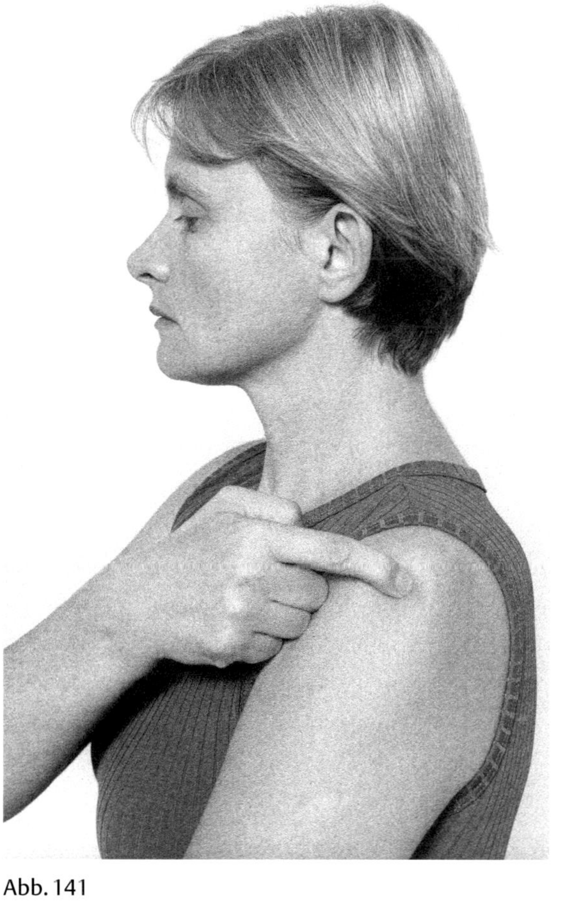

Abb. 141

Schulterarmschmerz mit Nacken- und Hinterkopfschmerzen

AN **Akupressur**

und

ROU **Kreisende Schiebetechnik**

- mit den Daumenkuppen auf Gb 20 und Bl 10
- Die gespreizten Finger werden auf den Hinterkopf gesetzt, die Daumenkuppen schieben an den entsprechenden Punkten in die Muskelansätze der proximalen Nackenpartie.
- Dazu können auch kreisende Bewegungen ausgeführt werden (ROU).
- Einen günstigen Effekt hat auch die Akupressur (AN), wenn der Kopf dabei langsam rhythmisch unter Beibehaltung des Andrucks auf Gb 20 und Bl 10 in den Nacken gelegt wird.
- Bewegungsanschläge nach dorsal etwa 10–20°, Gesamtbehandlungsdauer ROU 2–3 Min., AN 2–4 Behandlungsrhythmen in Kombination aus Akupressur mit Rückneigung des Kopfs

→ **Abb. 142 a, b**

> **!** Bei Hinterkopfschmerz kann ausschließlich diese Technik verwendet werden.

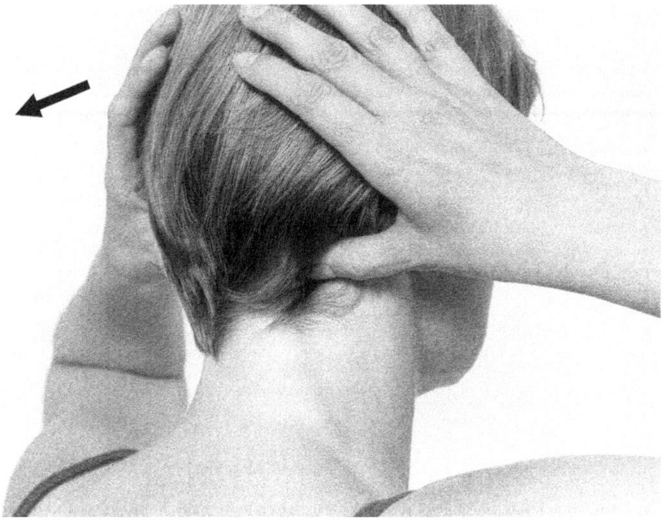

Abb. 142 a

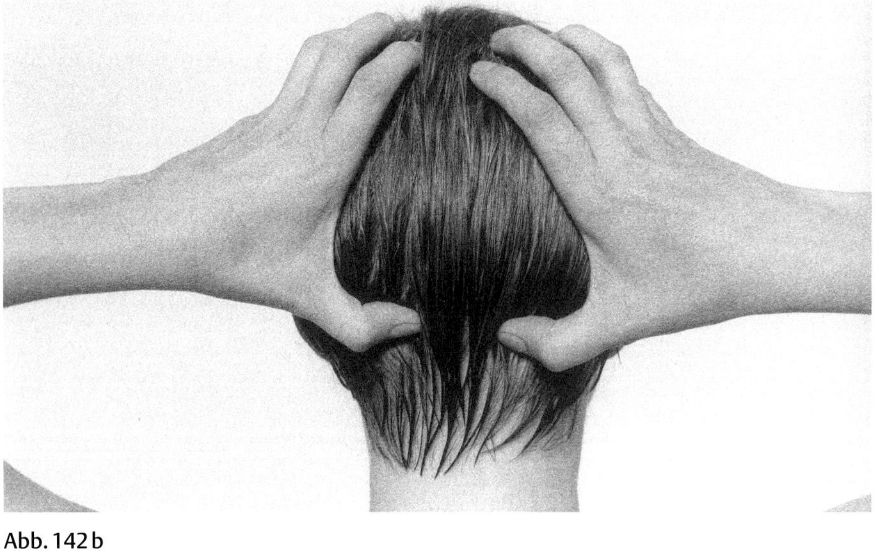

Abb. 142 b

ROU **Kreisende Schiebetechnik**

- mit dem Daumen
- Langsam kreisende Bewegungen auf der Pars intermedia des Deltamuskels abwärts vom Akromion bis zum Ansatz und dann weiter distal zwischen Bizeps- und Trizepsmuskulatur zum Ellenbogen gerichtet.
- Die Strecke wird hintereinander 2–3-mal bearbeitet.

→ **Abb. 143**

- In gleicher Weise mit kreisenden Schiebebewegungen des Daumens im Gegengriff zu den 4 Fingern kann auch der Muskelbauch der radialen Extensorengruppe des Unterarms zum Handgelenk hin behandelt werden, 2–3-mal.

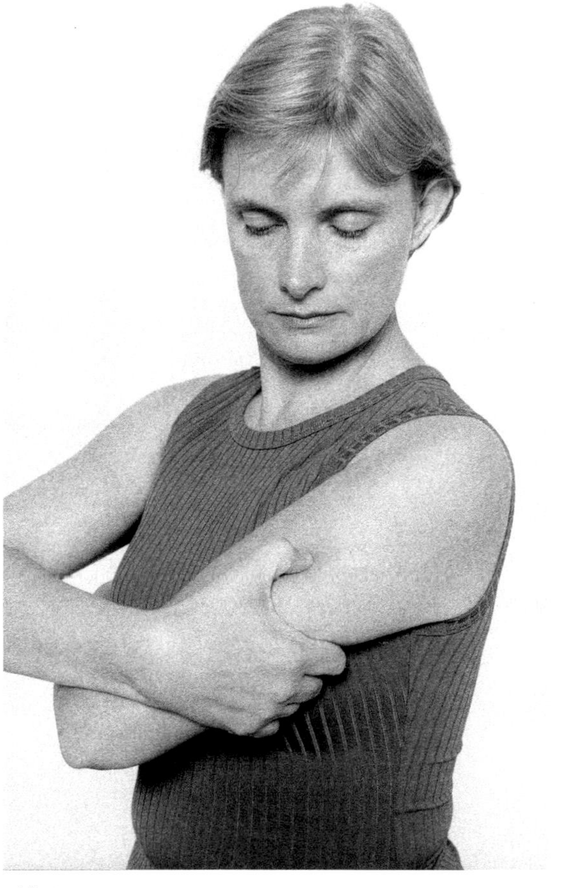

Abb. 143

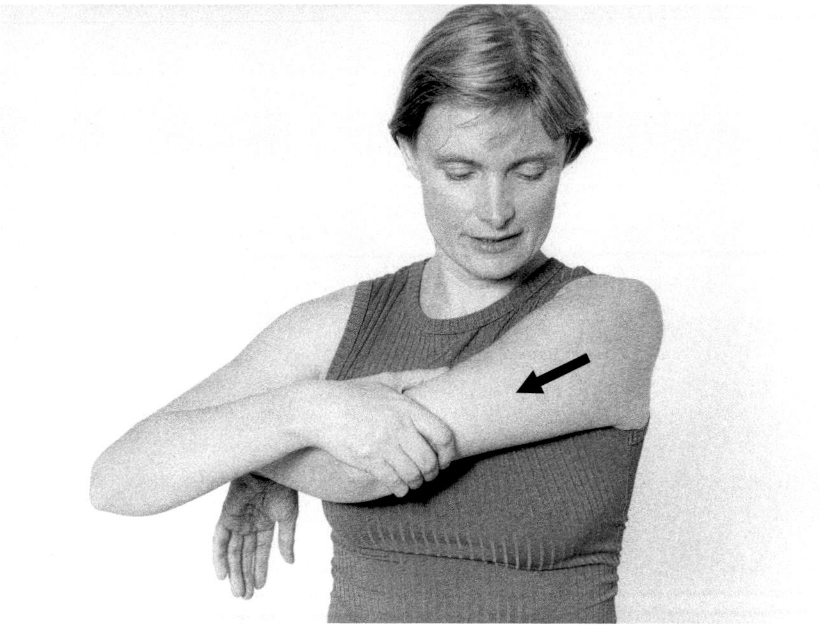

Abb. 144 a

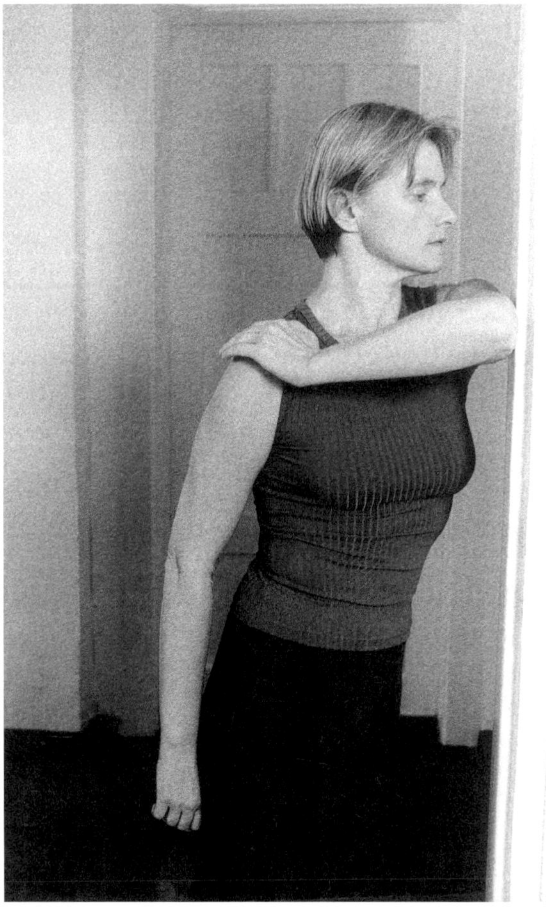

Abb. 144 b

QIAN YIN **Dehnen**

- Die gegenseitige Hand umfasst von dorsal den distalen Abschnitt des Unterarms.
- In Vorhebung des Arms von 60–70° wird in der Schulter horizontal adduziert und gezogen, der Zug wird langsam aufgebaut, wird 2–3 Sek. gehalten und wieder losgelassen.
- Alternativ dazu kann die Übung auch am Türrahmen durchgeführt werden.

→ **Abb. 144 a, b**

! Mit Vorsicht zu dosieren!

QIAN YIN **Dehnen**

- forciertes Dehnen mit Umfassen des Ellenbogens
- Der Arm wird in der Schulter seitlich maximal gehoben, der Ellenbogen ist dabei endgradig gebeugt. Die gegenseitige Hand umfasst die distale Partie des rückseitigen Oberarms oder das Handgelenk und zieht den Arm von dort in eine leichte Extension, der Zug wird langsam aufgebaut, 2–3 Sek. gehalten und wieder losgelassen.

→ **Abb. 145**

! Mit Vorsicht zu dosieren!

ROU **Kreisende Schiebetechnik**

- Gb 34 am Fibulaköpfchen
- 1 Min.

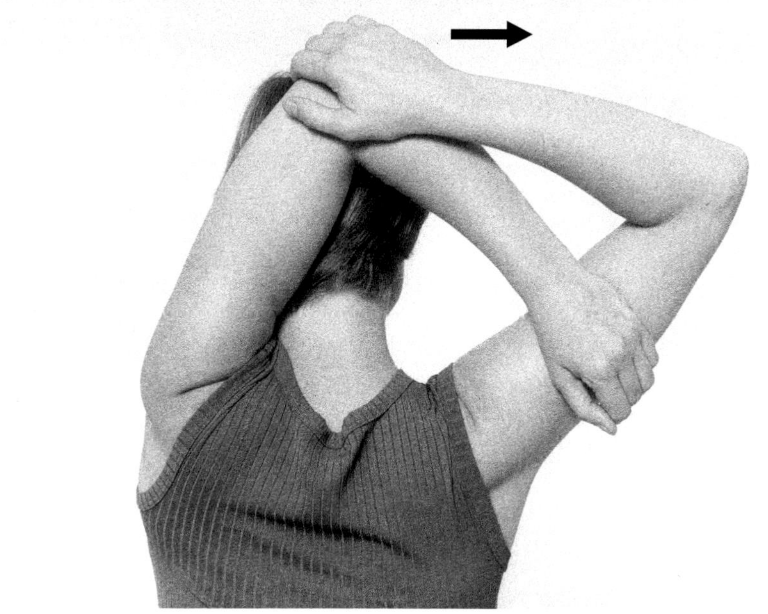

Abb. 145

Schmerzen der Lendenwirbelsäulenregion

Kreuzschmerzen

ROU **Kreisende Schiebetechnik**

- mit den Daumenkuppen
- auf den Augenpunkten des Rückens
- Die 4 Finger stützen sich dabei bds. seitlich auf den Flanken ab, die Daumenkuppe geht auf den lateralen Rand des Lendenwulstes etwa in Höhe LWK 3/4 ein und vollführt langsam kreisende Bewegungen mit möglichst festem Druck, bis 1 Min.

TUI **Schieben**

- mit den Handballen
- Beide Hände werden, mit den Fingern nach unten weisend, bds. auf die paravertebrale Region gesetzt, die Bewegung erfolgt von den untersten Rippen abwärts auf die Kreuzdarmbeingelenke.
- 3–5-mal

→ **Abb. 146 a, b**

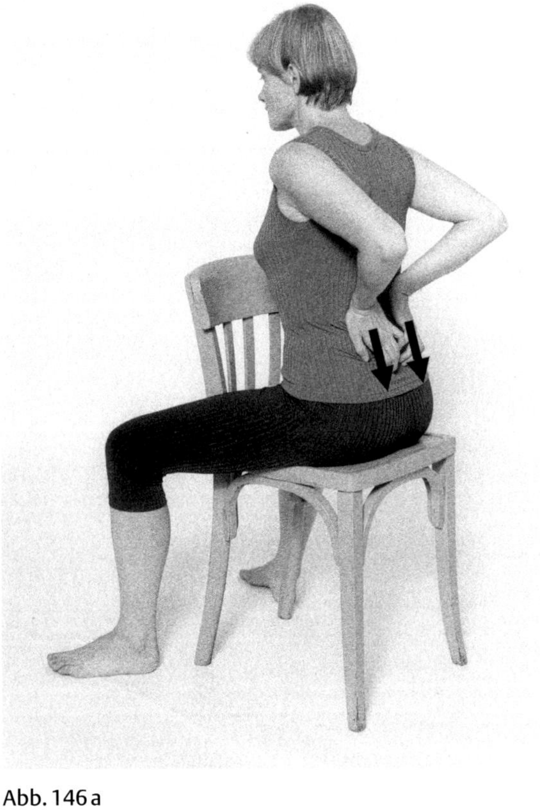

Abb. 146 a

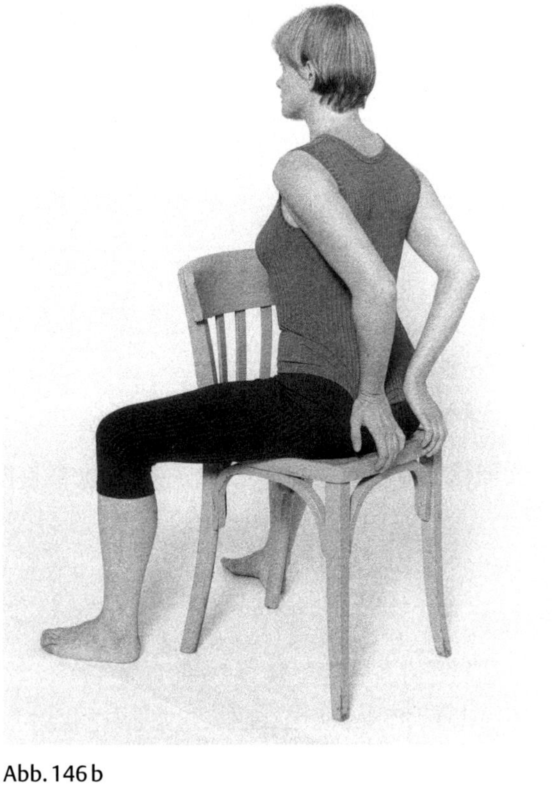

Abb. 146 b

MO FU **Bauchreiben**

- mit übereinander gelegten Händen mit langsam kreisenden Bewegungen im Uhrzeigersinn
- Bei der aufstreichenden Bewegung wird langsam eingeatmet, bei der Abwärtsbewegung auf der linken Bauchseite wird ausgeatmet.
- Behandlungsdauer 3–5 Min.

Kombination aus ROU **Kreisende Schiebetechnik**

und

TUI **Schieben**

- mit der Daumengreiffläche
- Gb 34 am Fibulaköpfchen ca. 20 Sek., danach jeweils abwärts auf der lateralen Kante der Fibula bis zum Knöchel langsam schieben
- Kombination 3–5-mal

→ **Abb. 147**

XUAN ZHUAN **Kreisende Mobilisation des Sprunggelenks**

- im Sitzen
- Der Unterschenkel der Behandlungsseite wird quer über den Oberschenkel gelegt. Eine Hand umfasst das Bein oberhalb der Knöchelregion. Die andere umfasst den Vorfuß von plantar und vollführt kreisende Bewegungen im und gegen den Uhrzeigersinn.
- jeweils 3–5-mal

→ **Abb. 148**

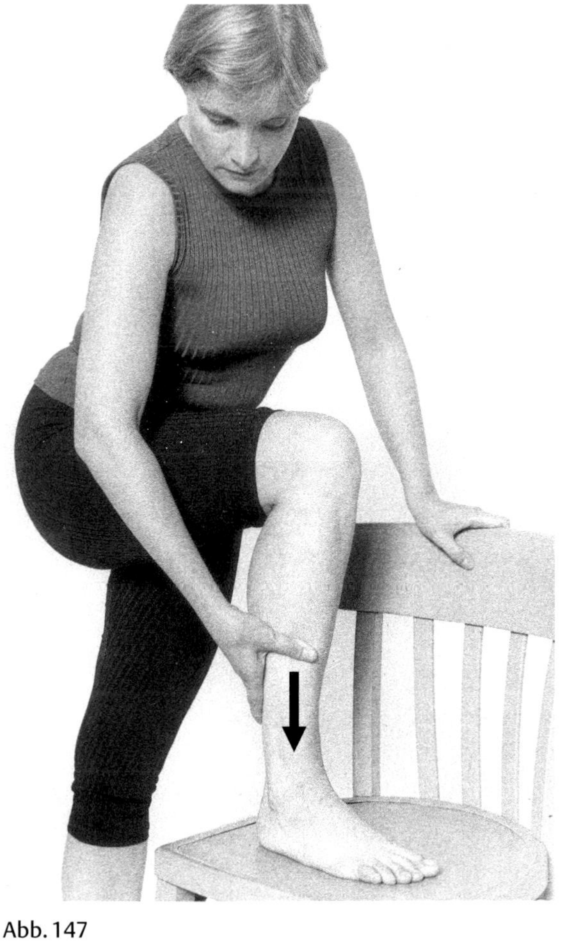

Abb. 147

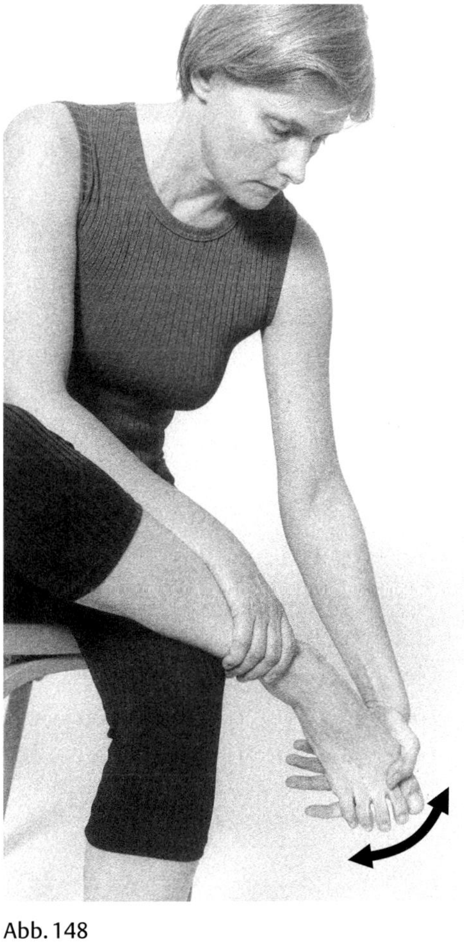

Abb. 148

Knieschmerzen

TUI **Schieben**

- mit den Handballen
- im Sitzen mit rechtwinklig gebeugten Knien
- Mit kurzen kräftigen Schüben abwärts auf dem medialen und lateralen Anteil des proximal ventralen Recessus des Kniegelenkraumes bds. vom Quadrizepsansatz. Lateral folgen die Schübe der Magen-Leitbahn in der Nähe des Ma 34.
- 3–5 Min.

→ **Abb. 149**

ROU **Kreisende Reibetechnik**

- mit dem Handballen im und gegen den Uhrzeigersinn
- über dem distalen Quadrizepsansatz proximal von der Patella
- 2–3 Min.

→ **Abb. 150**

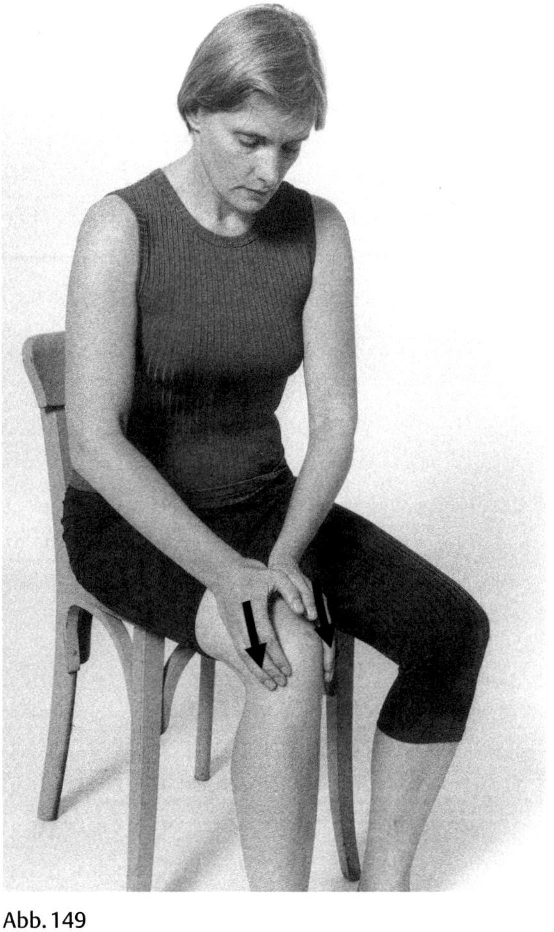

Abb. 149

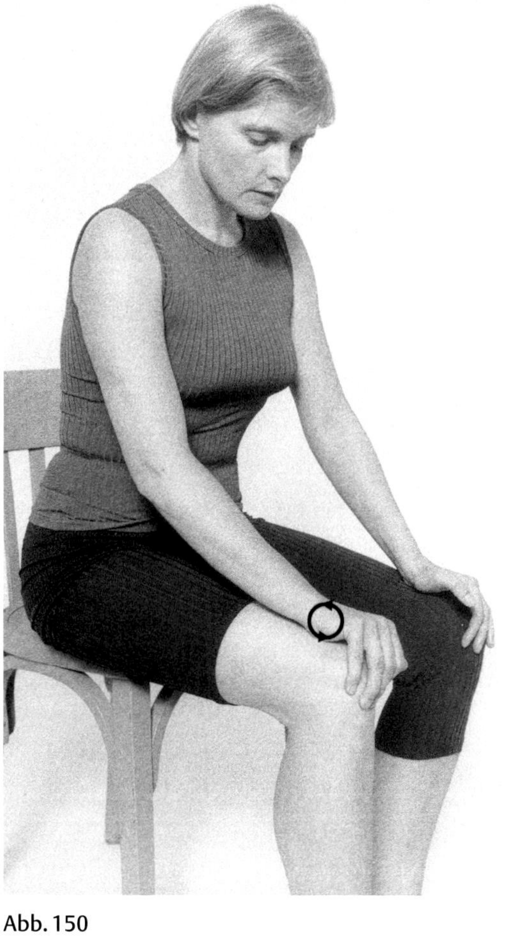

Abb. 150

AN **Akupressur**

- mit dem Daumen
- im Sitzen mit leichter Beugung im Kniegelenk (20–30°)
- Druck auf den lateralen und medialen Augenpunkten über dem Hoffa'schen Fettkörper
- Der Druck wird langsam aufgebaut, 3 Sek. gehalten und wieder herausgenommen.
- 3–5-mal

→ **Abb. 151**

AN **Akupressur**

- Gb 34

und anschließend

TUI **Schieben**

- mit dem Daumen
- über die distale Partie der Gallenblasen-Leitbahn bis zum Außenknöchel
- 2–3-mal
- dazu kreisende Mobilisation des Sprunggelenks wie oben beschrieben

→ **Abb. 147** u. **148**

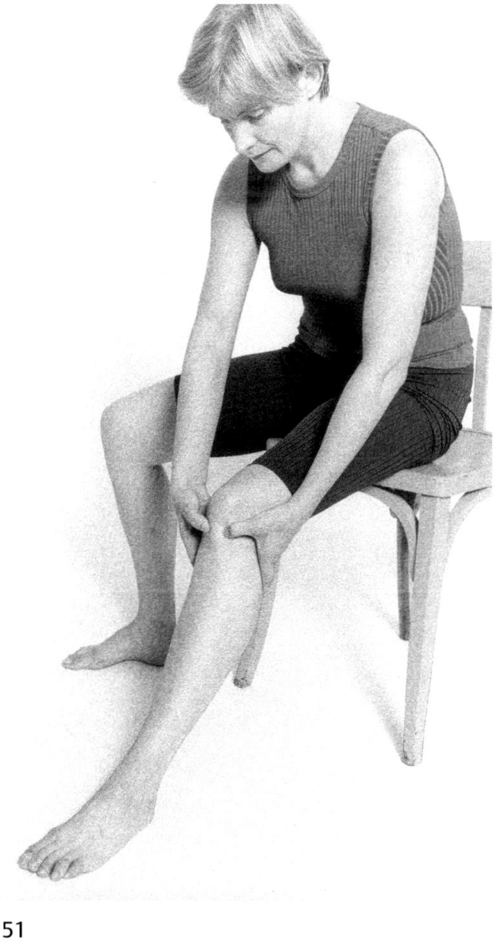

Abb. 151

Magen-Darm-Beschwerden

TUI **Schieben**

- Die Arme werden seitlich angewinkelt, die Hände werden mit den Kleinfingerballen auf die seitliche, untere Rippenpartie gesetzt. Die Finger weisen zum Nabel.
- Mit kräftigen symmetrischen Bewegungen abwärts über den seitlichen und vorderen Rippenbogen wird auf den Oberbauch zu geschoben.
- 3–5-mal

→ **Abb. 152**

TUI **Schieben**

- mit der Handwurzel
- von der seitlichen Rippenpartie mit nach vorn und unten gerichteter Bewegungen zum Nabel und zum Unterbauch
- 3–5-mal

→ **Abb. 153**

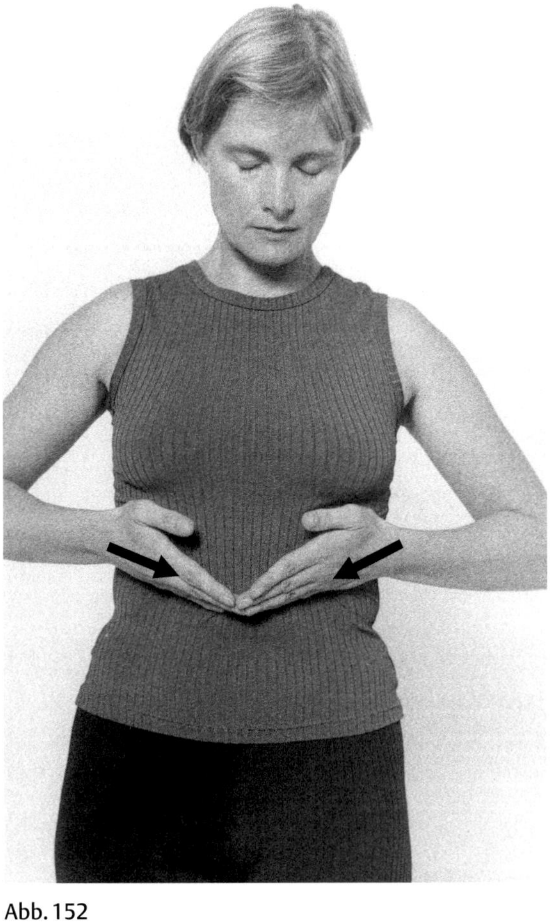

Abb. 152

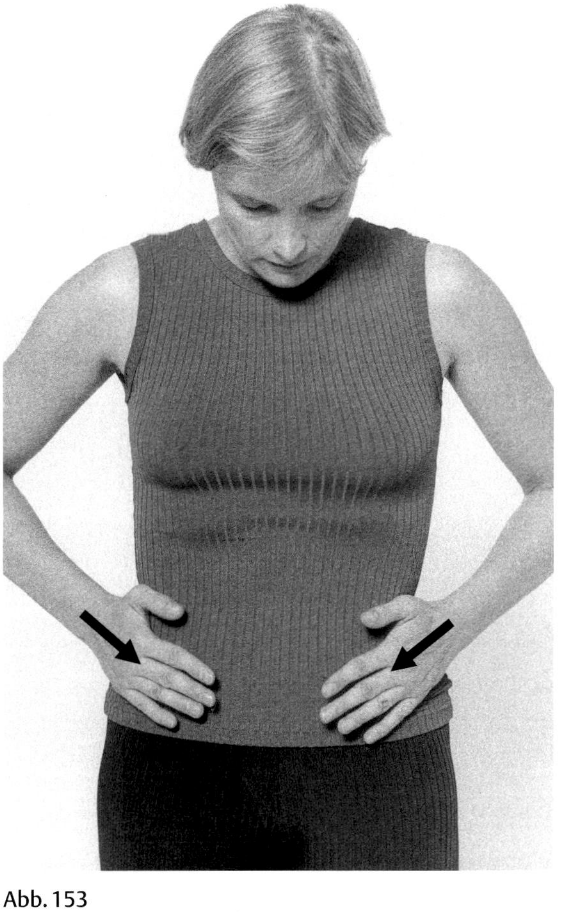

Abb. 153

MO FU **Bauchreiben**

- mit übereinander gelegten Händen
- Im Uhrzeigersinn großflächige Kreisbewegungen auf dem Bauch in Abstimmung zum Atemrhythmus, d. h. bei Aufstrich an der rechten Bauchseite Inspiration und bei Abstrich links Exspiration.
- 3–5 Min.

TUI **Schieben**

- mit den Handballen
- langsam bds. abwärts von der unteren Rippenpartie auf dem Lendenmuskelwulst bis auf die Kreuzdarmbeingelenke
- Auch diese Technik kann mit dem Atemrhythmus kombiniert werden, bei Aufsetzen kranial an den Rippen Inspiration, mit dem Abwärtsstreichen folgt die Exspiration.
- 3–5-mal

→ **Abb. 154**

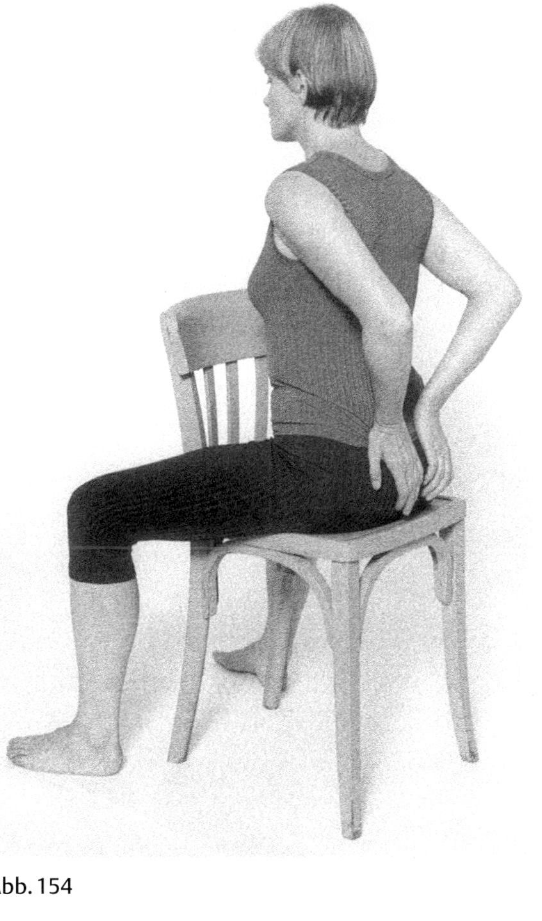

Abb. 154

Kinderheilkunde

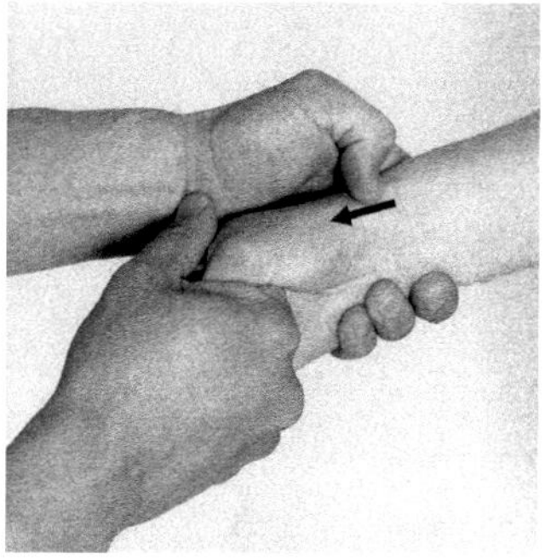

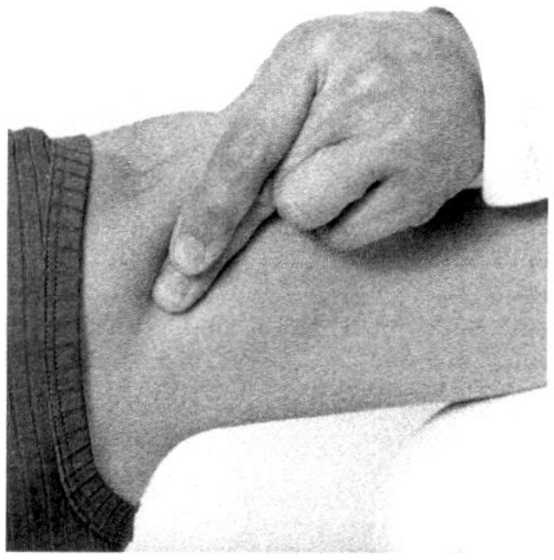

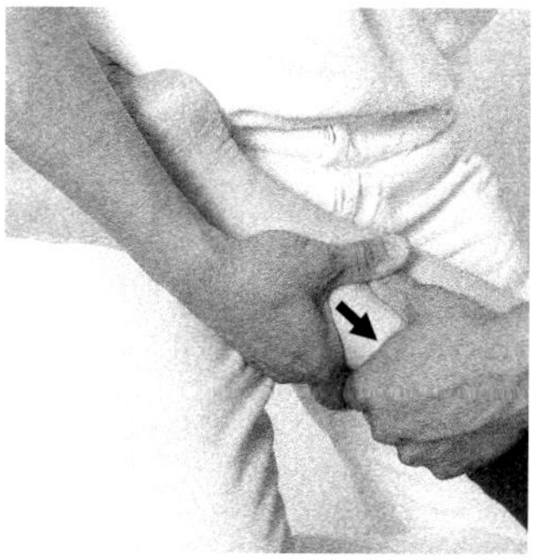

Grundtechniken

TUI Schieben

Wie bei der Erwachsenentechnik wird das Schieben modifiziert. Es wird mit der Daumenkuppe bzw. der Greiffläche des Daumens geschoben und gleichzeitig werden 3–4 Finger zur Abstützung und Fixation (z.B. der behandelten Extremität) eingesetzt. Andernfalls wird die volare Fläche des Zeige- und Mittelfingers verwendet. Die erstgenannte Technik erlaubt bei Abstützung einen fein dosierten Krafteinsatz. Die Frequenz ist deutlich höher als beim Erwachsenen anzusetzen, bis etwa 120 pro Min. (**Abb. 155 a, b**).

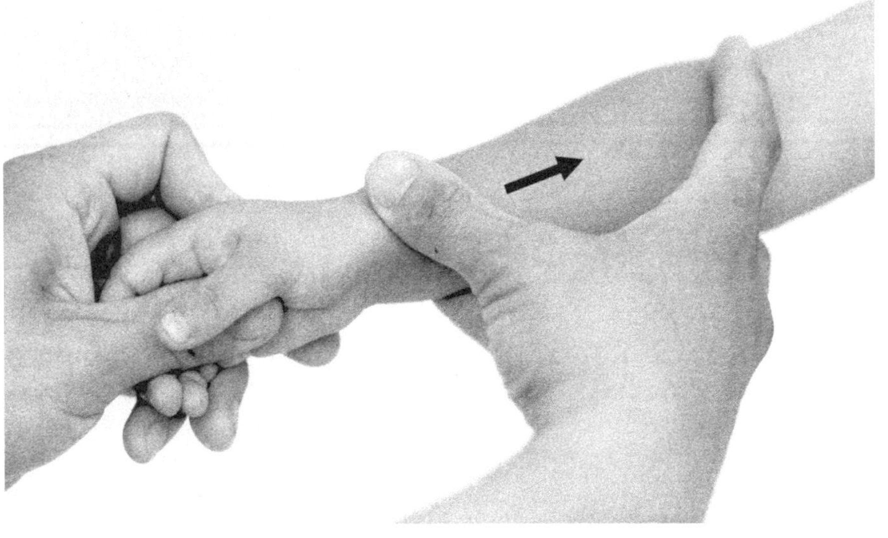

Abb. 155 a

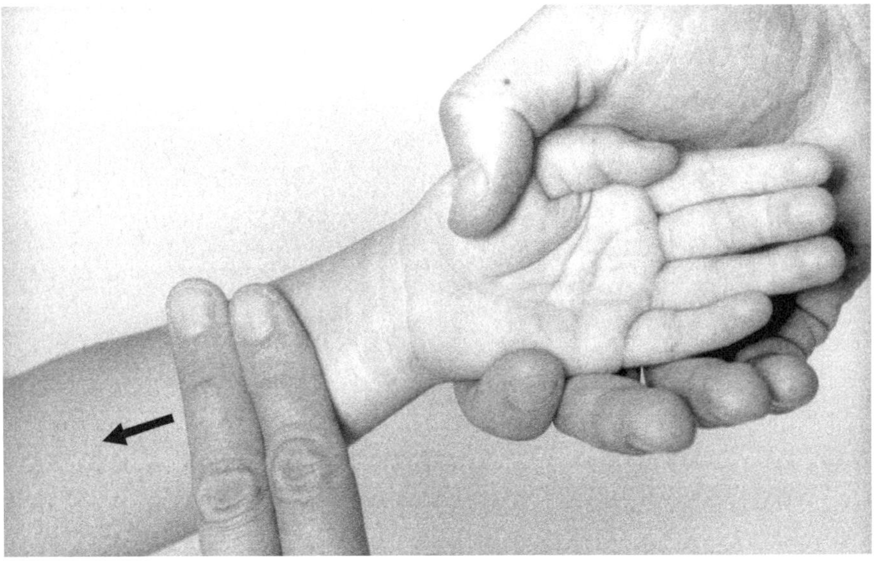

Abb. 155 b

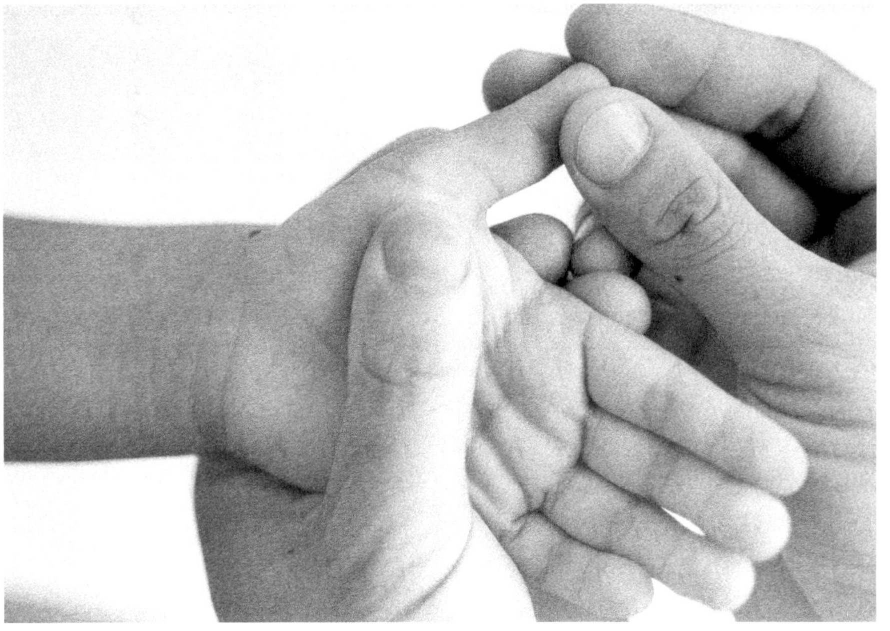

Abb. 156

XUAN TUI Kleinflächiges Reiben (Scheuern)

Diese Technik findet Einsatz an den Händen und Fingern der kleinen Patienten. Mit dem Daumen werden kleine, kreisende und reibende Bewegungen auf der Behandlungsfläche mit wenig Andruck ausgeführt. 2 oder 3 Finger der gleichen Hand dienen als Unterlage für das Behandlungsobjekt und erlauben eine sehr feine Dosierung des Krafteinsatzes. Die Bewegungen sollen mit einer Frequenz von 100–200 pro Min. ausgeführt werden (**Abb. 156**).

FEN TUI Divergierendes Schieben

Dabei werden die Finger zur Abstützung der Hände aufgesetzt und die Daumen vollführen rhythmisch zur Hohlhand und radialen Handkante weisende kleine Schiebebewegungen. Die Behandlungsfrequenz soll um 100 pro Minute liegen (**Abb. 157**).

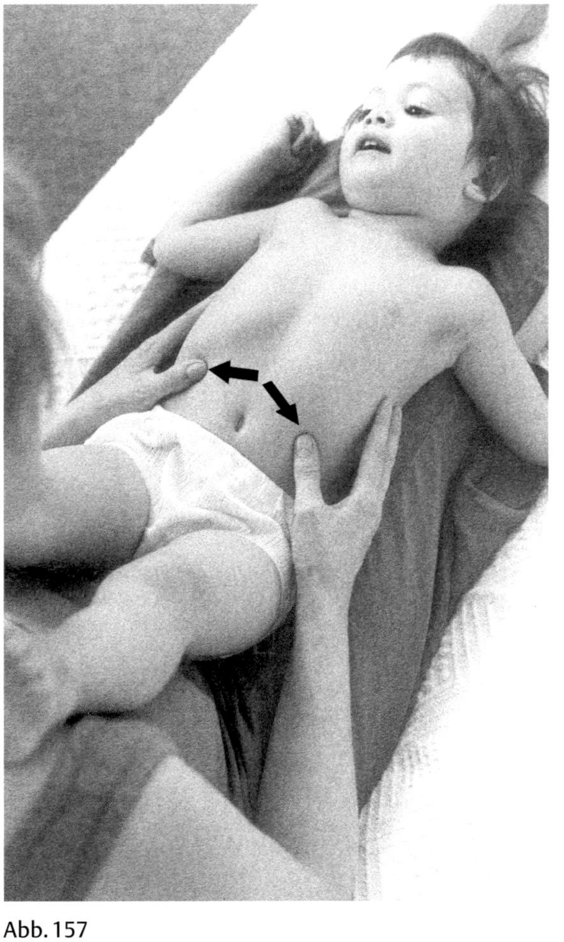

Abb. 157

ROU (DIAN ROU) **Kreisende Schiebetechnik**

Mit dem vom Mittelfinger überkreuzten Zeigefinger oder der Daumenkuppe werden kleine kreisende Bewegungen in einer Frequenz von 100–200 pro Min. ausgeführt.

- KG 17 (**Abb. 158 a**)

Der Krafteinsatz auf der zu bearbeitenden Fläche ist größer als bei XUAN TUI.

- Ni 1 (**Abb. 158 b**)

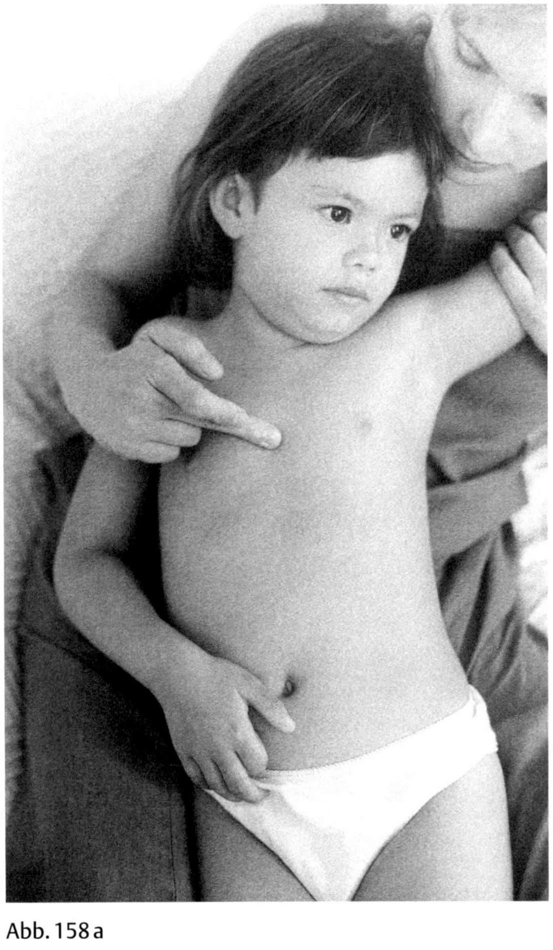

Abb. 158 a

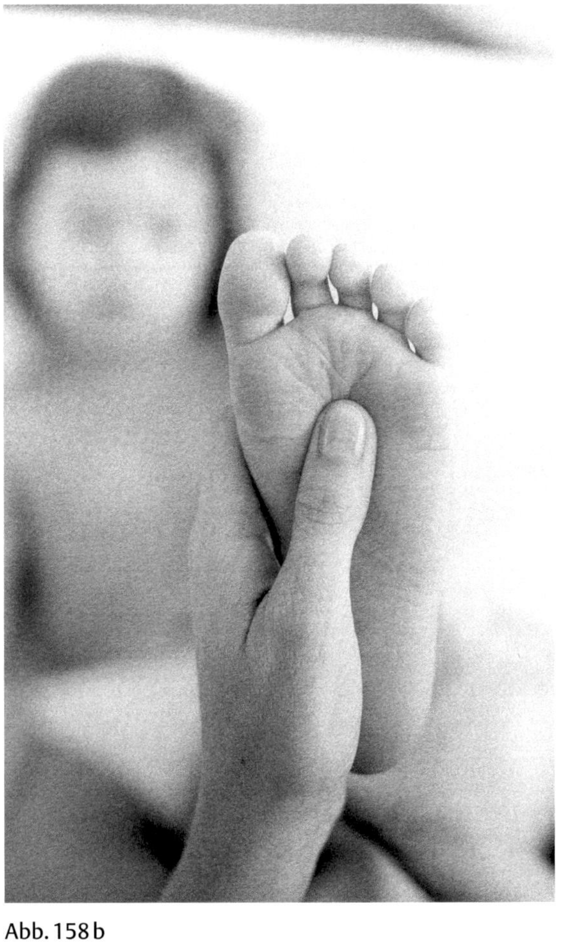

Abb. 158 b

NA **Greifen und Ziehen**

Wie bei Erwachsenen 1-mal in Dreifingertechnik im Griff zwischen Daumen und Zeige- und Mittelfinger oder mit fünf Fingern. Dazu gibt es auch die Möglichkeit, den Griff zwischen Daumengreiffläche und radialer Seite des Zeigefingermittelglieds anzusetzen (**Abb. 159**).

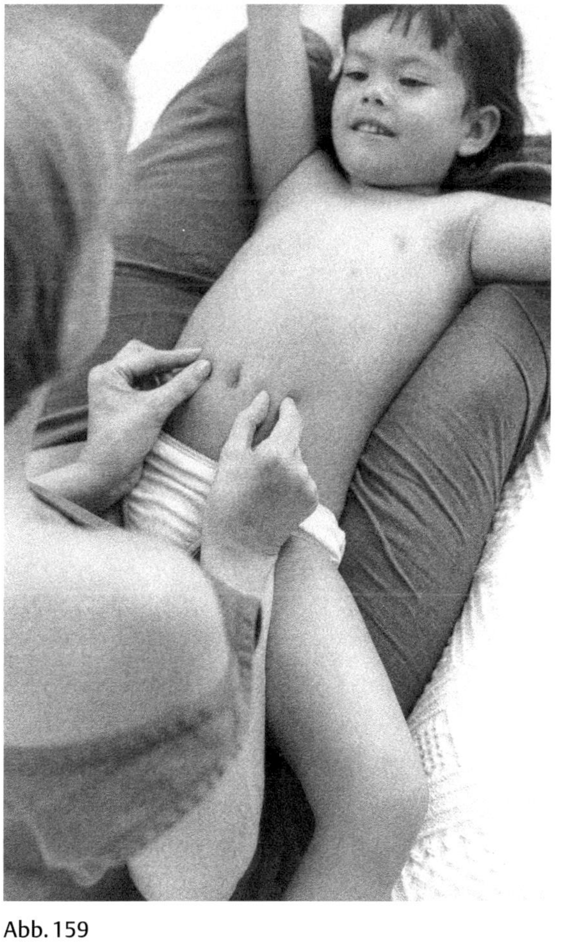

Abb. 159

Verschiedene Indikationen

Durchfallerkrankungen, Diarrhöe

Symptome der Leere

Schleimiger Stuhl, blasse Stuhlfarbe, wenig intensiver Geruch, Darmgeräusche, Bauchschmerzen, blasse Gesichtsfarbe, kein Verlangen nach Getränken, lang anhaltender Durchfall oder häufig wiederkehrender Durchfall, oft über 2 Monate, Appetitlosigkeit, unverdaute Speiseteile im Stuhl

Symptome der Fülle

Enge Verknüpfung von Bauchschmerz und Durchfall, explosionsartiger Durchfall, intensiv gelbe Stuhlfarbe, stinkender Stuhl, trockener Mund, Verlangen nach Getränke, intensiv gelber Urin, stinkender Mundgeruch, Unruhe und Weinen vor dem Durchfall, Beruhigung nach dem Durchfall

Bei Symptomen der Leere:

XUAN TUI (BU PI JING) **Kleinflächiges Reiben**

- auf der Daumengreiffläche
- 100–500-mal

→ **Abb. 160**

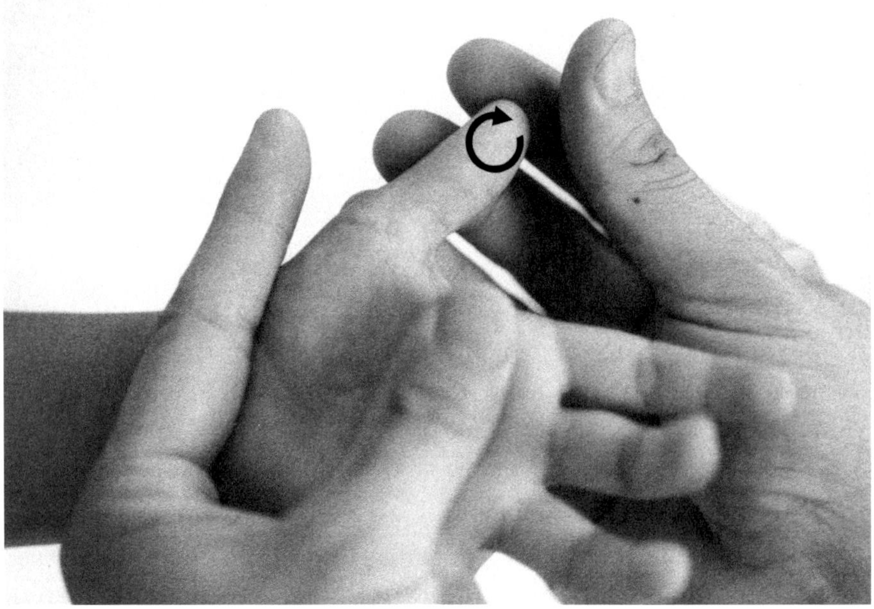

Abb. 160

TUI (SAN GUAN) **Schieben**

- mit der radialen Daumenkante über die radiale Seite des Daumens nach proximal, dabei das Daumenendglied mit 2 Fingern fassen, die behandelnde Hand schiebt mit raschen Wiederholungen
- etwa 100–500-mal

→ **Abb. 161**

TUI (TIAN HE SHUI) **Schieben**

- mit 2 Fingern
- auf der volaren Seite des Unterarms vom Handgelenk bis knapp unterhalb zum Ellenbogen, also nach proximal aufsteigend
- etwa 100–300 Schübe

→ **Abb. 162**

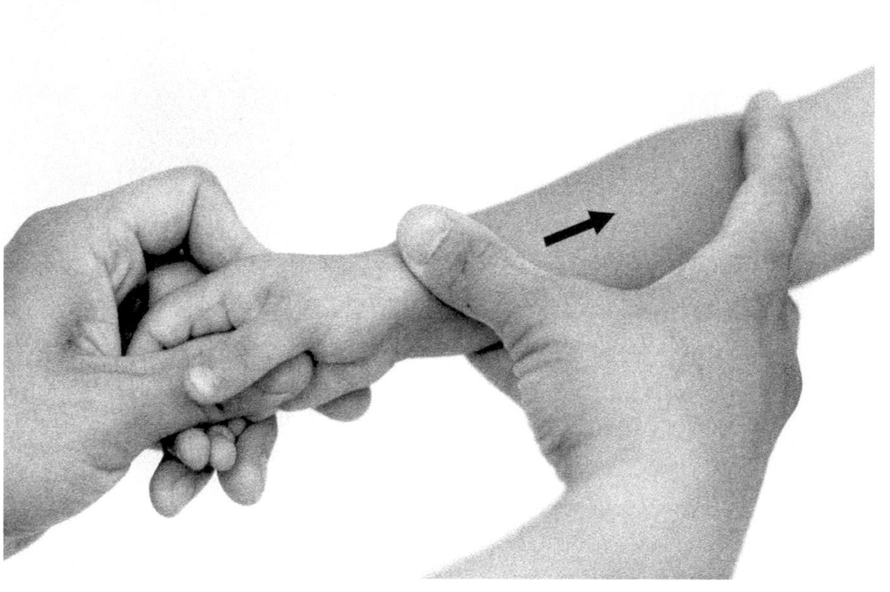

Abb. 161

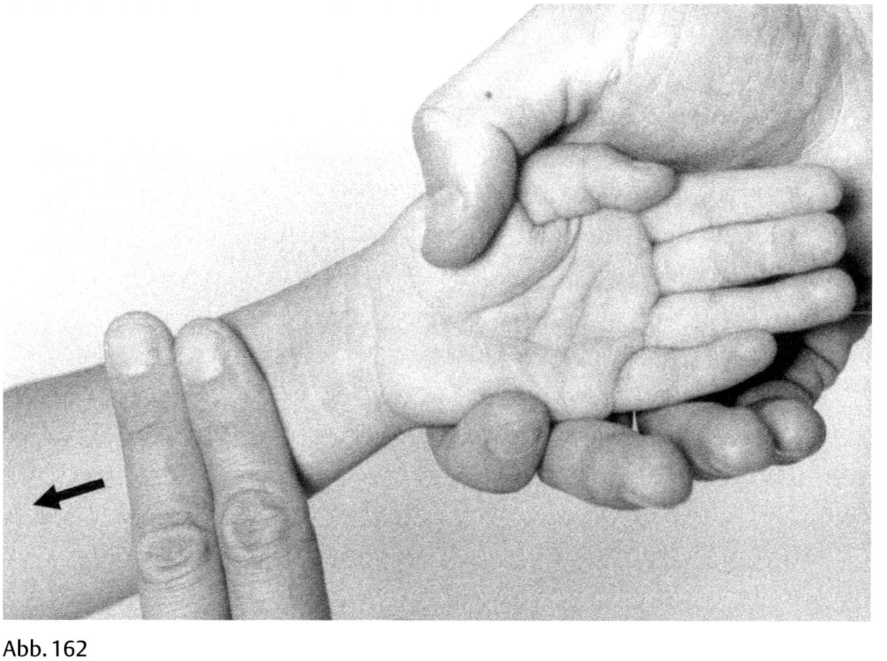

Abb. 162

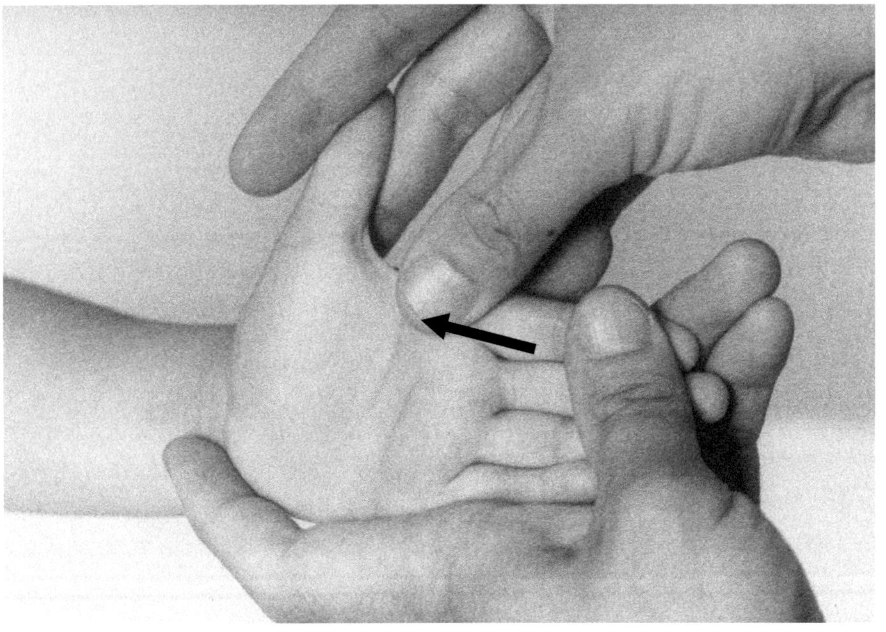

Abb. 163

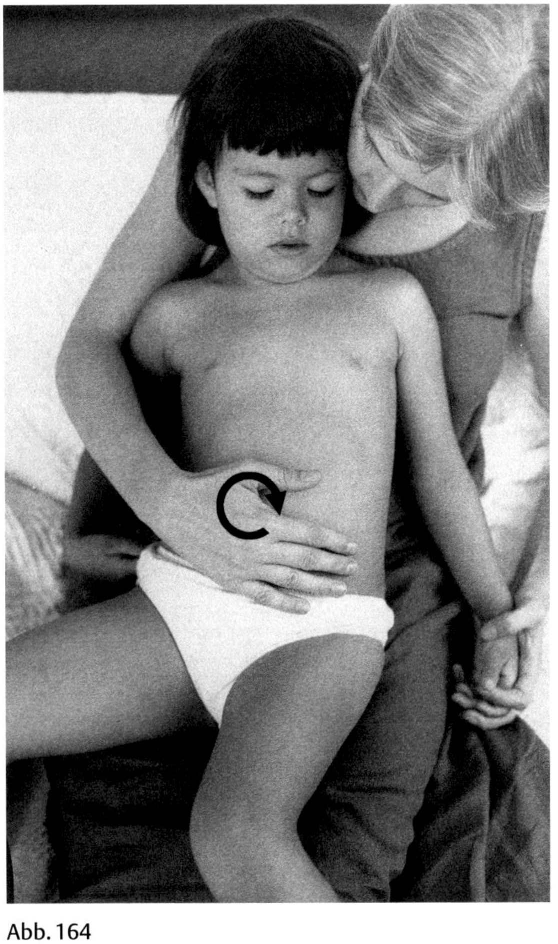

Abb. 164

TUI (DA CHANG) **Schieben**

- mit der radialen Daumenkante über die Greiffläche des Zeigefingers nach proximal bis zur Adduktionsfalte des Daumens
- etwa 100–300-mal

→ **Abb. 163**

MO FU **Bauchreiben**

- Mit der ganzen Handfläche oder 4 Fingern wird im Uhrzeigersinn kreisförmig der Bauch bestrichen.
- etwa 100–200-mal, bis 5 Min.

→ **Abb. 164**

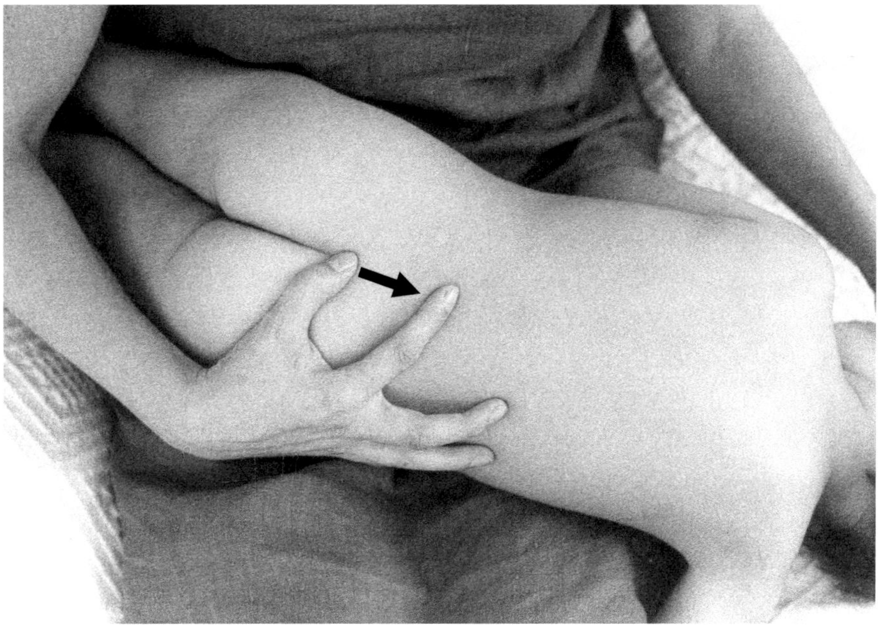

Abb. 165

TUI (QI JIE GU) **Schieben**

- in Bauchlage
- auf der Dornfortsatzreihe vom Sakrum in Richtung LWK 4 nach kranial, entweder mit der radialen Daumenkante nach proximal schieben bei Abstützung der Finger, oder mit 2 Fingern
- 100–300-mal, 3–5 Min.

→ Abb. 165

NA (NIE JI) **Greifen und Ziehen**

- in Bauchlage
- Parallel neben der Wirbelsäule wird die Haut aufwärts vom Sakrum immer wieder in kleinen Rollen gefasst und gezogen. Behandlung aufwärts vom Sakrum zum Nacken.
- 3–5 Durchgänge

→ Abb. 166

! Die Besonderheit dabei ist, dass fortlaufend nach kranial eine Hautfalte abgehoben wird, so dass Unterhaut und Haut fortwährend durch die Finger rollt und in etwa daumenbreiten Abständen die Haut einmal bds. gleichzeitig gefasst und kurz und kräftig hochgezogen wird.

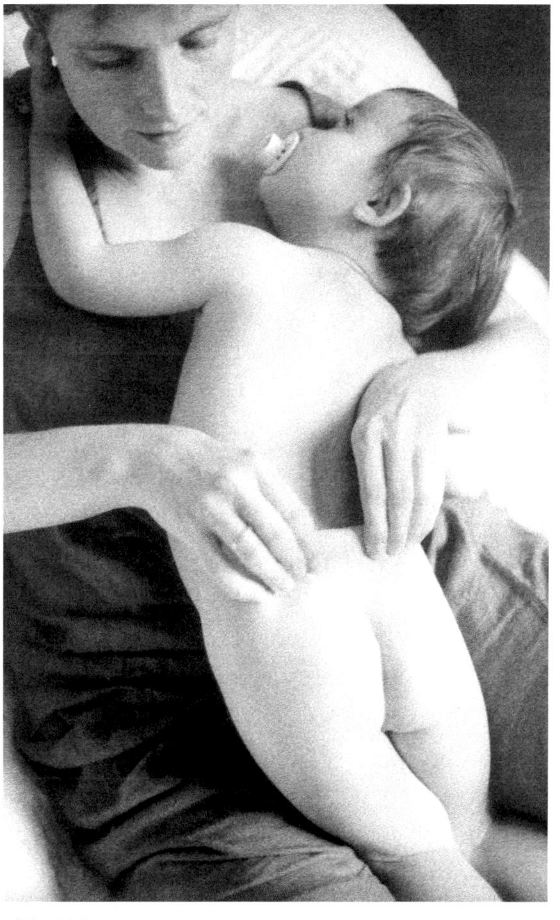

Abb. 166

Bei Symptomen der Fülle:

ROU (DIAN ROU) Kreisende Schiebetechnik

- mit dem Daumen
- auf der Greiffläche des Daumens
- 100–500-mal

→ **Abb. 167**

TUI (QING DA CHANG) Schieben

- mit der radialen Daumenkante
- von der queren Hohlhandfalte nach distal auf der Zeigefingergreiffläche zur Kuppe
- 100–500-mal

→ **Abb. 168**

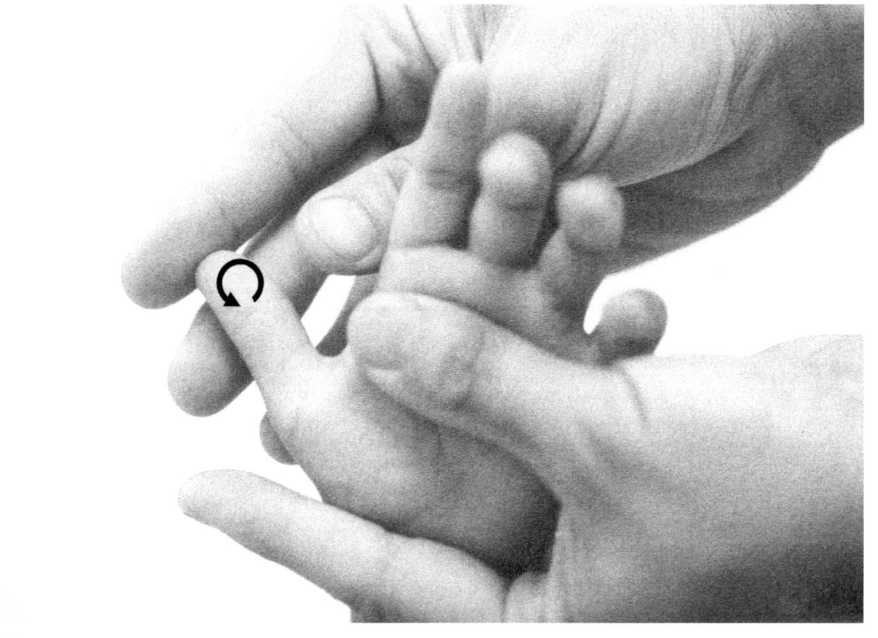

Abb. 167

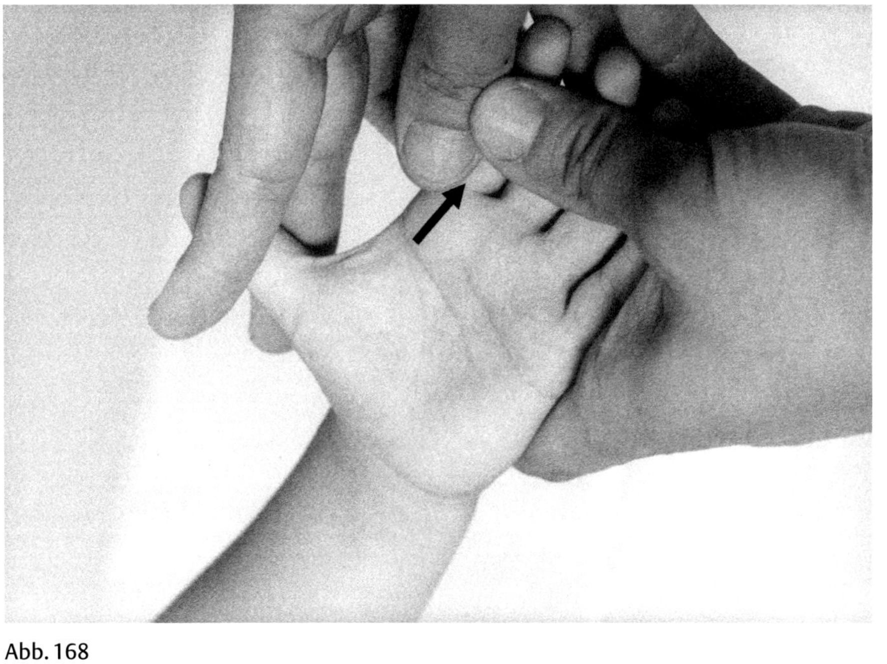

Abb. 168

TUI (QING XIAO CHANG) **Schieben**

- mit der radialen Daumenkante
- auf der ulnaren Seite des Kleinfingers zur Kuppe
- 100–500-mal

→ **Abb. 169**

TUI (LIU FU) **Schieben**

- mit der radialen Daumenkante oder dem Zeigefinger
- über die ulnare Seite des Unterarms vom Epicondylus medialis zum Handgelenk
- 100–300-mal

→ **Abb. 170**

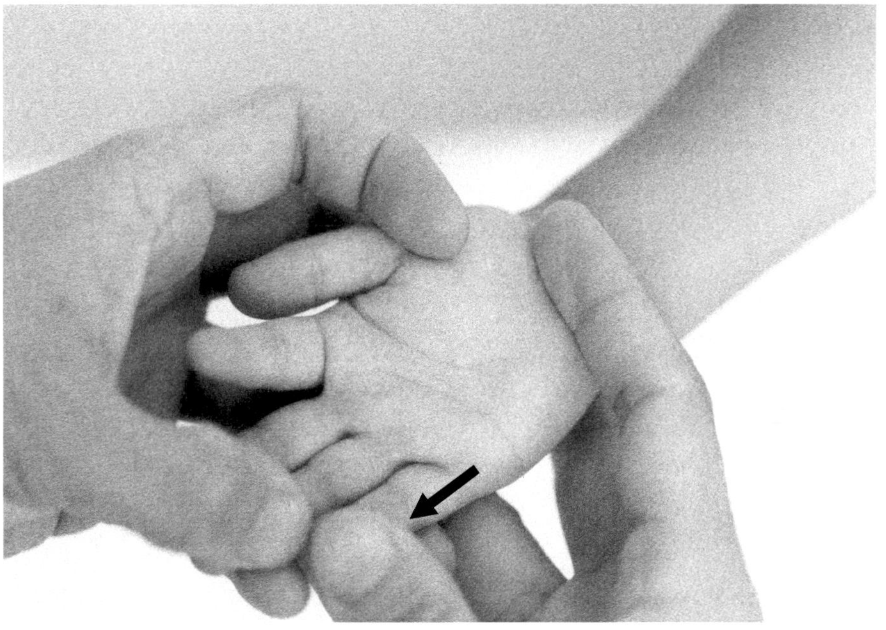

Abb. 169

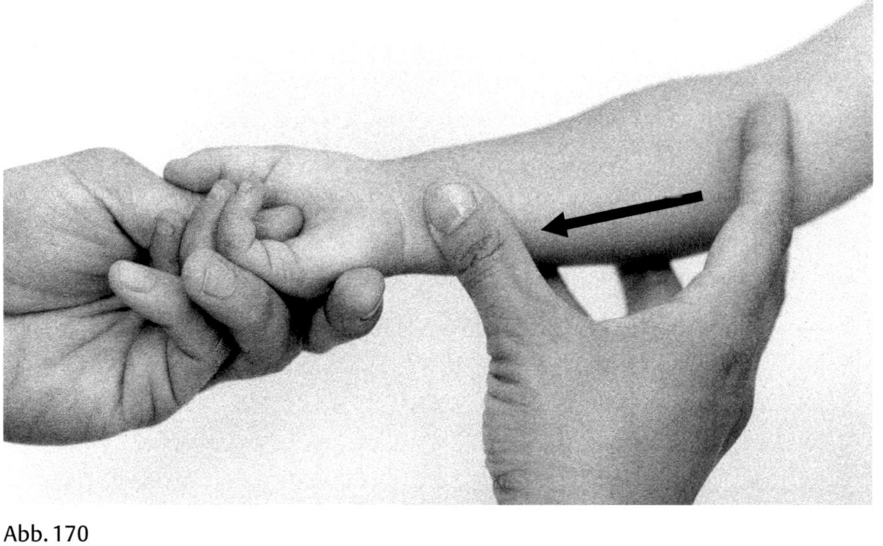

Abb. 170

Übelkeit und Erbrechen

Symptome der Leere

Wiederholtes Erbrechen beim Essen, saurer und übler Geruch des Erbrochenen, blasse Gesichtsfarbe, kaltes Gefühl an den Extremitäten, Besserung bei warmer Auflage auf dem Bauch, Stuhlgang weich oder Durchfall, Blähungen, unruhiger Schlaf, gedämpfte, ruhige Stimmung

Symptome der Fülle

Sofortiges Erbrechen beim Essen, saurer und stinkender Geruch des Erbrochenen, der Körper fühlt sich warm an, verlangt nach Getränk, unruhige Stimmung, stechender Geruch des Stuhlgangs, intensive Farbe des Urins, Bauch gebläht und schmerzhaft

Bei Symptomen der Leere:

TUI (PI JING) Schieben

- mit der radialen Daumenkante
- auf der radialen Seite des Daumens aufwärts zum Daumenballen
- 100–200-mal

→ **Abb. 171**

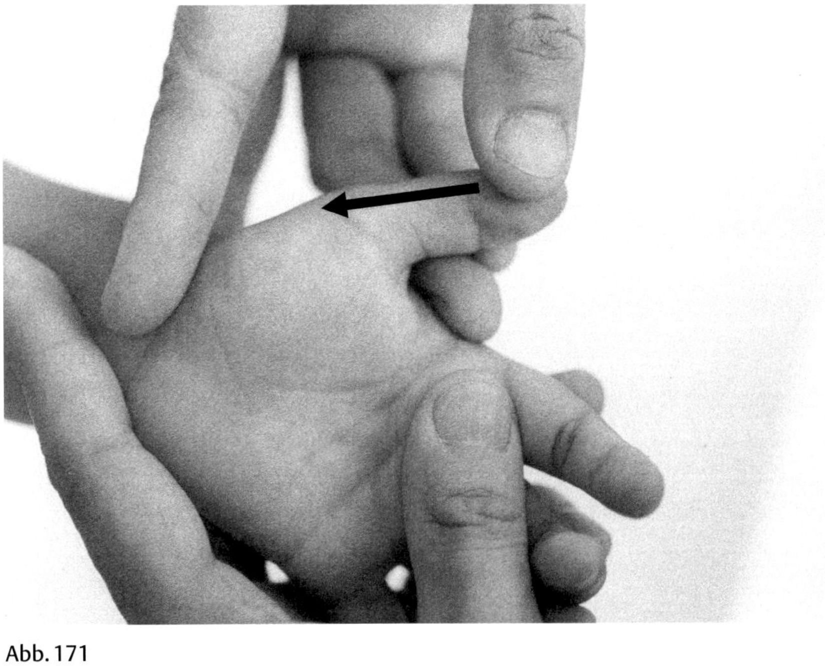

Abb. 171

TUI (SAN GUAN) Schieben

- mit dem Daumen
- aufwärts von der Handbeugefalte über die radiale Seite des Unterarms bis zur Ellenbeuge
- 100–200-mal

→ **Abb. 161**

ROU (TIAN SHU) Kreisende Schiebetechnik

- in Rücklage
- auf Ma 25 bds.
- gleichzeitig mit Zeige- und Mittelfingerkuppe kleine kreisende Bewegungen
- 100–200-mal

→ **Abb. 172**

ROU (WAI LAO) Kreisende Schiebetechnik

- mit dem Daumen
- auf dem Zentrum des Handrückens
- 100–300-mal

Bei Symptomen der Fülle:

XUAN TUI (QING PI JING) Schieben

- mit dem Daumen
- auf der radialen Daumenseite vom Ballen zur Kuppe
- 100–300-mal

TUI (LIU FU) Schieben

- mit dem Daumen
- auf der ulnaren Seite des Unterarms von Epicondylus medialis zum Handgelenk
- 100–300-mal

→ **Abb. 170**

TUI (QI JIE GU) Schieben

- in Bauchlage
- mit Daumen oder Zeigefinger
- auf der Dornfortsatzreihe abwärts von LWK 4 zum Sakrum
- etwa 100–300-mal

→ **Abb. 173**

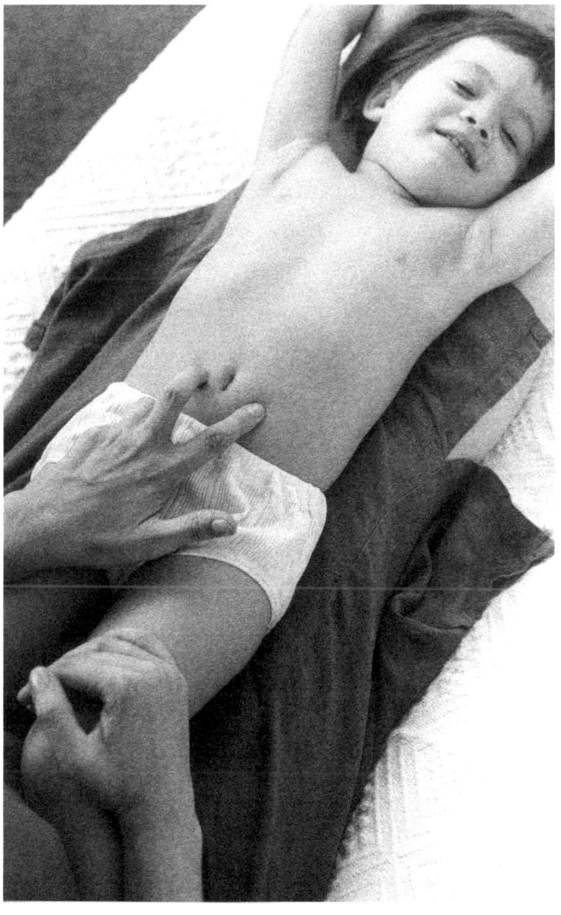

Abb. 172

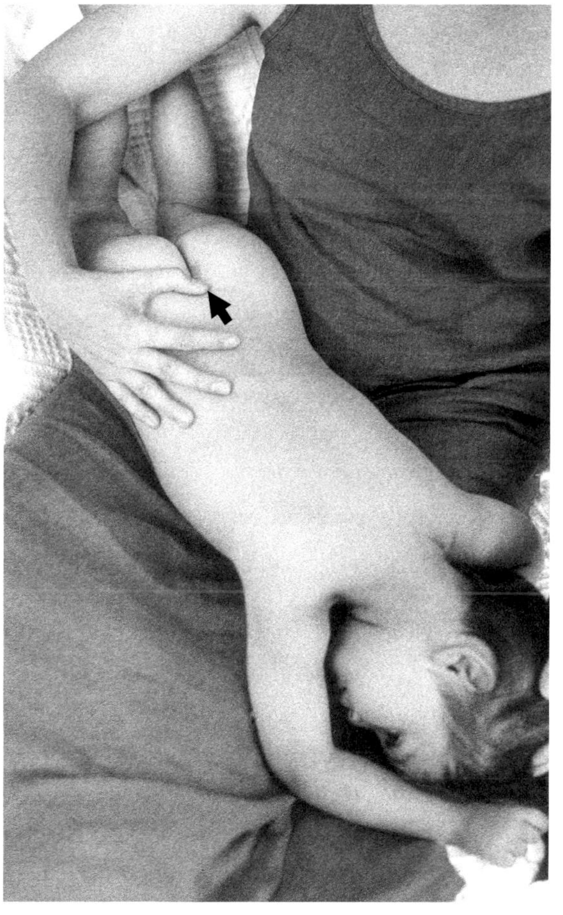

Abb. 173

TUI (TIAN ZHU GU) **Schieben**

- im Sitzen
- mit Zeige- und Mittelfinger
- auf der Linea nuchae nach distal, die andere Hand fixiert am Rumpf oder an der Oberseite des Kopfs
- etwa 100–500-mal

→ **Abb. 174**

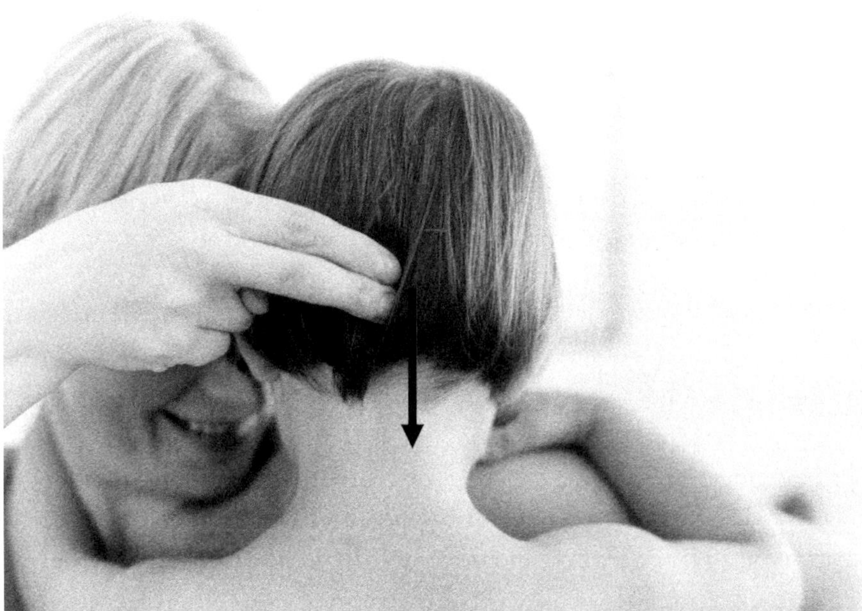

Abb. 174

Fieber

Symptome der Leere

Kopfschmerzen, Kälteempfindlichkeit, Nase verstopft, nachmittägliches Fieber, warme Hände und Füße, schlanker Körperbau und nächtliches Schwitzen, Appetitlosigkeit

Symptome der Fülle

Rotes Gesicht, Kurzatmigkeit, Appetitlosigkeit, fester Stuhl, Unruhe, Durst, Verlangen nach Getränk

Bei Symptomen der Leere:

TUI (BU FEI JING) Schieben

- mit dem Daumen
- auf der Ringfingerendgliedgreiffläche von distal nach proximal
- 100–500-mal

→ **Abb. 175**

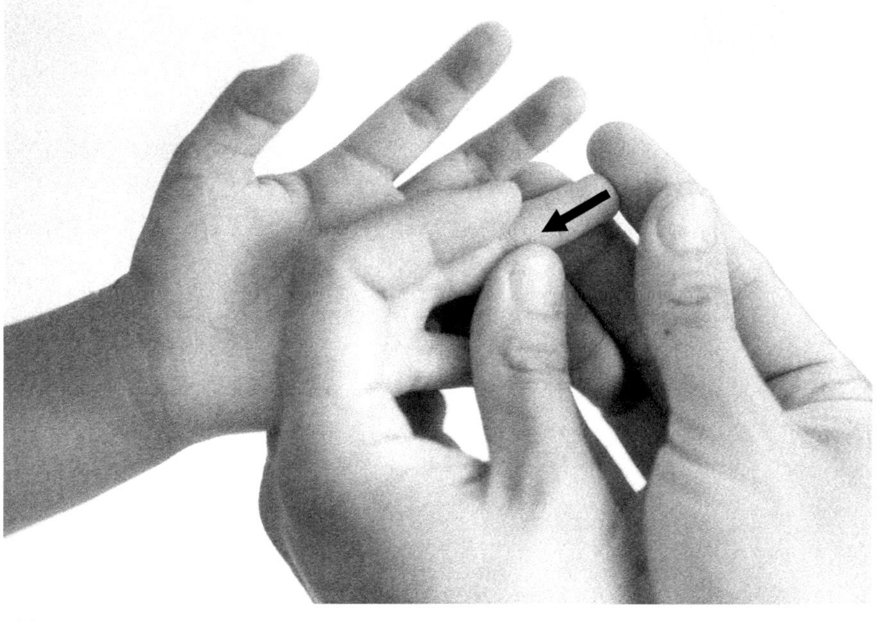

Abb. 175

TUI (TIAN HE SHUI) **Schieben**

- mit Zeige- und Mittelfinger
- auf der volaren Unterarmfläche von distal nach proximal zur Ellenbeuge
- 100–500-mal

→ **Abb. 155b**

TUI (TIAN MEN) **Schieben**

- abwechselnd mit den radialen Daumenkanten auf der LG-Leitbahn in der Mittellinie vom vorderen Haaransatz nach kranial
- Die übrigen 4 Finger stützen sich dabei auf der Oberseite des Kopfs ab.
- 30–50-mal

→ **Abb. 176**

ROU (YONG QUAN) **Kreisende Schiebetechnik**

- mit dem Daumen
- auf dem proximalen Rand des Vorfußballens über dem dritten Mittelfußknochen
- 50–100-mal
- Ni 1

→ **Abb. 177**

Bei Symptomen der Fülle:

TUI (QING FEI JING) **Schieben**

- mit dem Daumen
- auf dem Ringfingerendglied von proximal nach distal
- 100–500-mal

→ **Abb. 175**

TUI (LIU FU) **Schieben**

- mit dem Daumen oder Zeigefinger
- auf der ulnaren Kante des Unterarms von proximal nach distal
- 100–500-mal

→ **Abb. 170**

TUI (TIAN HE SHUI) **Schieben**

- mit dem Daumen oder zwei Fingern
- auf der volaren Unterarmfläche von distal nach proximal zum Handgelenk
- 100-mal

→ **Abb. 162**

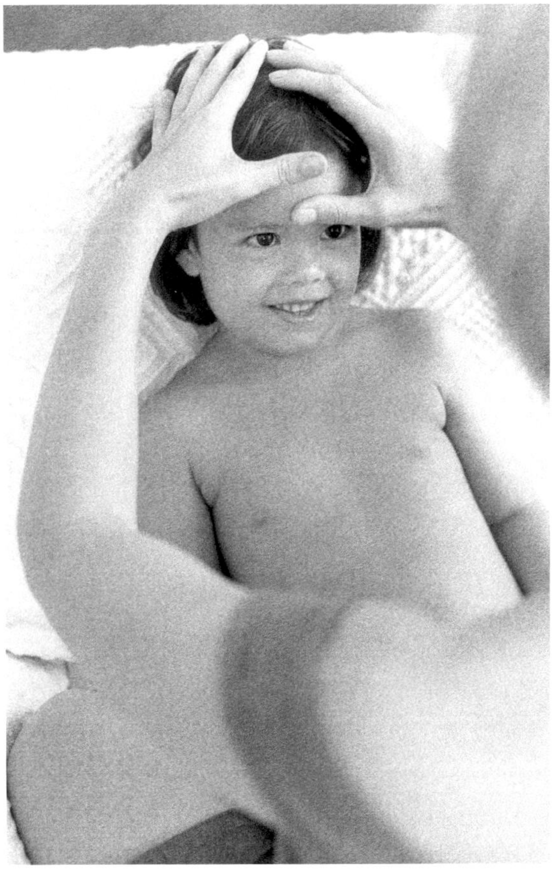

Abb. 176

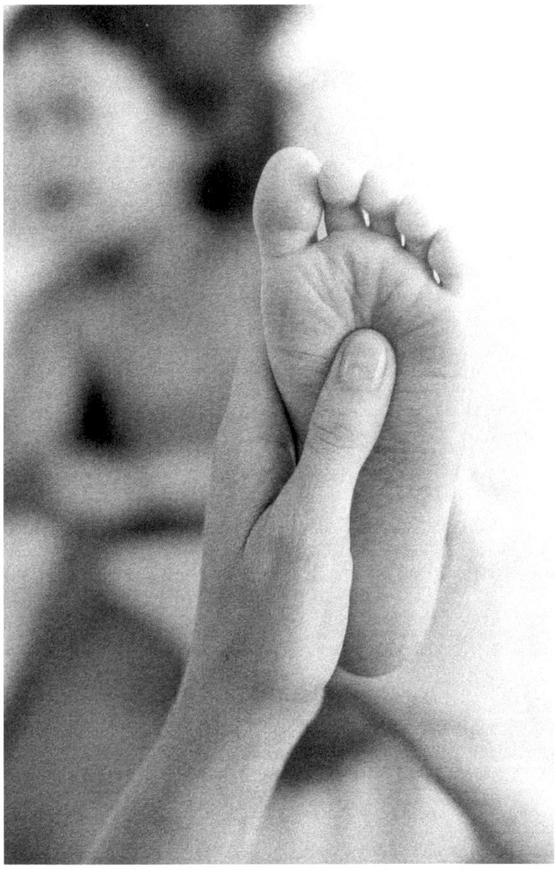

Abb. 177

Bronchitis

Husten

Asthma bronchiale

TUI (PI JING) **Schieben**

- mit der radialen Daumenkante
- auf der Daumenendgliedgreiffläche nach proximal
- 50–100-mal

→ **Abb. 179**

TUI (QING FEI JING) **Schieben**

- mit der radialen Daumenkante
- auf der Ringfingerendgliedgreiffläche nach distal
- 50–100-mal

Kombination aus

ROU **Kreisende Schiebetechnik**

- mit Daumen oder Mittelfinger
- auf dem Punkt Tan Zhong, entspricht KG 17 bei Erwachsenen

→ **Abb. 178**

und

FEN TUI **Divergierendes Schieben**

- mit den Daumen
- mit Bewegungen von diesem Punkt ausgehend, einige Zentimeter nach beiden Seiten
- 3 Min.

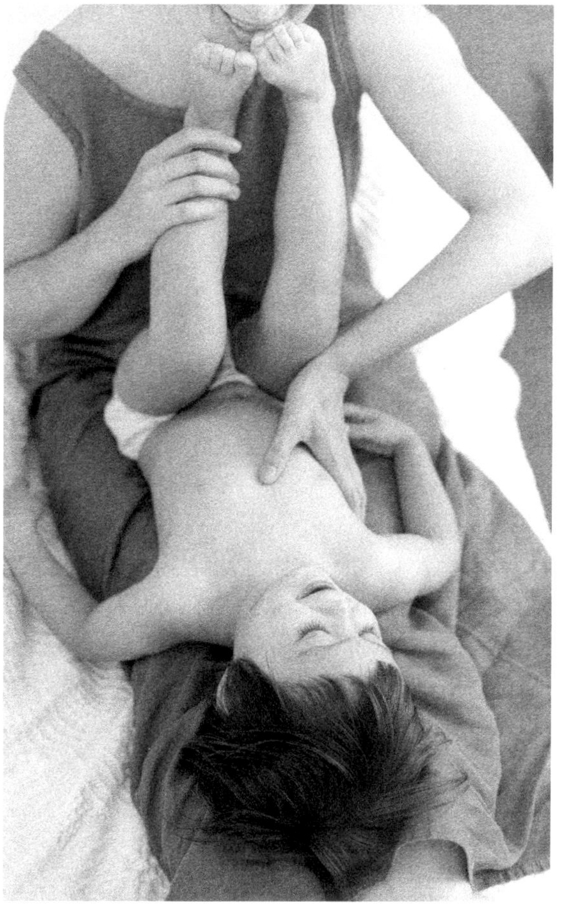

Abb. 178

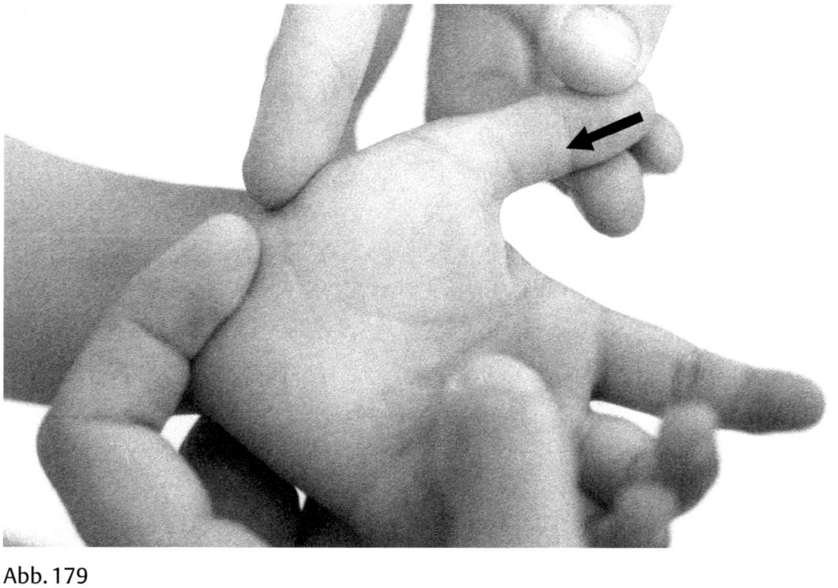

Abb. 179

ROU **Kreisende Schiebetechnik**

- in Bauchlage
- mit den Daumen
- auf dem Lungenpunkt der Blasen-Leitbahn bds. der oberen BWS zwischen den Oberrändern der Schulterblätter
- 50–100-mal

→ **Abb. 180**

ROU (TIAN TU) **Kreisende Schiebetechnik**

- mit den Daumen
- auf KG 22 am Oberrand des Brustbeins
- 3 Min.

→ **Abb. 181**

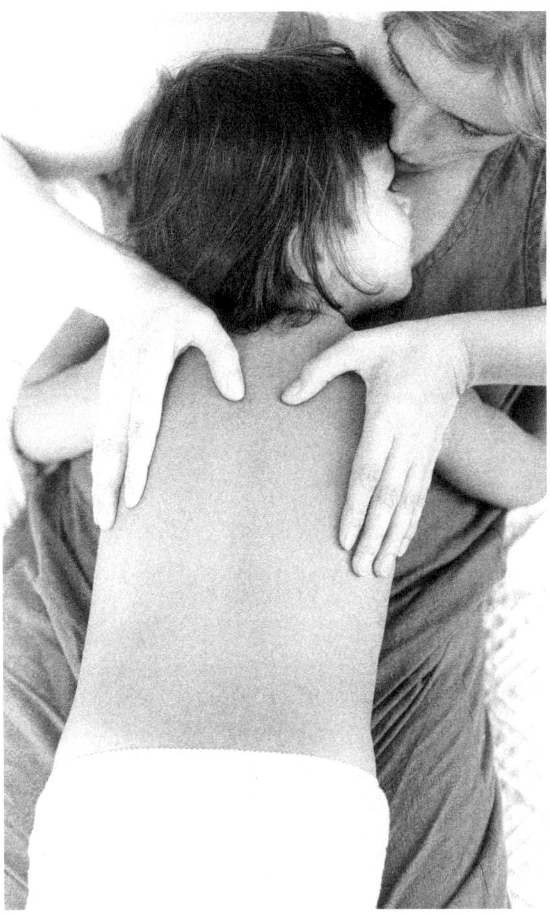

Abb. 180

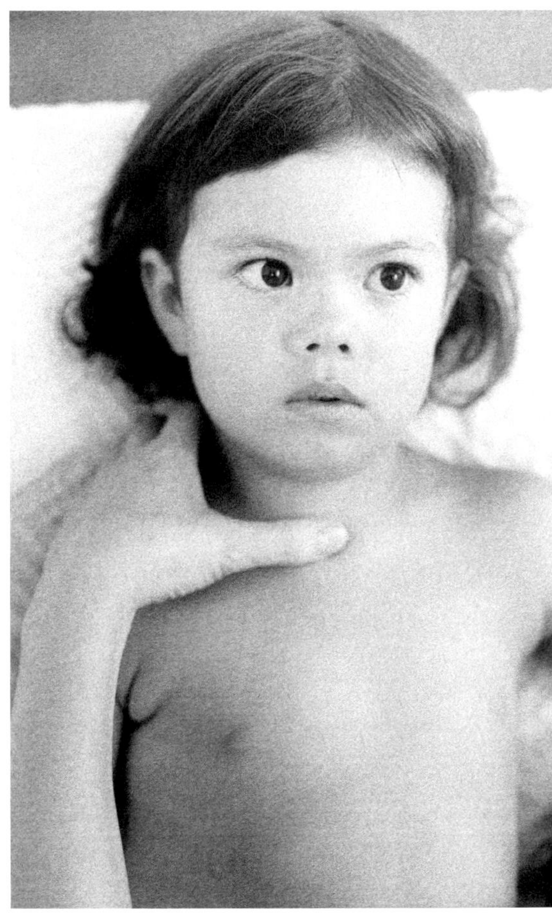

Abb. 181

TUI (CUO MO XIE LEI) **Schieben**

- mit den Handballen
- am sitzenden Patienten
- gleichzeitig über die seitlichen Bauchpartien zur Vorderseite in Richtung auf den Nabel
- 50–100-mal

→ **Abb. 182**

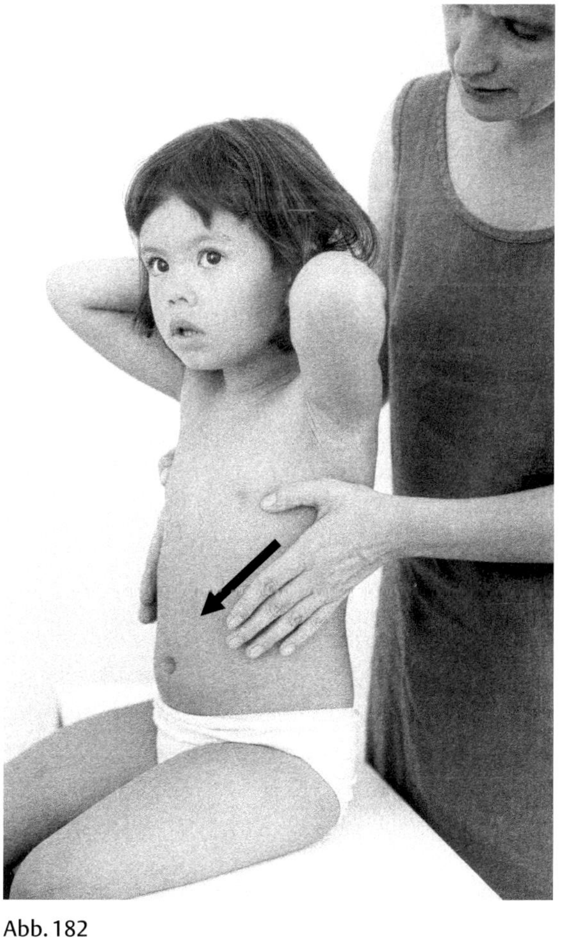

Abb. 182

Schlafstörungen

Symptome der Leere

Die Kinder liegen auf dem Bauch, nächtliches Weinen, kühle Extremitäten, wenig Appetit, weicher Stuhlgang, blasses Gesicht

Symptome der Fülle

Die Kinder liegen auf dem Rücken, weinen beim Anschalten des Lichtes, unruhig, intensive Urinfärbung, fester Stuhlgang, rotes Gesicht und rote Lippen

Bei Symptomen der Leere:

TUI (PI JING) **Schieben**

- mit dem Daumen
- auf der radialen Daumenkante nach proximal
- 100–200-mal

→ **Abb. 171**

TUI (SAN GUAN) **Schieben**

- mit der Daumenkante
- über die radiale Unterarmkante zum Epicondylus
- 100–200-mal

→ **Abb. 161**

MO FU **Bauchreiben**

- mit 3–4 Fingern oder der ganzen Handfläche
- langsam im Uhrzeigersinn
- 1–3 Min.

→ **Abb. 164**

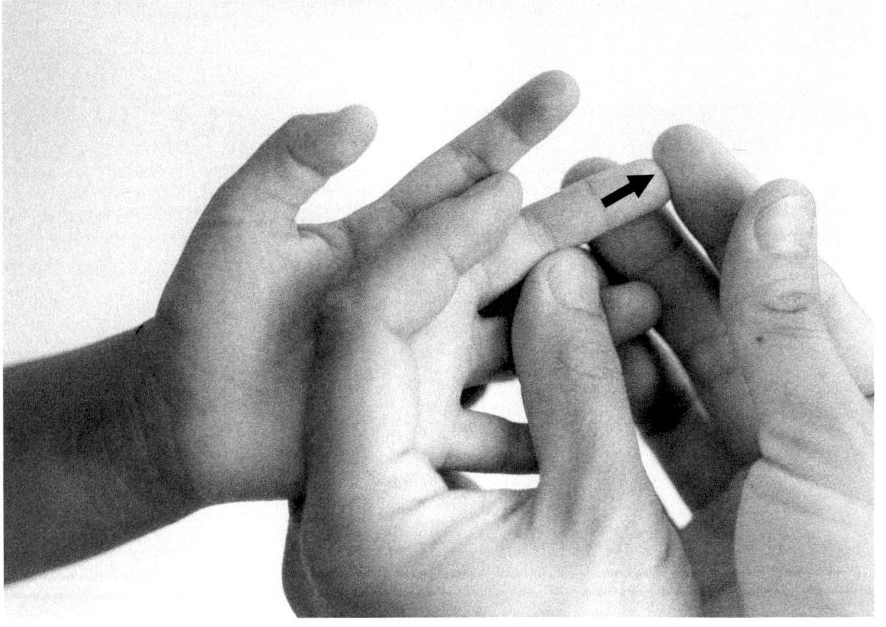

Abb. 183

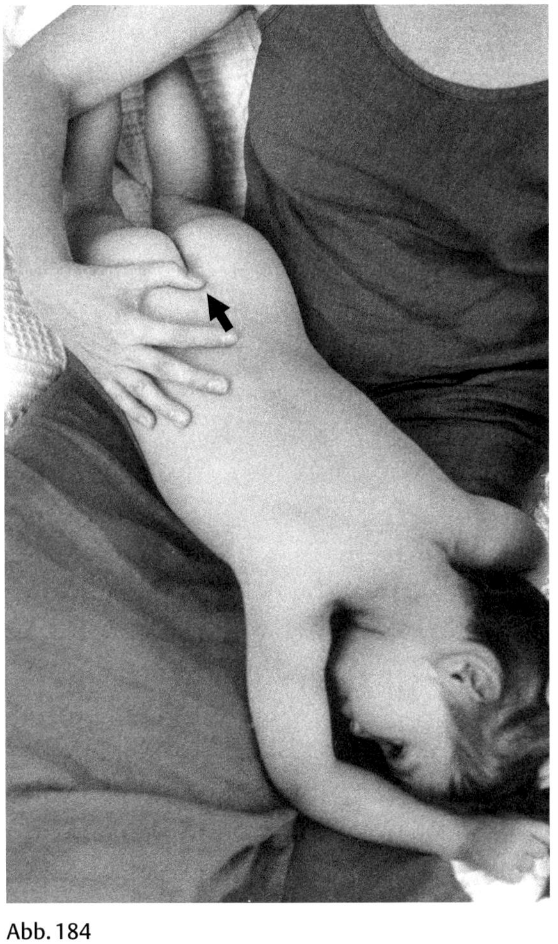

Abb. 184

Bei Symptomen der Fülle:

TUI (QING XIN JING) **Schieben**

- mit dem Daumen
- auf dem Mittelfingerendglied nach distal

→ **Abb. 183**

danach weiter

(QING XIAO CHANG)

- auf der ulnaren Kante des Kleinfingers nach distal

→ **Abb. 169**

und

(QING GAN JING)

- auf dem Zeigefingerendglied nach distal
- je 50-mal

TUI (QI JIE GU) **Schieben**

- in Bauchlage
- mit dem Daumen
- absteigend von LWK 4 in der Mittellinie zum Sakrum
- 3–5-mal

→ **Abb. 184**

Allgemein stimulierende und kräftigende Maßnahmen

TUI (PI JING) **Schieben**

- mit dem Daumen
- auf der radialen Daumenseite nach proximal
- 200–500-mal

→ **Abb. 171**

MO FU **Bauchstreichen**

- mit der Handfläche
- im Uhrzeigersinn
- 2–5 Min.

→ **Abb. 164**

ROU **Kreisende Drucktechnik**

- mit dem Daumen
- Ma 36 am ventralen proximalen Unterschenkel
- 50–100-mal

→ **Abb. 185**

NA (NIE JI) **Greifen und Ziehen**

- mit 2 oder 3 Fingern
- in Bauchlage
- an der Rückenhaut vom Sakrum aufwärts bis zum Nacken
- 3–5 Durchgänge

→ **Abb. 166**

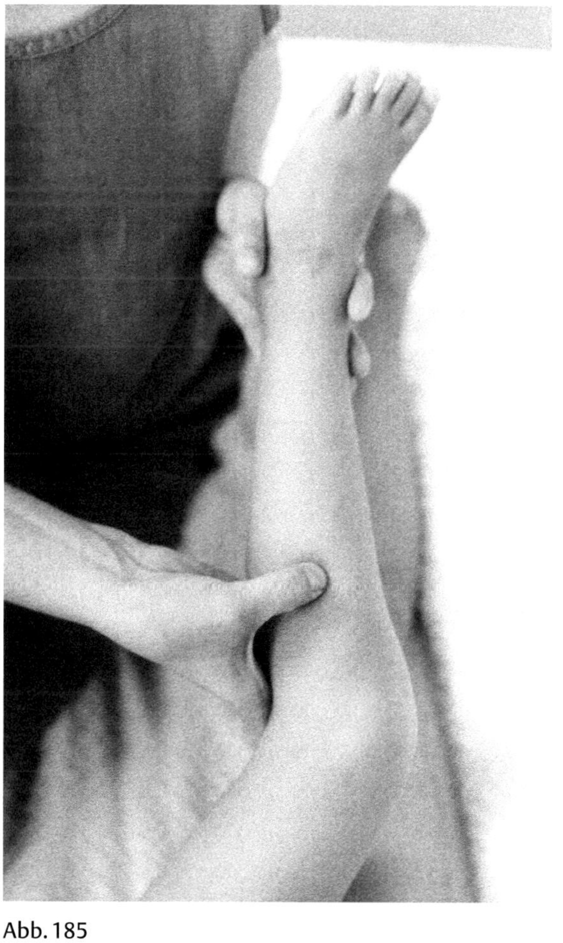

Abb. 185

Anhang

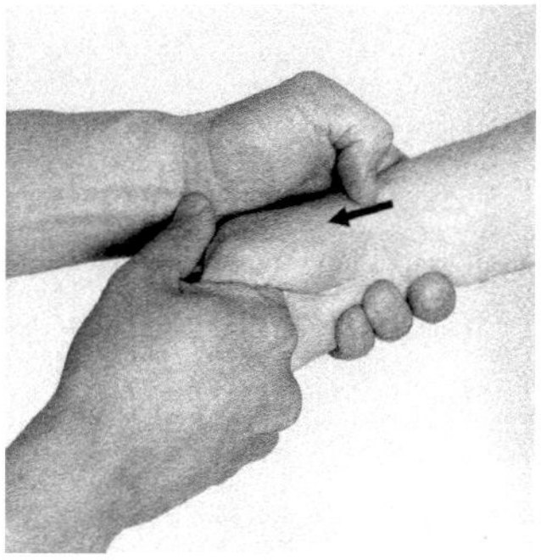

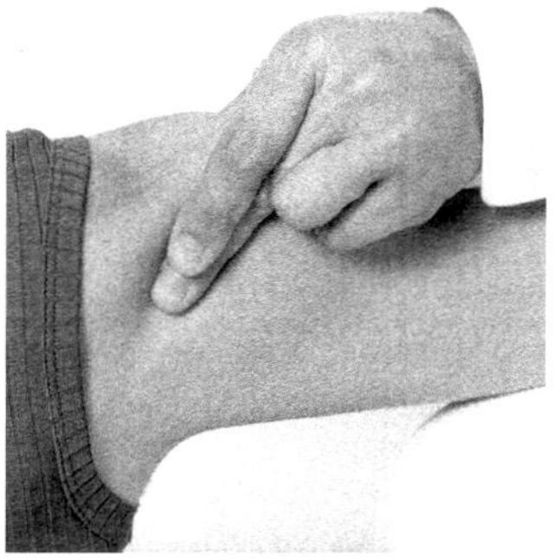

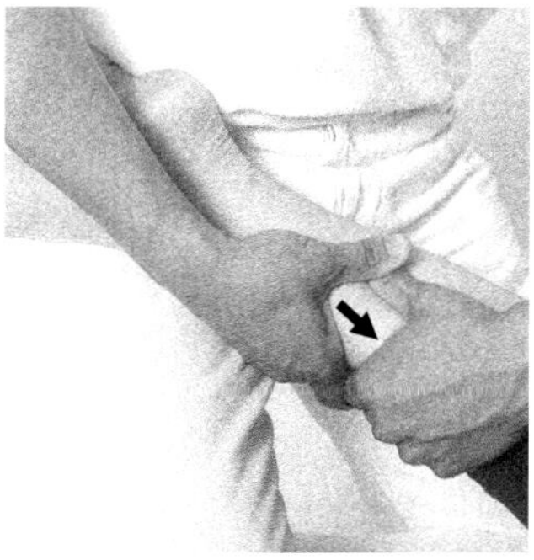

Die Grundeinheit des körpereigenen Maßes – Cun – zur Entfernungsbestimmung auf den Leitbahnen und von leicht auffindbaren Orientierungspunkten kann folgendermaßen festgelegt werden:

Daumenmaß: Die Breite des Daumens des Patienten in Höhe des Daumenendgelenks beträgt 1 Cun.

Mittelfingermaß: Daumen- und Mittelfingerkuppe werden aneinander gelegt, so dass die beiden Finger ein O formen. Die Strecke zwischen den Beugefalten des End- und Mittelgelenks des Mittelfingers beträgt 1 Cun.

Querfingermaße: Die Breite des Zeige- und Mittelfingers in Höhe der Mittelgelenke beträgt 1,5 Cun. Die Breite der Finger 2–4 in Höhe des Zeigefingermittelgelenks beträgt 3 Cun.

Die Auswahl der Akupressurpunkte

Lungen-Leitbahn

Lu 1 – 1 Cun unterhalb der lateralen Clavicula, 6 Cun lateral der Mittellinie

Lu 2 – unmittelbar medial vom Processus coracoideus unterhalb der lateralen Clavicula

Lu 7 – proximal des Processus styloideus radii zwischen der Sehne des M. extensor pollicis und der Radiuskante

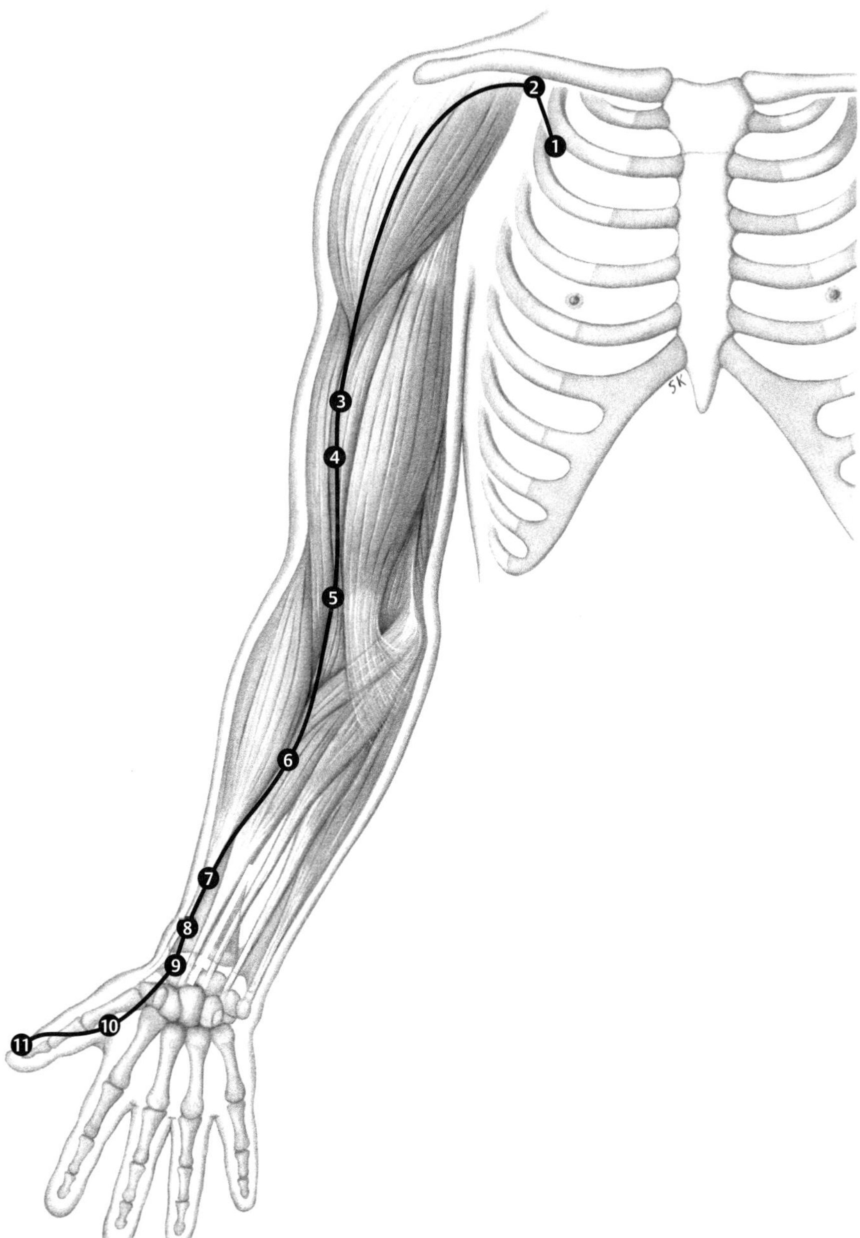

Abb. 186

Dickdarm-Leitbahn

Di 4 – auf der Mitte der Winkelhalbierenden zwischen Os metacarpale I und II bei abgespreiztem Daumen

Di 11 – bei 90° abgewinkeltem Ellenbogengelenk in der lateralen Beugefalte, ventral vom Epicondylus lateralis humeri

Di 14 – nahe der humeralen Insertion des M. deltoideus, 7 Cun proximal des Di 11

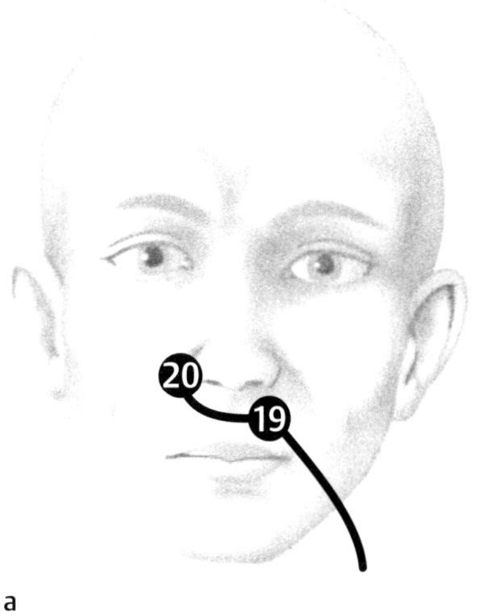

Abb. 187 a

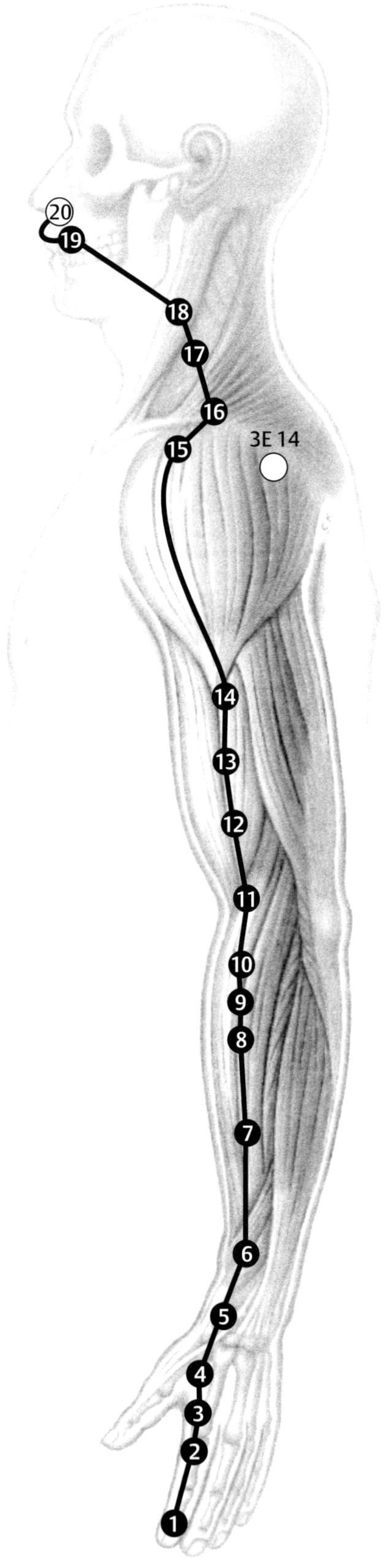

Abb. 187 b

Magen-Leitbahn

Ma 2 – auf dem Rand des Os zygomaticum, 1 Cun senkrecht unter der Pupille beim Blick geradeaus

Ma 3 – in Höhe des Unterrands des Nasenflügels, 0,7 Cun lateral der Nasenöffnung

Ma 18 – senkrecht unterhalb der Brustwarze im 5. Interkostalraum, in der Medioklavikularlinie

Ma 25–2 Cun lateral vom Nabel

Ma 34–2 Cun proximal des seitlichen Oberrands der Patella

Ma 36–3 Cun unterhalb der Patellaspitze (Apex patellae) 1 Cun lateral der Tibiakante in Höhe der Tuberositas tibiae

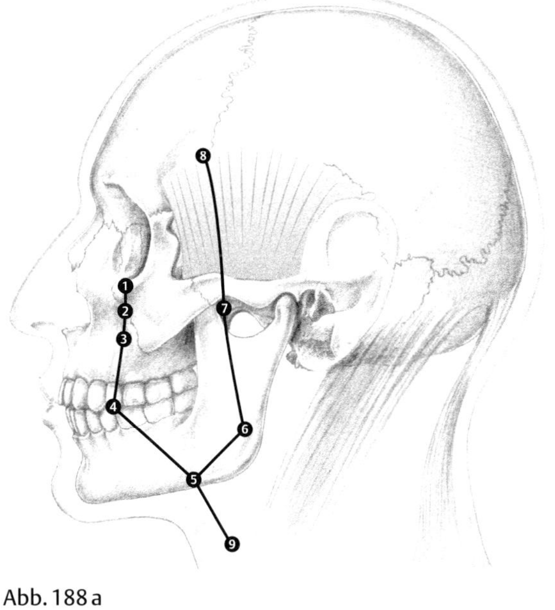

Abb. 188 a

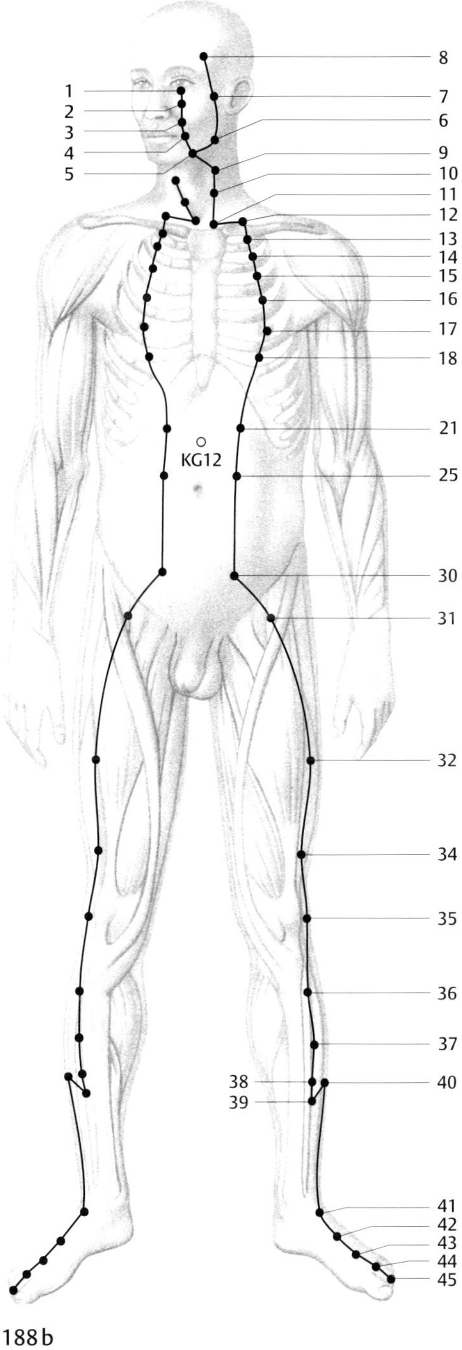

Abb. 188 b

Ma 37–3 Cun distal von Ma 36, 1 Cun lateral der Tibiakante

Ma 40 – in der Mitte zwischen dem Apex patellae und der seitlichen Hauptwölbung des Malleolus externus, lateroventral über der Fibula

Ma 41 – am Fußrücken auf der Mitte der Beugefalte zwischen den Sehnen des M. extensor hallucis longus und des M. extensor digitorum longus

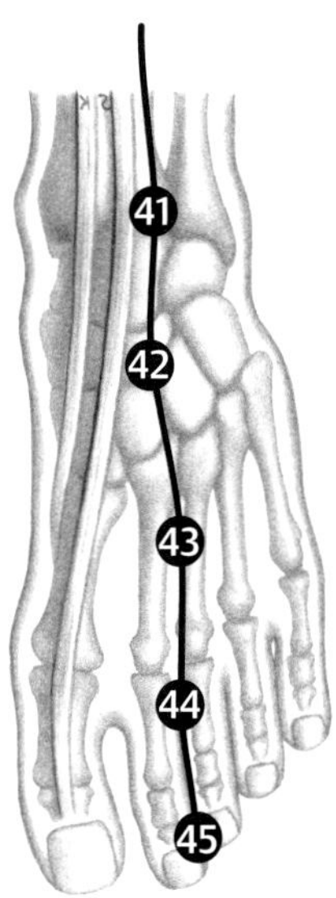

Abb. 188 c

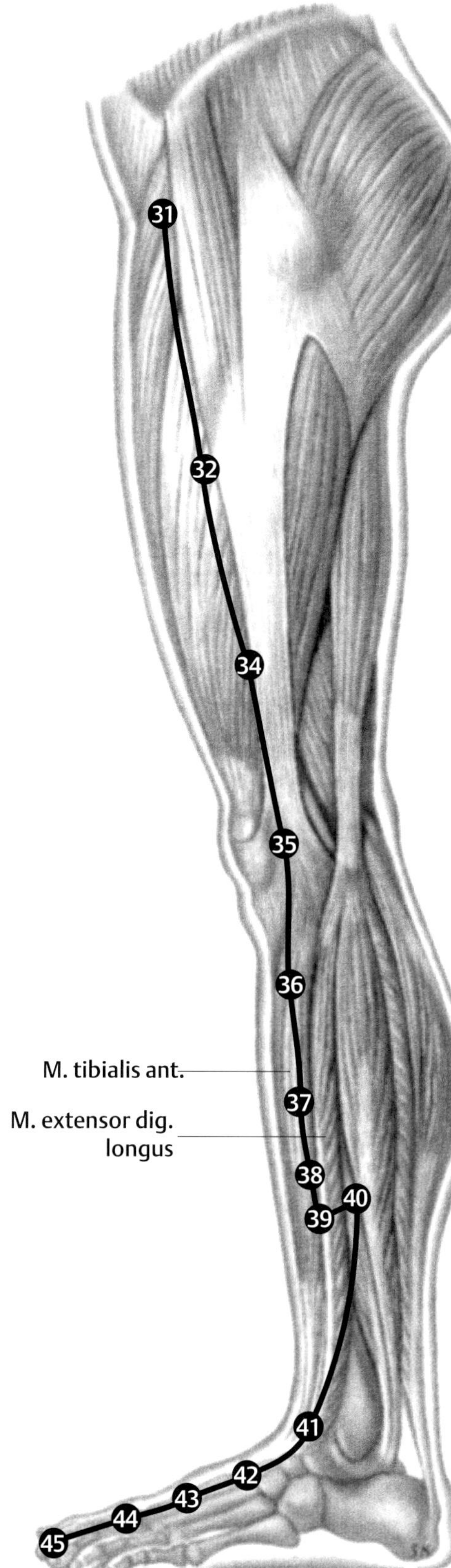

Abb. 188 d

Milz-Pankreas-Leitbahn

Mi 6–3 Cun senkrecht proximal über dem Malleolus internus am hinteren Rand der Tibia

Mi 9 – in einer Vertiefung am Unterrand des Condylus medialis der Tibia bei 90° gebeugtem Kniegelenk

Mi 10–2 Cun proximal des Oberrands der Patella über dem medialen Patellarand

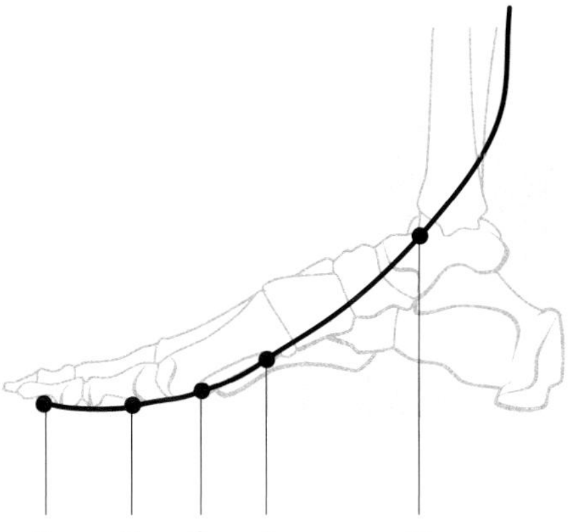

Abb. 189 a

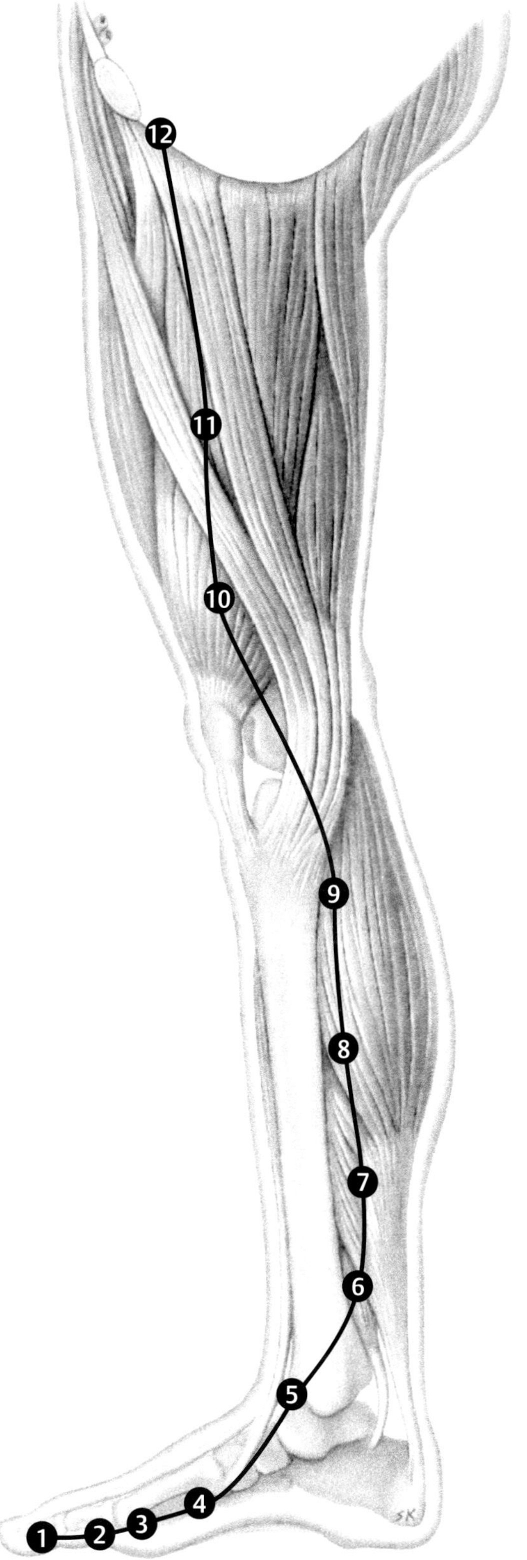

Abb. 189 b

Herz-Leitbahn

He 3 – bei 90° gebeugtem Ellenbogen am medialen Ende der Beugefalte des Ellenbogengelenks, oberhalb des Epicondylus medialis humeri

He 7 – proximal und radial des Os pisiforme in der Handbeugefalte, radial der Sehne des M. flexor carpi ulnaris

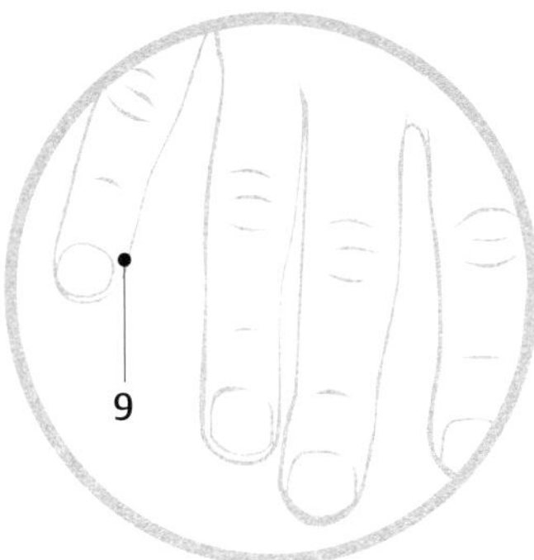

Abb. 190 a

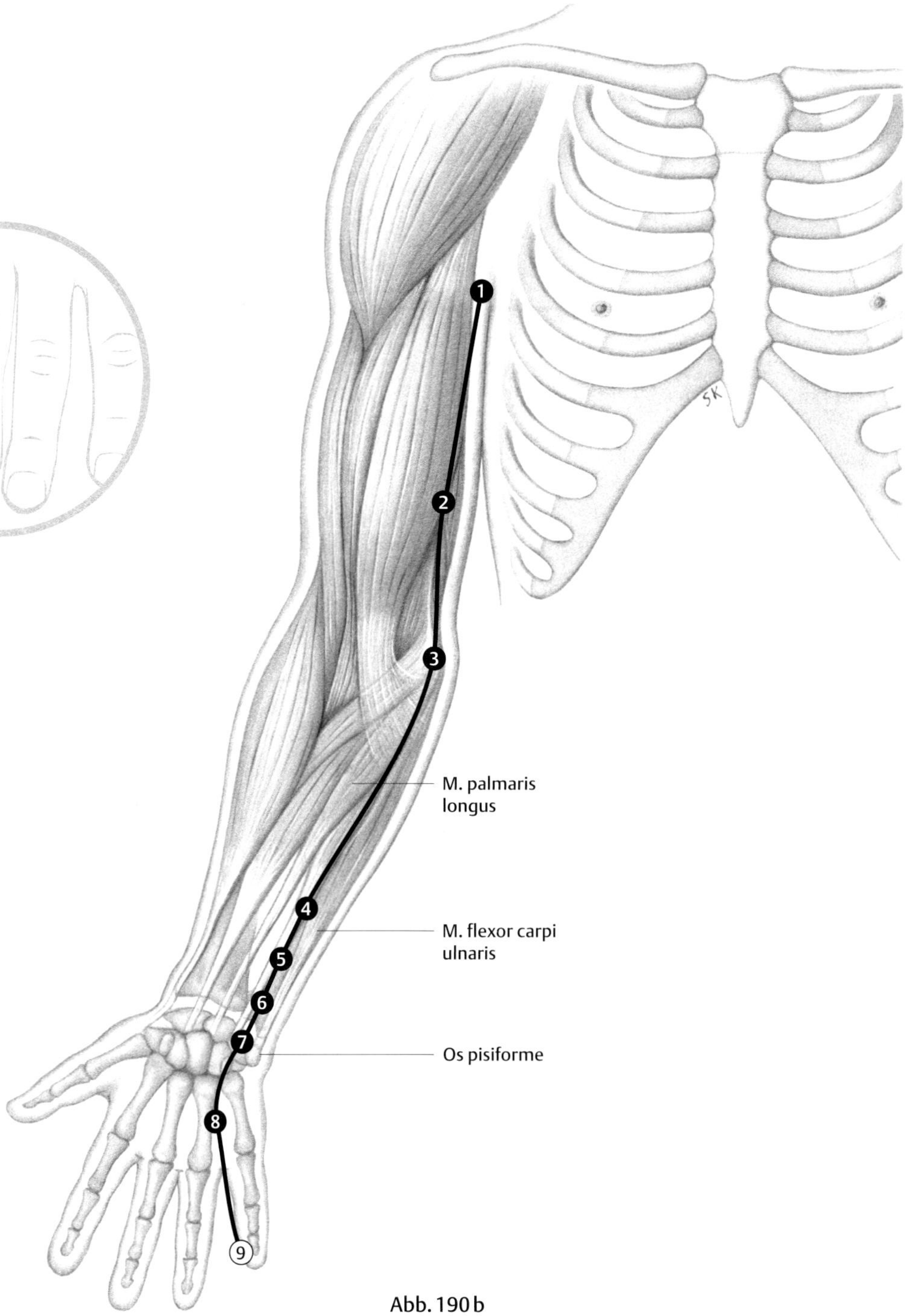

Abb. 190 b

Dünndarm-Leitbahn

Dü 1 – an der ulnaren Seite des kleinen Fingers 0,1 Cun proximal vom Nagelwinkel

Dü 3 – proximal des metacarpophalangealen Gelenks des kleinen Fingers am ulnaren Ausläufer der distal gelegenen Hohlhandbeugefalte

Dü 8 – dorsal am Ellenbogen, in einer Vertiefung zwischen Olecranon ulnae und der Spitze des Epicondylus medialis humeri

Dü 10 – am Unterrand der Spina scapulae senkrecht über der Achselfalte

Dü 11 – in der Mitte der Fossa infraspinata der Scapula

Dü 14–3 Cun lateral vom Dornfortsatz des 1. BWK, auf dem M. levator scapulae nahe dem Angulus superior

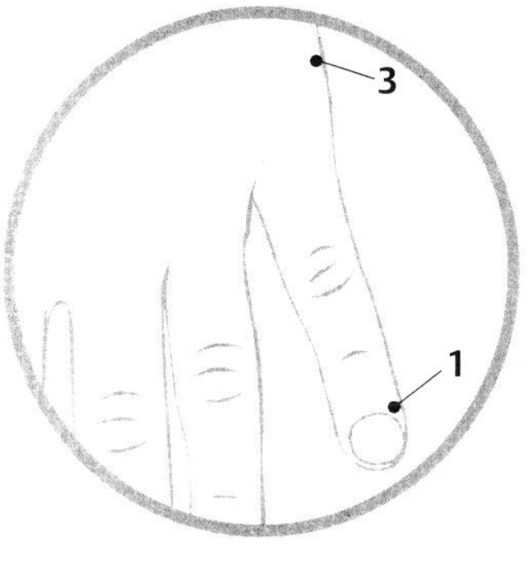

Abb. 191 a

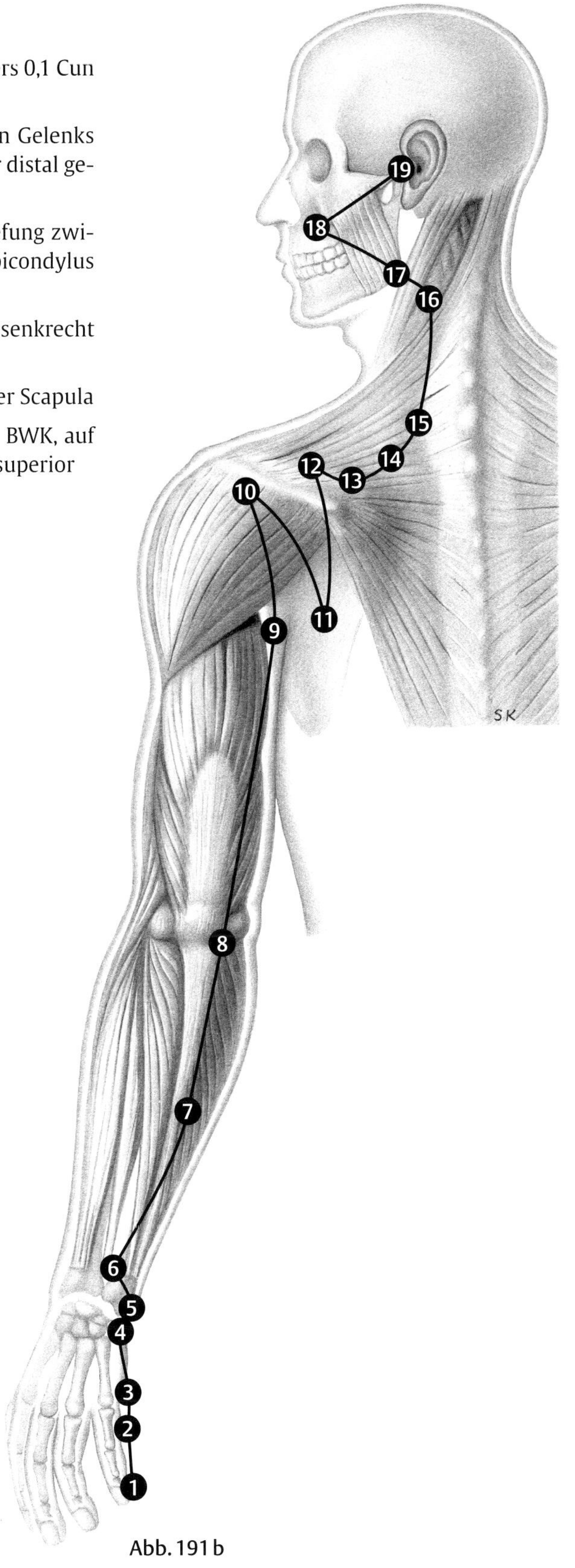

Abb. 191 b

Blasen-Leitbahn

Bl 1 – in einer Vertiefung leicht medial und oberhalb des medialen Augenwinkels

Bl 2 – am medialen Ende der Augenbraue, direkt über Bl 1

Bl 4–1,5 Cun lateral von der Mittellinie des Kopfs, 0,5 Cun oberhalb der Haargrenze in Höhe von LG 24

Bl 7–1,5 Cun lateral der LG-Leitbahn, 1 Cun ventral von LG 20, ca. 4 Cun oberhalb der vorderen Haargrenze

Bl 9 – kranial vom Oberrand der Protuberantia occipitalis externa, 1,3 Cun lateral der LG-Leitbahn, ca. 2,5 Cun kranial von Bl 10

Bl 10–1,3 Cun lateral von LG 15, in Höhe des Dornfortsatzzwischenraumes HWK 1/2, ungefähr 0,5 Cun oberhalb des Haaransatzes über dem lateralen Rand des M. trapezius

Bl 12–1,5 Cun lateral des Dornfortsatzes des BWK 2

Bl 15–1,5 Cun lateral des Dornfortsatzes des BWK 5

Bl 18–1,5 Cun lateral des Dornfortsatzes des BWK 9

Bl 19–1,5 Cun lateral des Dornfortsatzes des BWK 10

Bl 20–1,5 Cun lateral des Dornfortsatzes des BWK 11

Bl 21–1,5 Cun lateral des Dornfortsatzes des BWK 12

Bl 23–1,5 Cun lateral des Dornfortsatzes des LWK 2

Bl 25–1,5 Cun lateral des Dornfortsatzes des LWK 4 auf Höhe des Beckenkammes

Bl 28–1,5 Cun lateral der Mittellinie in Höhe des 2. Sakralwirbellochs

Bl 29–1,5 Cun lateral der Mittellinie in Höhe des 3. Sakralwirbellochs

Bl 32 – über dem 2. Sakralwirbelloch

Bl 34 – über dem 4. Sakralwirbelloch

Bl 40 – in der Mitte der Kniegelenkbeugefalte (Fossa poplitea) nahe der Arteria poplitea

Bl 54–3 Cun lateral der Mittellinie in Höhe des 4. Sakralwirbellochs

Bl 57 – in der Vertiefung zwischen den Gastroknemiusansätzen im mittleren Wadenabschnitt

Bl 60 – auf der horizontalen Linie in der Mitte zwischen dem Malleolus lateralis und der Achillessehne

Bl 62 – in einer Vertiefung am unteren Rand des Malleolus lateralis

Bl 67 – an der fibularen Seite der kleinen Zehe, 0,1 Cun proximal des Nagelwinkels

Blasen-Leitbahn

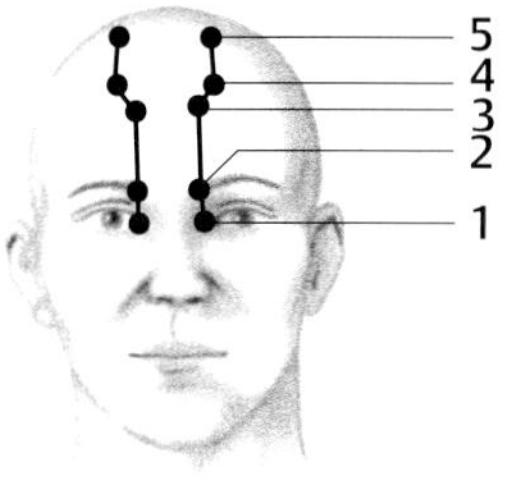

Abb. 192 a

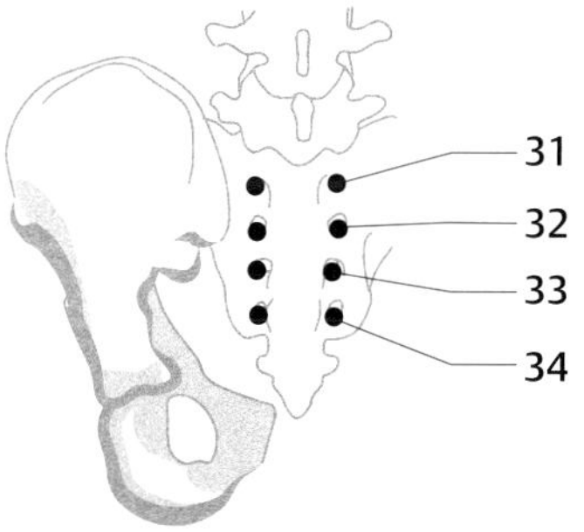

Abb. 192 b

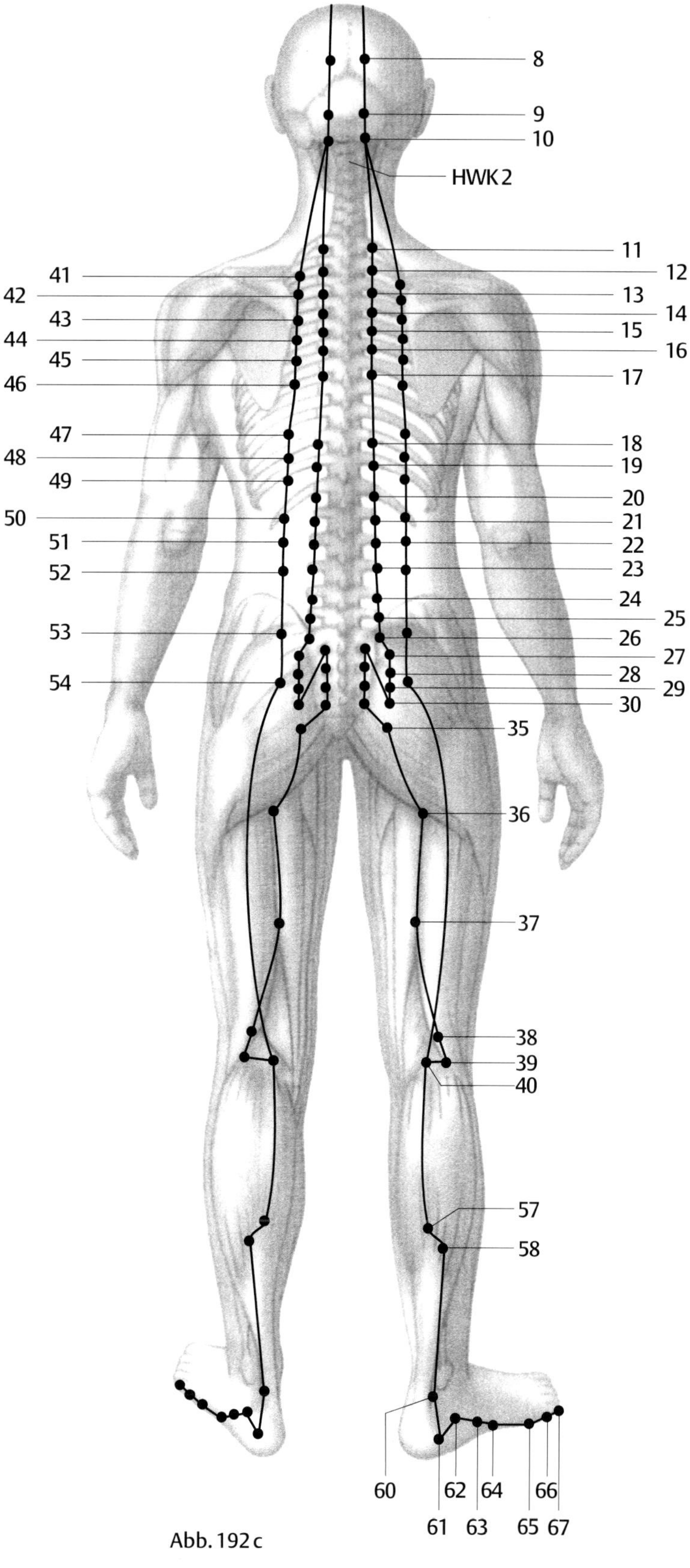

Abb. 192 c

Blasen-Leitbahn

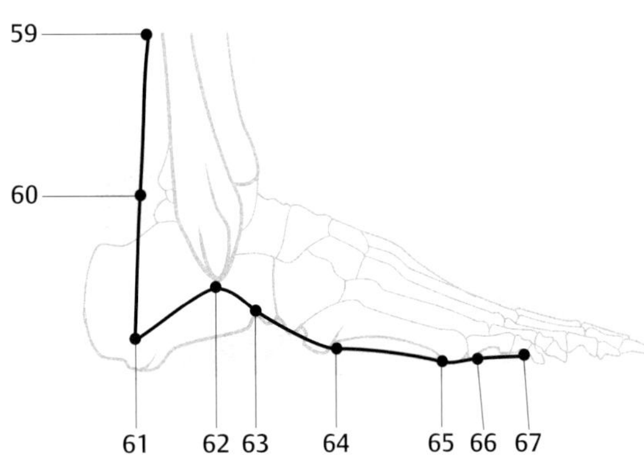

Abb. 192 d

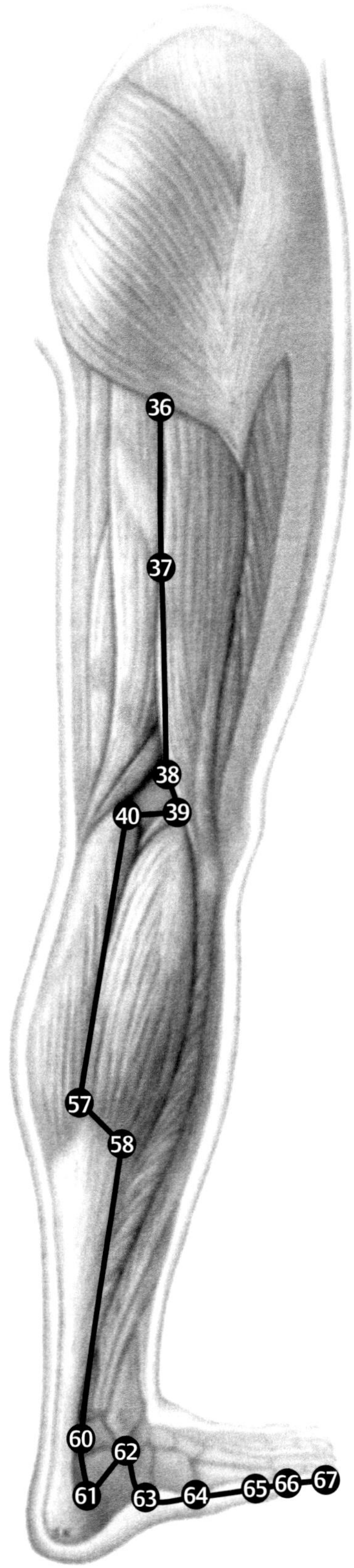

Abb. 192 e

Nieren-Leitbahn

Ni 1 – in einer Vertiefung der Fußsohle zwischen dem 2. und 3. metatarsophalangealen Gelenk, etwa an der Grenze vom ersten zum zweiten Drittel der Fußsohle, die Zehen nicht eingeschlossen

Ni 3 – in der Mitte der Verbindungslinie zwischen Malleolus medialis und der Achillessehne

Ni 6 – unmittelbar unterhalb der Spitze des Malleolus medialis

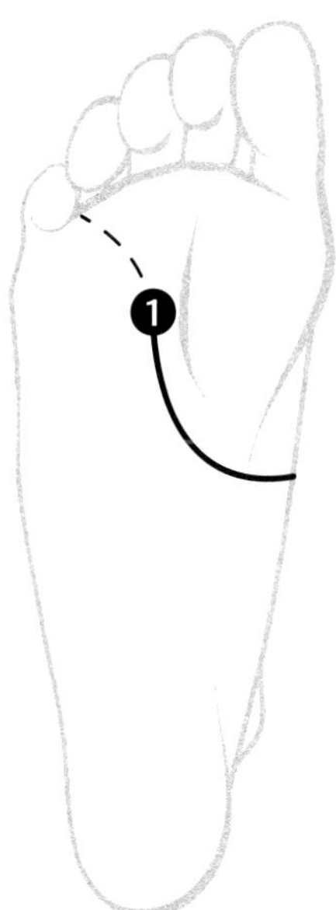

Abb. 193 a

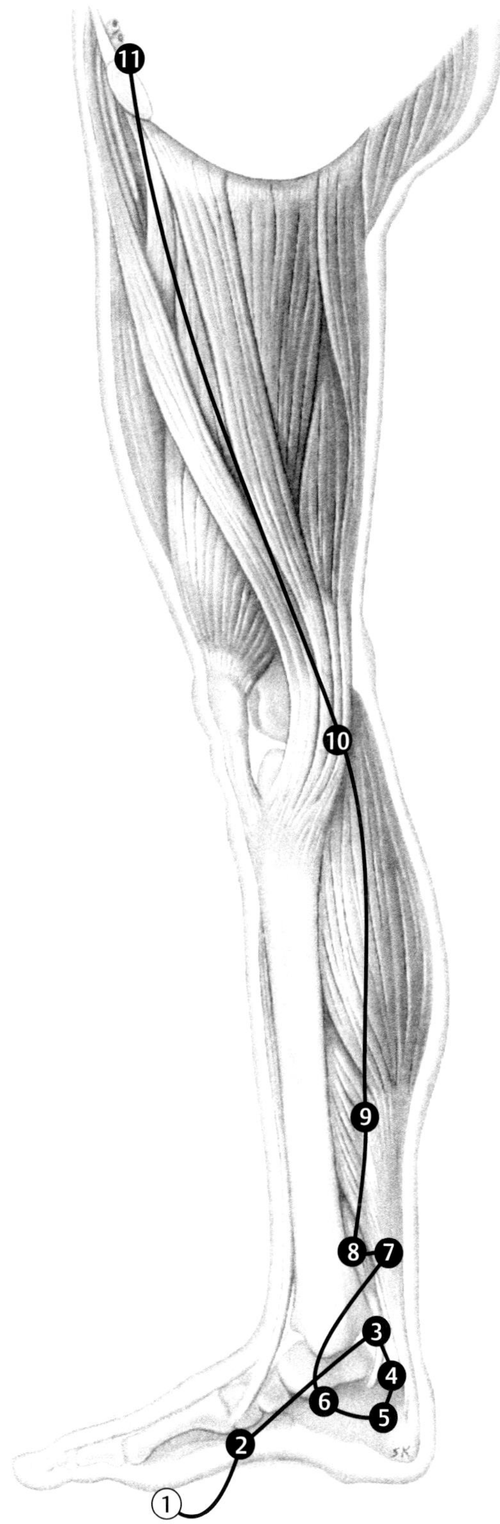

Abb. 193 b

Perikard-Leitbahn

Pe 6–2 Cun proximal der Handgelenkbeugefalte zwischen den Sehnen des M. palmaris longus und des M. flexor carpi radialis

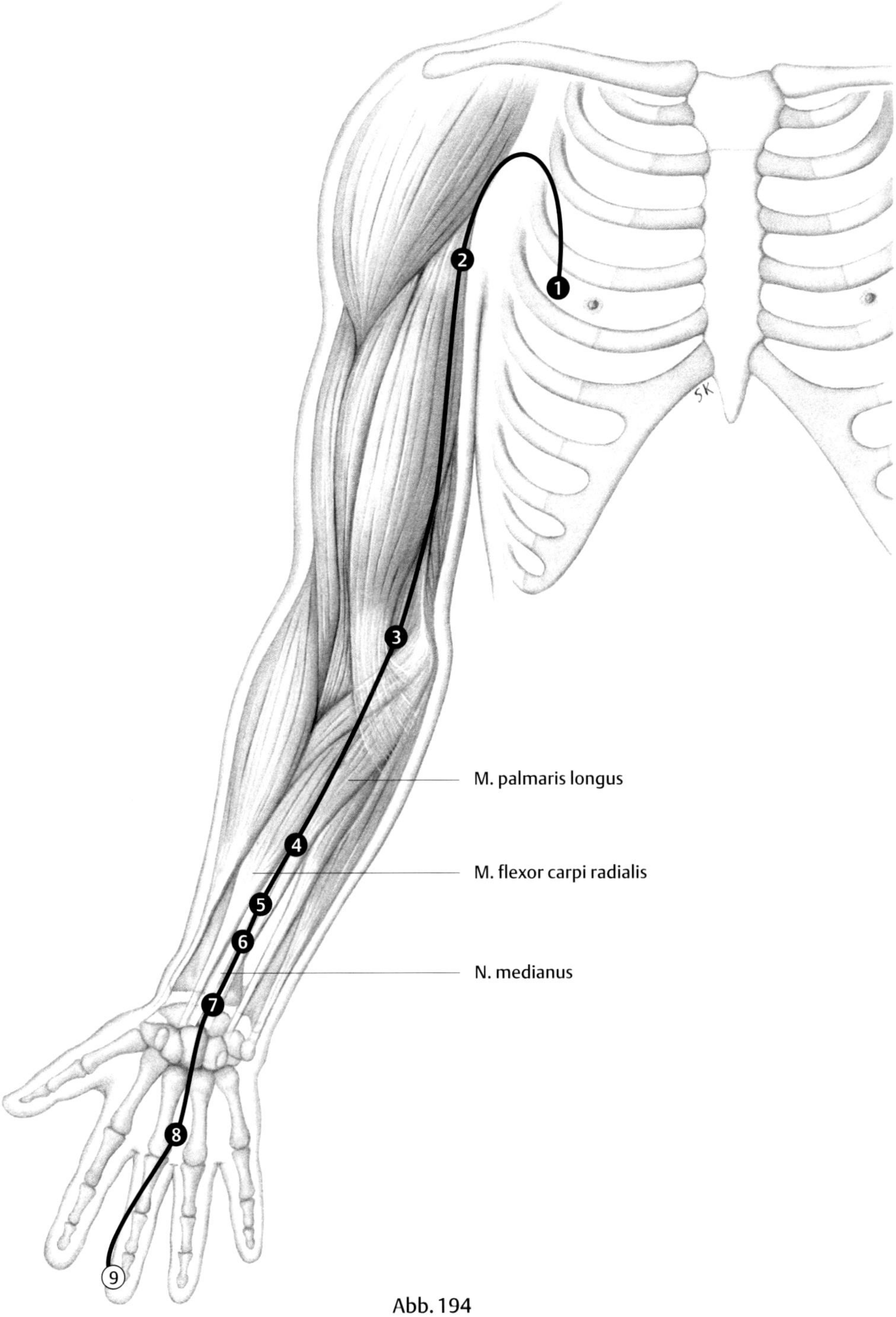

Abb. 194

3-Erwärmer-(San-Jiao)-Leitbahn

3E 5–2 Cun proximal der Handgelenkextensionsfalte (dorsal), in der Mitte des Unterarms zwischen Radius und Ulna

3E 6–3 Cun proximal der Handgelenkextensionsfalte (dorsal), in der Mitte des Unterarms zwischen Radius und Ulna

3E 14 – in einer Vertiefung zwischen Akromion und Tuberculum majus humeri

3E 17 – am Vorderrand des Processus mastoideus

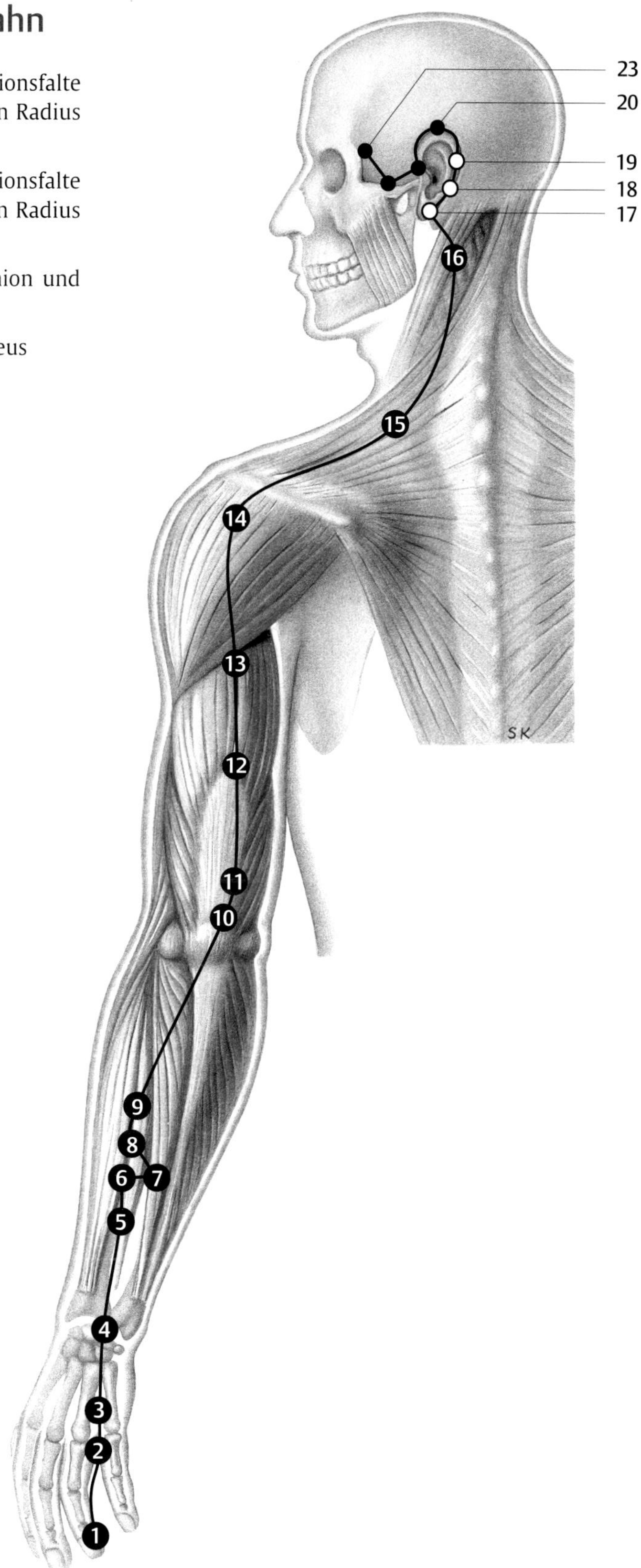

Abb. 195 a

3-Erwärmer-(San-Jiao)-Leitbahn

3E 17, s. Text S. 179

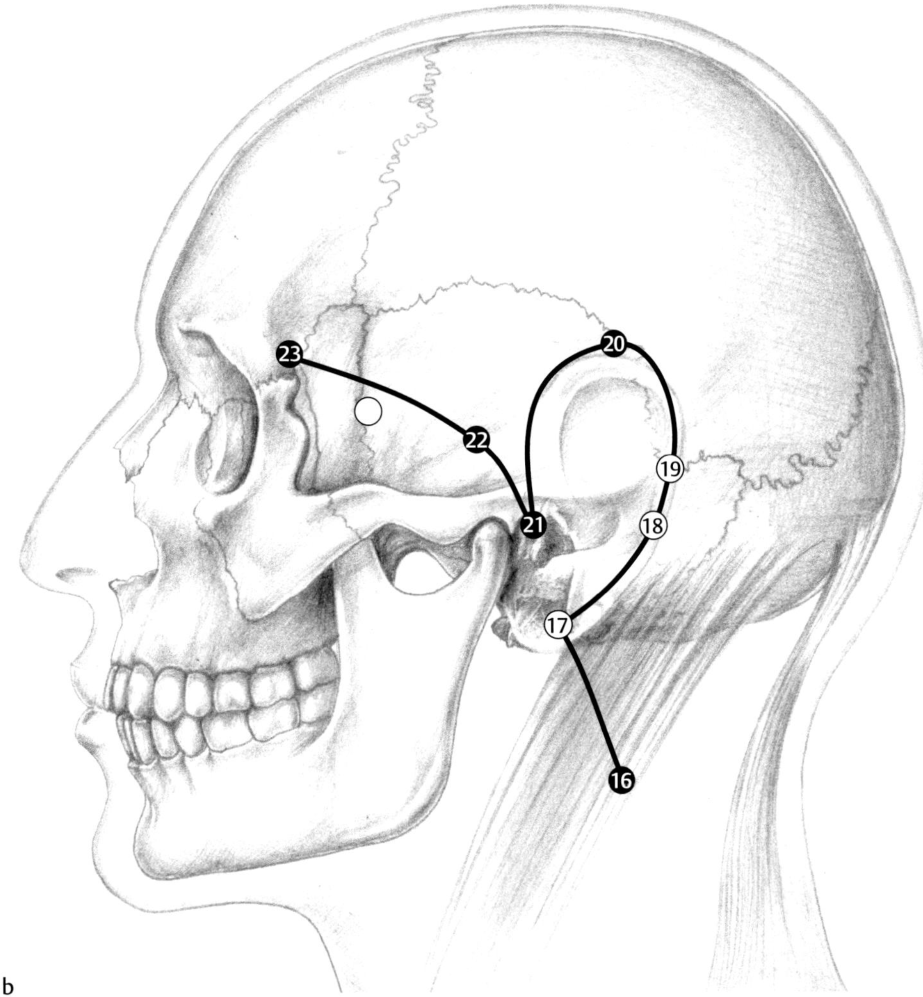

Abb. 195 b

Gallenblasen-Leitbahn

Gb 12 – etwas unterhalb und hinter der Spitze des Processus mastoideus

Gb 20 – in der Vertiefung zwischen dem M. sternocleidomastoideus und M. trapezius auf dem Os occipitale, in Höhe von LG 16

Gb 21 – in der Mitte der Verbindungslinie zwischen dem 7. Dornfortsatz und dem höchsten Punkt des Akromions (**Abb. 200 a–c**, S. 186)

Gb 29 – auf der Mitte der Verbindungslinie des Spina iliaca anterior superior und der lateralen Hauptwölbung des Trochanter major femoris

Gb 30 – auf der Verbindungslinie vom Trochanter major zur Grenze von Os sacrum und Os occygium am Übergang vom seitlichen zum mittleren Drittel dieser Linie

Gb 31 – an der Außenseite des Oberschenkels, 7 Cun oberhalb der Kniebeugefalte bei stehendem Patienten und herabhängendem Arm an der Stelle, an der die Mittelfingerspitze den Tractus iliotibialis erreicht

Gb 34 – in einer Vertiefung vor dem Fibulaköpfchen

Gb 40 – vor und unterhalb des Malleolus lateralis in einer Vertiefung lateral der Sehne des M. extensor digitorum longus

Gb 43 – zwischen dem 4. und 5. Os metatarsale unmittelbar distal der metatarsophalangealen Gelenke

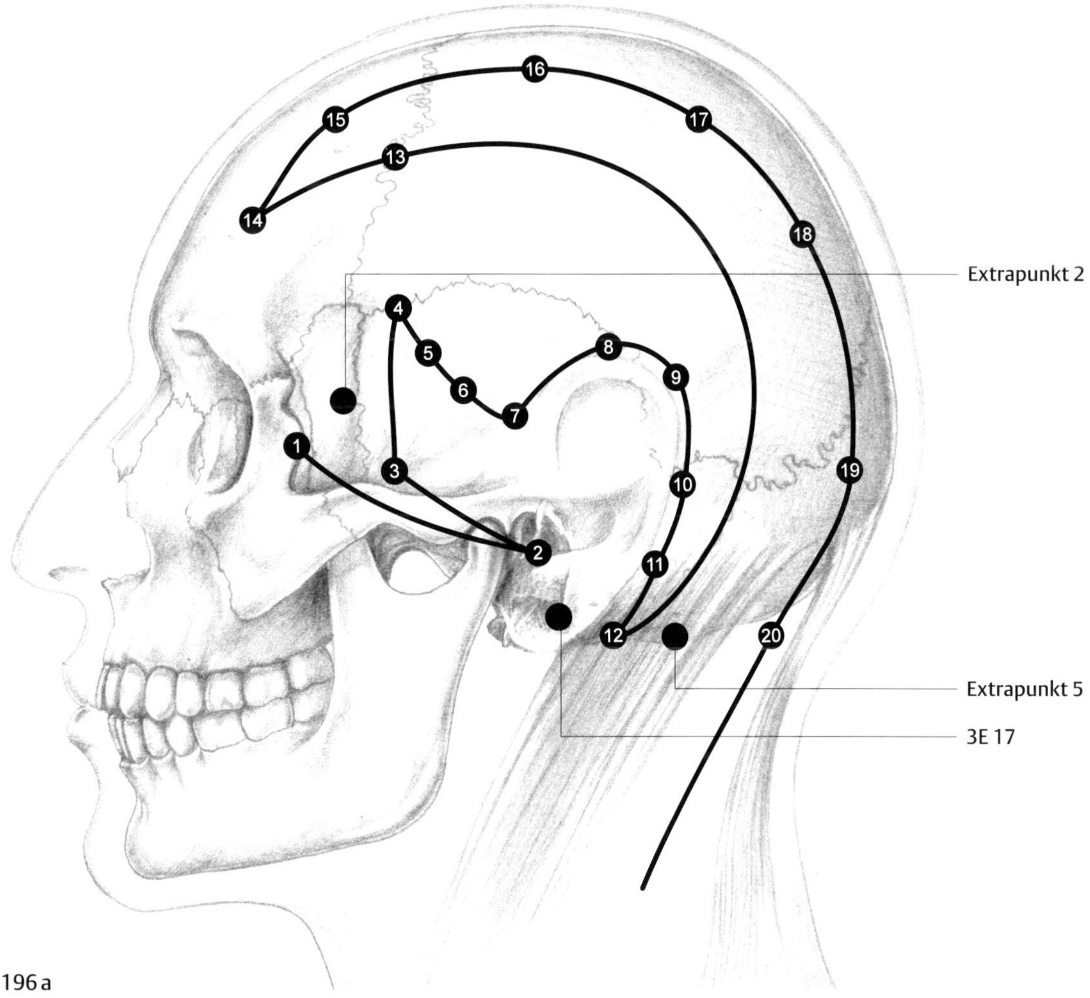

Abb. 196 a

Gallenblasen-Leitbahn

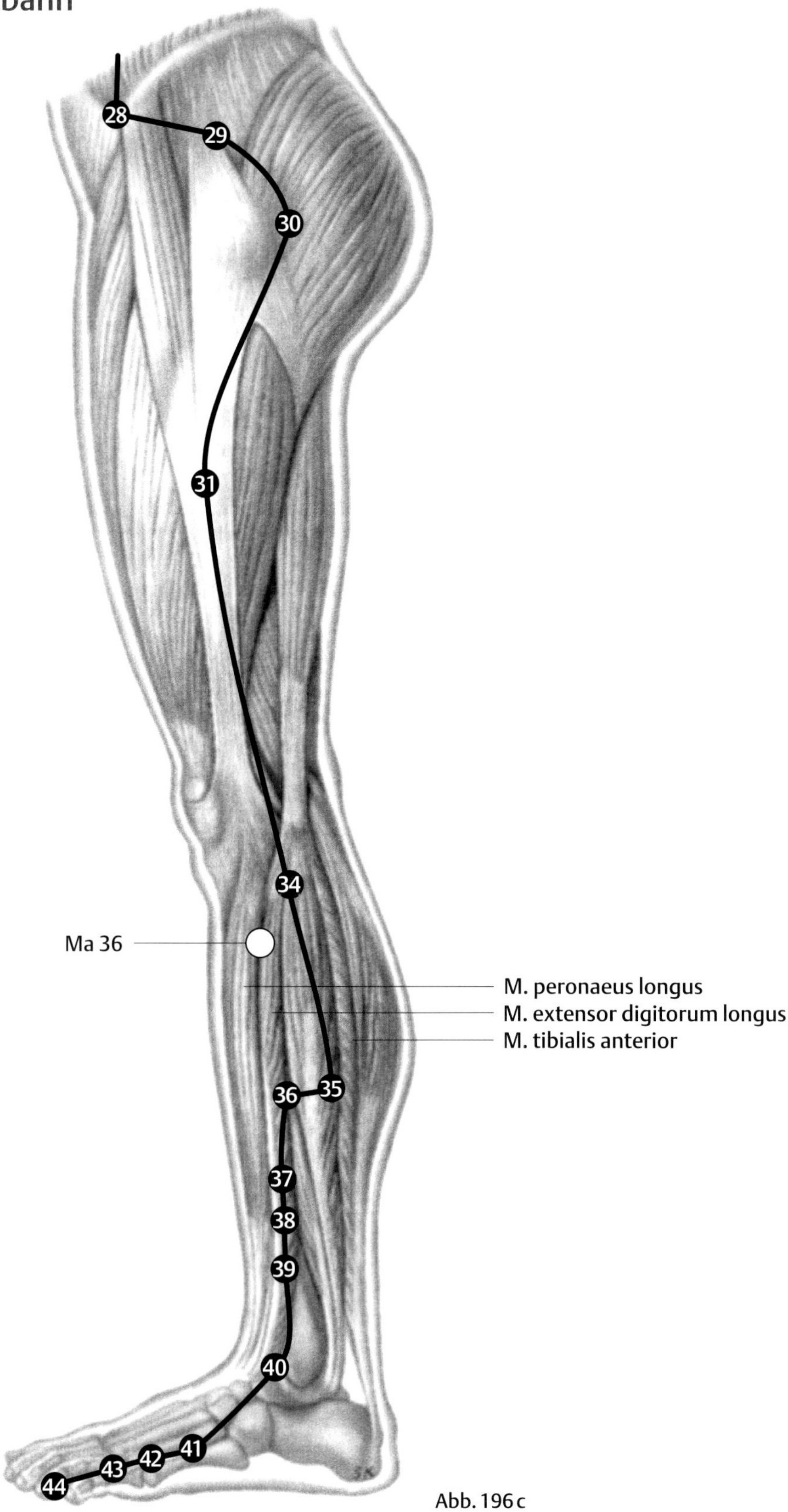

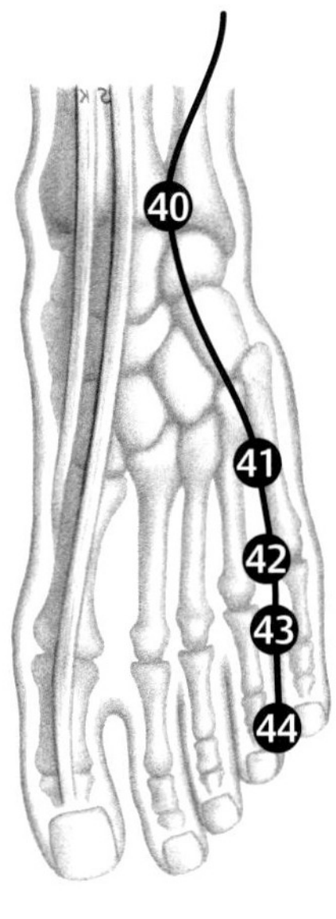

Abb. 196 b

Abb. 196 c

Leber-Leitbahn

Le 2 – am proximalen Ende der Schwimmhaut zwischen der 1. und 2. Zehe

Le 3 – zwischen dem 1. und 2. Mittelfußknochen in einer Vertiefung ca. 1,5 Cun proximal der Zehengrundgelenke

Le 4–1 Cun vor dem Malleolus medialis auf der tibialen Seite zwischen den Sehnen des M. tibialis anterior und des M. hallucis longus

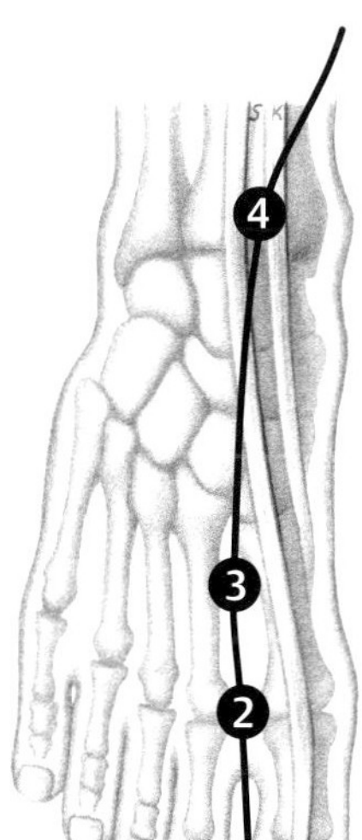

Abb. 197 a

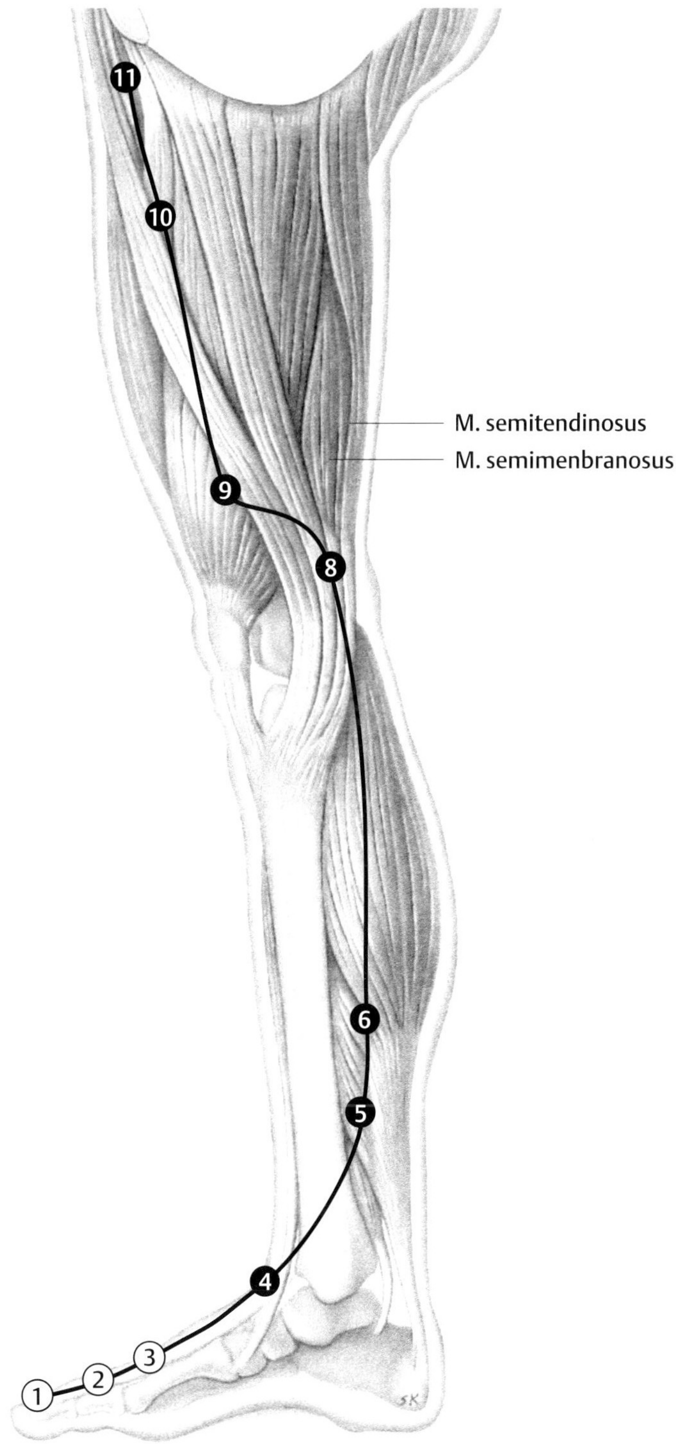

Abb. 197 b

Lenkergefäß – Du Mai

LG 4 – unterhalb des Dornfortsatzes des LWK 2

LG 14 – unterhalb des Dornfortsatzes des HWK 7

LG 19 – oberhalb des Os occipitale, 1,5 Cun dorsal des LG 20

LG 20 – auf der Pfeilnaht, ca. 7 Cun vom hinteren und 5 Cun vom vorderen Haaransatz entfernt, auf der Verbindungslinie der höchsten Punkte der Ohrmuscheln am Schnittpunkt dieser Linie mit der Kopfmittellinie

LG 23–1 Cun kranial vom vorderen Haaransatz, 4 Cun stirnwärts von LG 20

LG 24 – in der Kopfmittellinie 0,5 Cun oberhalb des vorderen Haaransatzes, 4,5 Cun kaudal vom LG 20

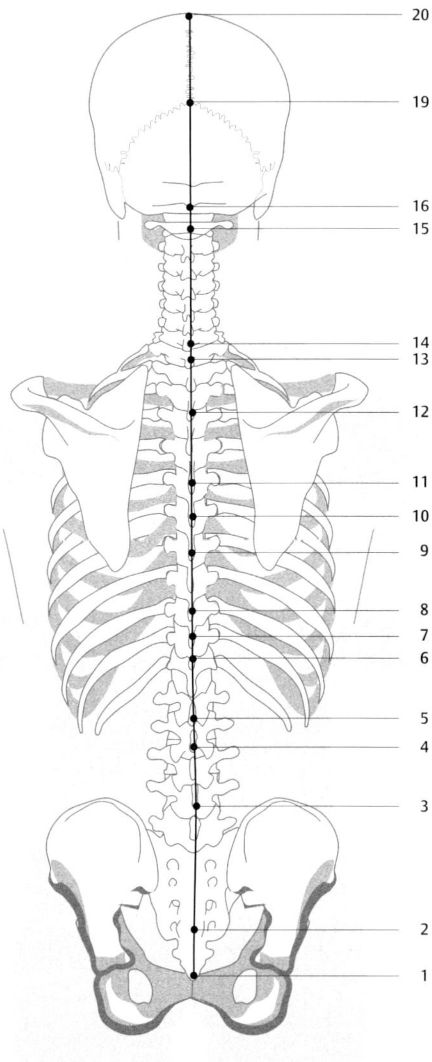

Abb. 198 a

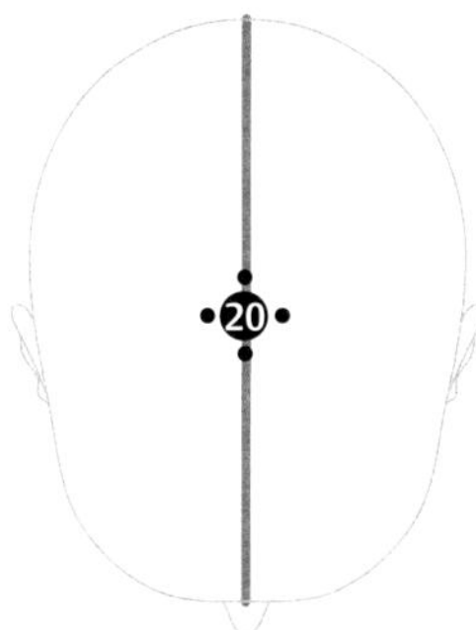

Abb. 198 b

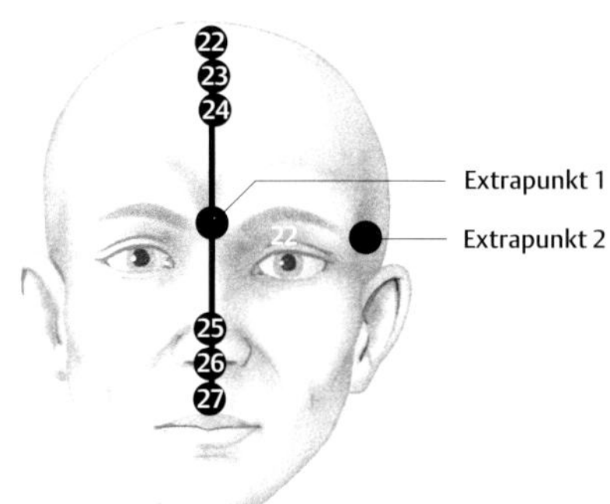

Abb. 198 c

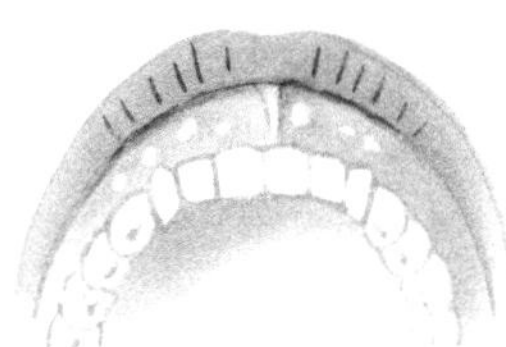

Abb. 198 d

Konzeptionsgefäß – Ren Mai

KG 3–1 Cun kranial vom Oberrand der Symphyse, 4 Cun kaudal des Nabels

KG 4–3 Cun kaudal des Nabels

KG 6–1,5 Cun kaudal des Nabels

KG 17 – auf dem Sternum in Höhe der Brustwarzen bzw. des 4. ICR

KG 22–1,5 Cun oberhalb des Sternums in der Mitte der Fossa suprasternalis

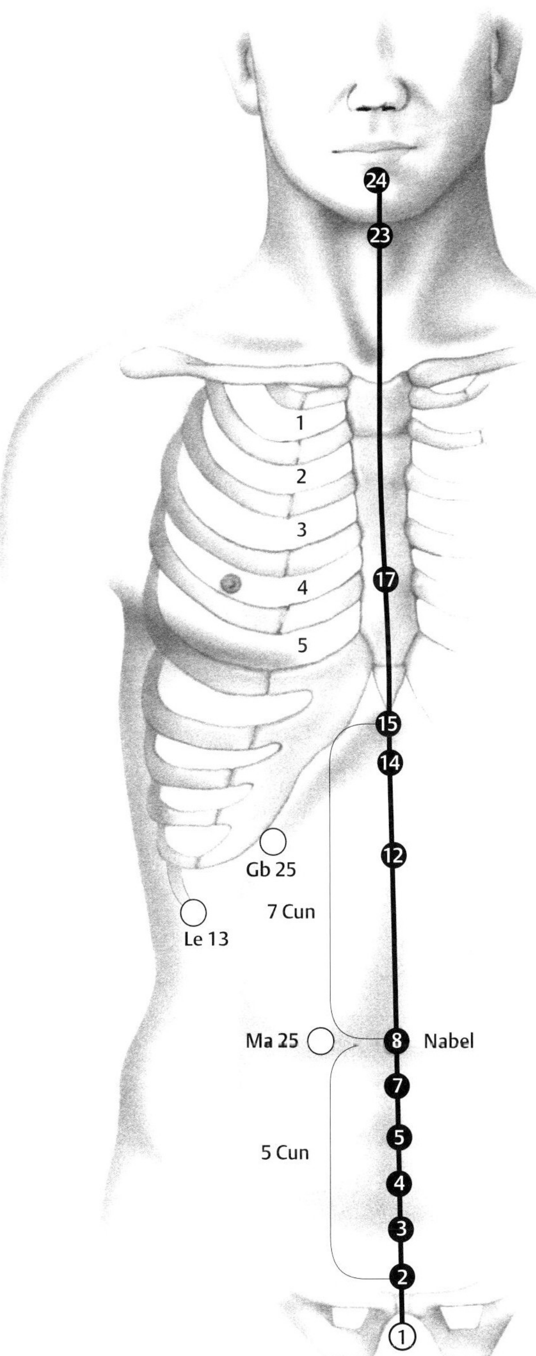

Abb. 199

Extrapunkte

Extrapunkt 1 – Yin Tang, auf der Mittellinie zwischen den Augenbrauen

Extrapunkt 2 – Tai Yang, vom Mittelpunkt zwischen dem äußeren Augenwinkel und lateralen Ende der Augenbraue, 1 Cun nach lateral in einer Vertiefung

Extrapunkt 5 – An Mian, auf der Mitte zwischen 3E 17 und Gb 20

Augenpunkte des Rückens – s. Kapitel „Wirbelsäule" (S. 31, **Abb. 33**)

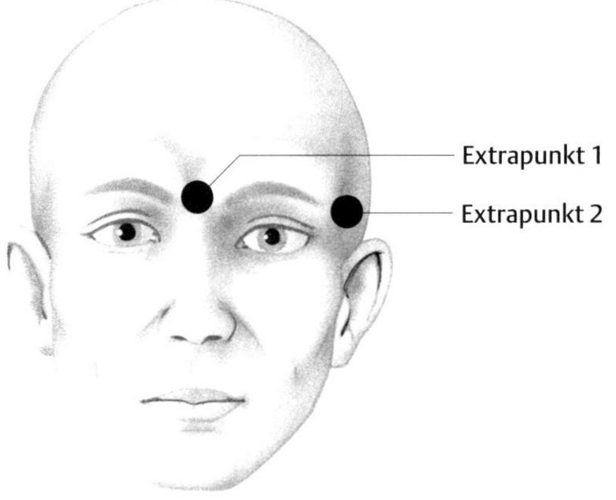

Abb. 200 a

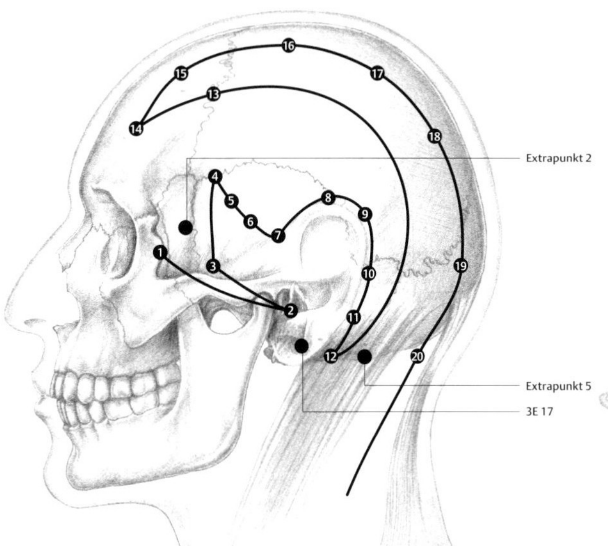

Abb. 200 b

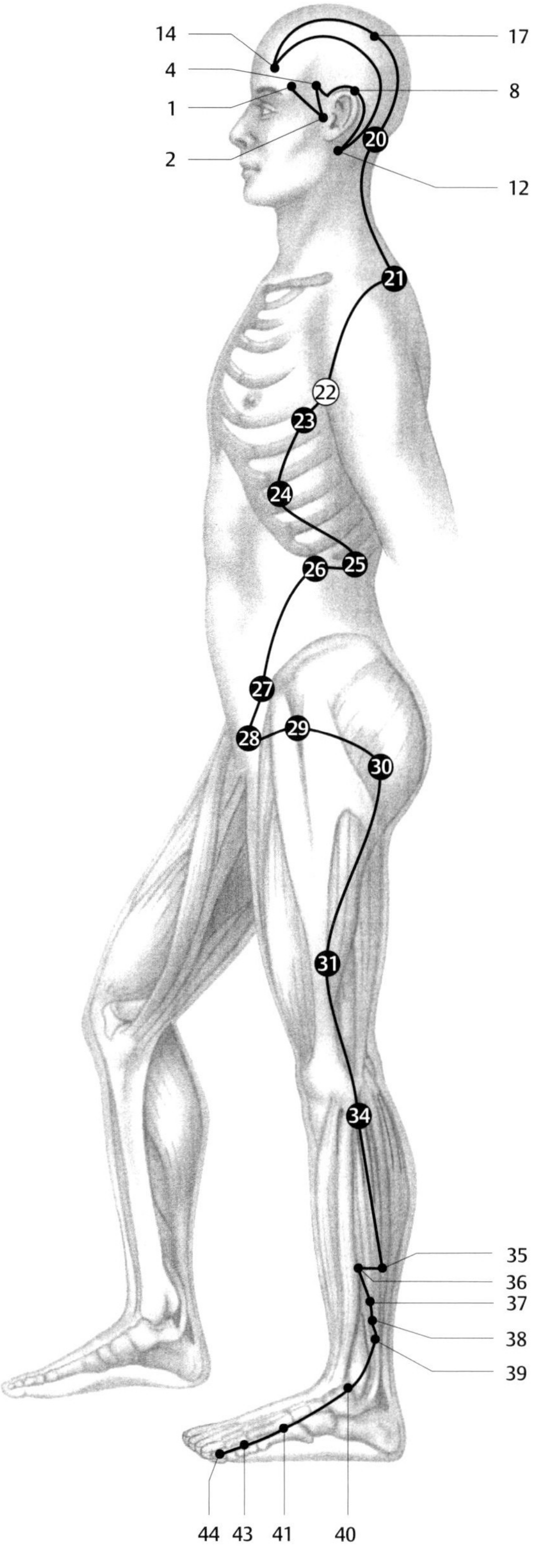

Abb. 200 c

Literatur

Anmo Fachhochschule: China Anmo. 2. Aufl. Beijing: Huaxia; 1993.
Berlit P, Seeger W: Neurologie. Berlin: Springer; 1991.
Chen J: Anatomical Atlas of Chinese Acupuncture Points. 2. Aufl. Shandong: Science and Technology Press; 1988.
Chen M: Manuelle Therapie bei traumatischen und orthopädischen Erkrankungen. Beijing: China TCM Verlag; 1997.
Deng T: TCM Diagnostikum. 3. Aufl. Beijing: Volkshygiene; 1990.
Fan Y: Chin. Heilmassage für Kinder. Interlaken: Ansata; 1995.
Focks C, Hillenkamp N (Hrsg.): Leitfaden – Traditionelle Chinesische Medizin. 5. Aufl. München: Urban & Fischer; 2006.
Huang J: Naturmedizin – Die medizinische Revolution im 21. Jahrhundert. Taipei: Health Seed; 2000.
Ji W: Tuina für Kinder und Säuglinge vor dem Schlafen. Hebei: Wissenschafts- und Technologie Verlag; 1995.
Kapchuk TJ: Das Große Buch der Chinesischen Medizin. 15. Aufl. Bern: Scherz; 2001.
Li J: Tuina-Behandlung. 2. Aufl. Kötzting: VGM; 2001.
Luo Y: TCM in der Gynäkologie. Schanghai: Wissenschafts- und Technologie Verlag; 1984.
Ma Z: Internationales Akupunkturhandbuch. Shandong: Wissenschafts- und Technologie Verlag; 1992.
Maoshing N (Hrsg.): Der Gelbe Kaiser – Das Grundlagenwerk der Traditionellen Chinesischen Medizin. 6. Aufl. Bern: Scherz; 2005.
Mehling WE: Atemtherapie [Dissertation Freie Universität Berlin]. Aachen: Shaker; 1999.
Padus E: The Complete Guide to Your Emotions and Your Health. Kammaus/USA: Rodale Press; 1992.
Porkert M, Zhou J: Premoprehension – Lehrbuch der chinesischen manuellen Therapie. Dinkelscherben: Phainon Edition und Media; 1996.
Qü M: Praktische Sportmedizin. 2. Aufl. Beijing: Volkssport; 1982.
Schnorrenberger CC: Die topographisch-anatomischen Grundlagen der chinesischen Akupunktur und Ohrakupunktur. 6. Aufl. Stuttgart: Hippokrates; 1994.
Shanghai TCM-Hochschule: Akupunktur. 3. Aufl. Beijing: Volkshygiene; 1986.
Shi L: Geschichte der TCM. 2. Aufl. Beijing: Wissenschafts-Verlag; 1996.
Shi Z: TCM-Geschichte. Taipei: Redaktion Übersetzungsverlag; 2000.
Sun W: Akupunktur. Theorie und Praxis. 1997; 3: 239–240.
Sun W: Möglichkeiten der TCM bei Tumorpatienten. In: Jehn U. (Hrsg.): Supportive Therapie. München: Zuckschwerdt; 1998: 45–52.
Sun W: Dadi-Qigong. Pocking: Bavaria Bäder-Verlag; 1999.
Wang C: TCM in der Kinderheilkunde. Beijing: Volkshygiene; 1998.
Wang J: Tuina-Technik-Atlas. 2. Aufl. Beijing: Volkshygiene; 1998.
Wertsch G, Schrecke BD, Küstner P: Akupunkturatlas. 12. Aufl. Schorndorf: WBV Biol.-Medizinische Verlagsgesellschaft; 1996.
Wühr E: Chinesische Syndromdiagnostik. Kötzting: VGM; 2002.
Xia Z: Praktische Akupunktur und Tuina Therapie. Shanghai: Shanghai TCM Hochschule Verlag; 1990.
Xie G: TCM-Wörterbuch. Tianjing: Wissenschafts- und Technologie Verlag; 1987.
Yin H: TCM Grundtheorie. Beijing: Volkshygiene; 1989.
Yü D: Tuina. 8. Aufl. Schanghai: Wissenschafts- und Technologie Verlag; 1992.
Zhao E: TCM Pulsdiagnose. Tianjing: Wissenschafts- und Technologie Verlag; 1988.

Sachverzeichnis

T

U

V

W

Z